DER KÜNSTLICHE PNEUMOTHORAX

VON

LUDWIG VON MURALT †

ZWEITE AUFLAGE

ERGÄNZT DURCH

KRITISCHE ERÖRTERUNG UND WEITERE ERFAHRUNGEN

VON

Dr. KARL ERNST RANKE

PROFESSOR FÜR INNERE MEDIZIN AN
DER UNIVERSITÄT MÜNCHEN

MIT 53 TEXTABBILDUNGEN

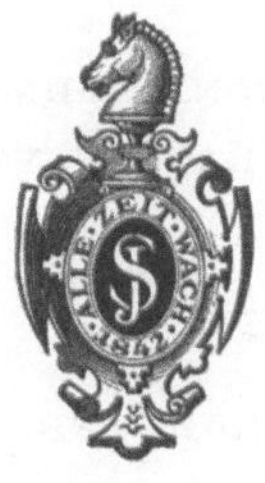

BERLIN
VERLAG VON JULIUS SPRINGER
1922

DIE ERSTE AUFLAGE ERSCHIEN IN

SAUERBRUCH „CHIRURGIE DER BRUSTORGANE"

ERSTER BAND.

ISBN 978-3-642-89421-3   ISBN 978-3-642-91277-1 (eBook)
DOI 10.1007/978-3-642-91277-1

softcover reprint of the hardcover 2nd edition 1922

Vorwort zur zweiten Auflage.

Wo in der Geschichte der Wissenschaft eine neue Betrachtungsweise auftritt treffen wir stets auf eine erste Epoche, die wir die klassische nennen können. In ihr wird das neu aufgeworfene Problem von Männern behandelt, die es in seiner Gesamtheit vollständig überblicken und alle die neu auftauchenden Fragen in die richtigen Beziehungen zu dem bisherigen wissenschaftlichen Besitz bringen. Sie sind sich deshalb der Einzelfragen noch lebendig bewußt, sie kennen vor allem auch diejenigen von ihnen, die auch nach dem neuen Gewinn ungelöst bleiben und sie stehen noch keiner von ihnen mit der Gleichgültigkeit dessen gegenüber, der eine landläufige Lösung ohne eigene Mühe übernommen hat, die er nur zu häufig selbständig zu überdenken unterläßt.

Sind einmal die großen Grundlinien ausgearbeitet und gesichert, der Plan dessen, was nun nächste Aufgabe der Wissenschaft sein muß, festgelegt, so beginnt die Zeit des Ausbaues im einzelnen. Er kann die nötige Vollständigkeit stets nur aus dem Zusammenwirken sehr vieler unter verschiedenen Bedingungen äußerer und innerer Art arbeitender Beobachter gewinnen.

Ludwig v. Muralt war sich bewußt, auf einer solchen Scheide der Zeiten zwischen der ersten Grundlegung und dem Ausbau ins einzelne zu stehen. Er nennt sich selbst unter den letzten Autoren, die die theoretischen Grundlagen der Therapie festlegten, als eines der Schlußglieder der Reihe Forlanini, Brauer, Spengler, Saugman, Denecke, Dumarest. Er tut das mit vollem Recht. Seine Arbeit wird immer unter die klassischen Werke der ersten Zeit des künstlichen Pneumothorax gezählt werden und damit einen bleibenden Wert behalten.

Heute stehen wir schon voll in der Diskussion der Einzelheiten, und es scheint mir, daß die typische Gefahr dieser Zeiten schon immer näher rückt. Sie besteht darin, daß die großen Grundlinien in den Hintergrund treten, zunächst deshalb, weil sie als selbstverständlich keiner eigenen Erwähnung zu bedürfen scheinen, um bei den später Kommenden schließlich in Vergessenheit zu geraten. Diese Gefahr ist gerade unter den heutigen Verhältnissen bei allen Zweigen der Medizin besonders groß. Aus dem raschen Fortschritt von Naturwissenschaft und Technik ergibt sich eine geradezu unerhört rasche Veränderlichkeit auch unseres ärztlichen Wissens und Könnens. Die Medizin befindet sich ja jederzeit in der Zwangslage, alles irgendwie Verwertbare aus den neuauftauchenden Errungenschaften aufzugreifen. Die unmittelbar dringende Notwendigkeit überall vorhandene Krankheit sofort in Angriff zu nehmen, dem hilfesuchenden Kranken noch innerhalb der nächsten Stunden und Tage das augenblicklich Beste darzubieten, erzeugt einen ununterbrochen fließenden Strom von therapeutischen, teils mehr praktischen, teils theoretischen Versuchen, in dessen raschem Wechsel nur allzu leicht auch Wertvolles verloren gegangen ist. Dann bleibt nichts anderes übrig, als an den Ausgangspunkt der Fragestellung zurückzukehren und bei den Männern sich Rats zu holen, die den Grund gelegt haben, und die sich gerade deshalb auch der Schwierigkeit dieser Grundlegung und der Bedingungen, unter denen allein sie gelungen ist, voll bewußt waren.

v. Muralts Schrift bewahrt auch in der äußeren Form den klassischen Charakter, der ihr ihrer geschichtlichen Stellung nach zukommt. Er pflegte an seinen Veröffentlichungen sorgfältig zu feilen; es sollte kein Wort zuviel enthalten sein, keine Wendung stehen bleiben, für die er nicht mit seiner ganzen Persönlichkeit immer wieder hätte einstehen können. Die prägnante Kürze seiner Ausführungen macht die Lektüre zu keiner leichten Aufgabe. Wer den Inhalt des Werkes in sich aufnehmen will, wird es sorgfältig und wiederholt durchstudieren müssen, eine Mühe, die durch die Unbestechlichkeit seines Urteils und die erstaunliche Vollständigkeit seiner Kenntnisse und Erfahrungen reichlich belohnt wird.

In einem Schlußkapitel ist versucht worden, das Wichtigste aus der seit dem allzu frühen Tode Muralts erschienenen Literatur zusammenzustellen und die Darstellung der Indikationen des künstlichen Pneumothorax nach dem Stand der weiteren Erfahrungen nachzuholen, für die bei Muralt nur einzelne Notizen gefunden worden sind. Der Tod hat ihn gerade in der Umarbeitung dieses Schlußkapitels überrascht.

Ludwig v. Muralt ist am 10. September 1869 in Zürich geboren als Sproß einer Familie, die ihren Stammbaum bis nahe an die Zeit Karls des Großen zurückverfolgen kann, und die je und je in allen diesen Zeiten regierende und leitende Stellungen innehatte. Nach einer glücklichen Jugend und gut absolvierter Schule bezog er die Universität in der Absicht, Naturwissenschaften zu studieren, von denen ihn Physik und Mathematik und — unter der Anregung eines Meisters wie Heim — auch Geologie, in erster Linie fesselten. Doch besaß er auch schon von Jugend auf großes Interesse für Zoologie und Biologie. Der frühe Tod seines Vaters veranlaßte ihn, den Beruf zu wechseln. Er ging zur Medizin über, der er bald die ganze Kraft seiner geschlossenen Persönlichkeit zuwandte. Er hat oft hervorgehoben, daß ihm die strenge naturwissenschaftliche Schulung seiner ersten Studienzeit von größtem dauerndem Wert gewesen ist; sie hat auch in seinen späteren medizinischen Publikationen noch ihren Ausdruck gefunden.

Als Spezialgebiet wählte er die Psychiatrie, für die er sich auch in der Folge in Zürich habilitierte. Er war dort mehrere Jahre als Oberarzt der Anstalt Burghölzli und als akademischer Lehrer tätig. Noch im letzten Studienjahr aber hatte er das Unglück gehabt, sich bei einer Sektion mit Tuberkulose zu infizieren, und sein Leben war von da an bis zum Tode ein dauernder Kampf mit dieser tückischen Krankheit. Oft schien sie überwunden, immer wieder flackerte sie auf; erst in der Zeit seiner Davoser Tätigkeit, in der er mit der ganzen Zielbewußtheit und Entschlossenheit seines ausgesprochen männlichen Charakters sein Leben noch einmal nach den äußeren Bedingungen umgestellt hatte, kam sie schließlich völlig zur Ruhe.

Die Zeit seiner Übersiedelung nach Davos fällt in den Beginn der Pneumothoraxtherapie, die in die stagnierende Welt der Lungensanatorien mit einem Male eine aufregende Fülle neuen Lebens warf. Er empfand es als ein Glück in dieser Bewegung mitten drinnen zu stehen und seine glänzende naturwissenschaftliche und medizinische Schulung und Begabung setzten ihn rasch in den Stand, auch hier wieder in erster Linie mitzuwirken. Der Leser wird in seiner Pneumothoraxarbeit an vielen Stellen den Physiker und Naturwissenschaftler der Jugendzeit, an anderen den vorzüglichen Neurologen aus den ersten Mannesjahren, an den meisten den erschöpfenden Kenner der menschlichen Lungentuberkulose der letzten Lebenszeit, im ganzen die beherrschende und beherrschte Persönlichkeit wiedererkennen, die in allem Unglück sich zu behaupten und an jedem Platz sich eine führende Stellung zu erringen wußte.

Mögen diese Zeilen dazu beitragen, das Andenken dieses Mannes, der seinen Kranken und Freunden gleich unvergeßlich ist, wach zu erhalten!

München, April 1922.

Karl Ernst Ranke.

Inhaltsverzeichnis.

Kritische Erörterung und weitere Erfahrungen.

Geschichte.

Die Behandlung schwerer, einseitiger Lungenerkrankungen mit Lungenkollaps durch künstlichen, geschlossenen, aseptischen Pneumothorax gehört zu den Behandlungsmethoden, welche direkt der Natur abgelauscht sind.

Es ist eine ziemlich allgemein bekannte Tatsache, daß ein pleuritisches Exsudat günstigen Einfluß auf die gleichseitige, tuberkulös erkrankte Lunge haben kann. In der Literatur sind zahlreiche einschlägige Beobachtungen niedergelegt; ich erwähne nur Bäumler, welcher den günstigen Einfluß von Pleuraempyemen beschrieb, Galliard,, Konzelmann, der unter seinen Beobachtungen sowohl den momentanen günstigen Einfluß der Exsudate auf den Lungenprozeß, wie auch eine günstige Dauerwirkung nachweisen konnte, und Lucius Spencler, welcher die Anregung machte, durch Injektion von Argentum nitricum Pleuraexsudate zu erzeugen und zu vergrößern.

Weniger allgemein bekannt als die günstige Wirkung der Exsudate war bis vor wenigen Jahren ein gelegentlich beobachteter analoger Einfluß des natürlichen Pneumothorax. Der Durchbruch der tuberkulösen Herde nach dem Pleuraraum bedeutet ja immer eine lebensgefährliche Komplikation und geht meistens mit stürmischen Erscheinungen einher. Sehr häufig handelt es sich um vorgerückte Phthisen, denen diese Komplikation den letzten Stoß gibt. Ist die Erkrankung jedoch vorwiegend einseitig, bildet sich der Durchbruch auf dieser Seite und übersteht der Patient den ersten Schock, so kommt es relativ nicht so selten zu einer günstigen Beeinflussung des Grundleidens. Solche Fälle sind von Toussaint, Späth, Adams, Mosheim, Lucius Spengler u. a. mitgeteilt worden. Der letztere Autor hat in 33 Fällen von spontanem Pneumothorax bei konservativer Behandlung sogar 10 mal Heilung des Pneumothorax und 6 mal gleichzeitige Heilung der zugrunde liegenden Phthise gesehen.

Auf Grund dieser und ähnlicher Beobachtungen und Überlegungen hat sich die Therapie der Lungentuberkulose mittels des künstlichen Pneumothorax entwickelt.

Es ist interessant, daß schon in der ersten Hälfte des letzten Jahrhunderts der Physiologe Carson auf die Idee kam, durch Eröffnung der Pleurahöhle die Lunge zum Kollaps zu bringen. Beim damaligen Stand der chirurgischen Technik und der Infektionsverhütung kam dieser Vorschlag nicht über das Stadium von Tierversuchen hinaus und Carsons Idee, Lungenkavernen und Abszesse durch Eröffnung der Pleurahöhle zu behandeln, blieb deshalb zunächst unausgeführt.

Die Priorität, den künstlichen Pneumothorax für die Therapie nutzbar gemacht zu haben, gebührt unstreitbar Forlanini, der schon 1882 das Verfahren theoretisch begründete, 1888 die erste Operation an einem Fall von Phthise von einem gleichzeitig bestehenden Exsudat aus anlegte und 1894 und 1895 über die ersten therapeutischen Erfolge berichtete. Auch Arbeiten seiner Schüler Riva-Rocci und Cavallero fallen in diese Zeit. Forlanini hatte mit schwierigen äußeren Verhältnissen zu kämpfen und verfügte noch 1907 nur über eine kleine Anzahl von Fällen. Inzwischen hatte Potain 1886 aus anderer Indikation, die auch heute noch zu Recht besteht, tuberkulöse Pleuraergüsse abpunktiert und durch Luft ersetzt. Auch wurde ganz unabhängig von FORLANINI in Amerika durch MURPHY 1898 (5 Fälle), SCHELL 1898 und LEMKE 1899 besonders bei Lungenblutungen der Pneumothorax an einer größeren Zahl von Kranken ausgeführt.

Die amerikanischen Autoren hatten jedoch keine genügenden Dauerresultate, da sie den Pneumothorax als einmaligen chirurgischen Eingriff auffaßten und die langzeitige Unterhaltung der Gasblase unterließen. Die Methode geriet deshalb in Amerika bis in die letzten Jahre in völlige Vergessenheit.

Eine weitere Verbreitung und Anerkennung in der Ärztewelt konnte die neue Therapie erst finden, nachdem sie durch BRAUER und seine Schüler MOSHEIM, ROTH, NITSCH, BRUNS, GRAETZ, SHING u. a. 1906 und in den folgenden Jahren auf eine solide wissenschaftliche Basis gestellt worden war. Erst jetzt verlor das Wort Pneumothorax seinen ominösen Klang.

BRAUER hat zusammen mit LUCIUS SPENGLER an einem größeren Material die Therapie erprobt, und es ist zweifellos sein Verdienst, der Pneumothorax-Therapie ihren berechtigten Platz in der Medizin verschafft, sie in die Welt gesetzt zu haben. Gleichzeitig sind seit Dezember 1906 von SAUGMAN in Dänemark und A. SCHMIDT in Deutschland ausgedehntere Versuche gemacht worden. Eine wesentliche Vorbedingung zur Befestigung und Ausbreitung der Pneumothorax-Therapie bildete die in den gleichen Jahren sich entwickelnde bessere radioskopische und radiographische Untersuchung der Thoraxorgane, welche in den ersten Jahren des laufenden Jahrhunderts noch fehlte. Die Pneumothorax-Therapie ist ihrerseits von großem Einfluß auf die Entwicklung der röntgenologischen Untersuchungsmethoden geblieben. Es folgten dann bestätigende Arbeiten von DENEKE, DUMAREST, JESSEN, v. MURALT, VOLLHARDT u. a. Während noch am Kongreß für innere Medizin in Wien 1908 die Methode von der offiziellen Wissenschaft ziemlich schroff abgelehnt wurde, fand sie seit dem Jahre 1909 in Deutschland zunehmende Anerkennung, und seit dem internationalen Tuberkulosekongreß in Rom 1912 kann sie als Gemeingut der Ärzte betrachtet werden. In den letzten Jahren ist die Zahl der einschlägigen Veröffentlichungen außerordentlich stark angewachsen. Dieselben haben meistens klinisch-kasuistischen Charakter und ändern nichts an den durch die früher genannten Autoren festgelegten theoretischen Grundlagen der Therapie. Das Verfahren hat rasch in ganz Europa, in letzter Zeit besonders auch in Rußland Anhänger gefunden; in Nordamerika lebt es nun wieder auf. Ist man im ganzen über den Wert der Therapie einig, so sind doch der Umfang der Indikationen, die Bewertung der Komplikationen und Gefahren, sowie die Methode der Erstpunktion, ob durch Stich oder Schnitt, noch strittig.

Theoretisches.

Zum besseren Verständnis der Wirkungsweise des künstlichen Pneumothorax und zur richtigen Beurteilung der während der Pneumothorax-Therapie möglichen Zwischenfälle und Komplikationen sollen hier die verschiedenen Formen des Pneumothorax, die mit denselben verbundenen Änderungen der Atemmechanik, ihr Einfluß auf den Lungenkollaps und auf die großen Zirkulationsorgane, auf Herz, Venen und Arterienstämme und dann auf den kleinen Kreislauf, auf die Blut- und Lymphzirkulation in der Lunge im speziellen besprochen werden. Hierbei ist zunächst vorausgesetzt, daß die Lungen nicht pathologisch verändert sind und keine pleuralen Adhäsionen bestehen.

Durch die am Thorax in entgegengesetzter Richtung wirkenden elastischen Kräfte, die elastisch ausgedehnte Lunge einerseits und die elastisch eingezogene Brustwand und das Zwerchfell anderseits, entsteht im Thoraxinnern der von DONDERS zuerst genauer erfaßte „negative Druck", der auch zwischen den Brustfellblättern wirksam ist.

Der Einfachheit halber wird in den folgenden Ausführungen der Atmosphärendruck stets als Nulldruck bezeichnet, geringerer als Atmosphärendruck mit negativem, höherer als Atmosphärendruck mit positivem Vorzeichen versehen.

Nach WEST und TENDELOO hindert die Adhäsion der beiden Pleurablätter ein Auseinanderweichen von Lunge und Thoraxwand und ROTH hat den experimentellen Nachweis erbracht, daß unter physiologischen Verhältnissen die Lungen durch die Klebekraft der beiden Pleurablätter im Thoraxraum ausgespannt gehalten werden. ROTH konnte Thoraxpräparate von Hunden unter der Luftpumpe vom Einfluß des atmosphärischen Druckes befreien, ohne daß die Lungen kollabierten. Nach WEST ist die Adhäsion um so größer, je größer die Anspannung der elastischen Membranen ist, und sie genügt also auch bei den tiefsten Inspirationen, um dem vermehrten elastischen Zuge, welcher durch die dem Hilus zustrebenden Lungen ausgeübt wird, die Wage zu halten. Durch die Adhäsion wird die freie seitliche Verschiebung der Pleurablätter gegeneinander nicht verhindert. Die Größe der Klebekraft zeigt sich gelegentlich darin, daß bei Verletzung der Pleura die beiden Blätter nicht getrennt werden und also kein Pneumothorax entsteht und daß man bei der Erzeugung eines Pneumothorax deutlich wahrnehmen kann, wie die Adhäsion durch Abrollen der Pleurablätter voneinander überwunden wird.

Erst wenn die Pleurablätter künstlich voneinander getrennt sind, tritt der negative intrathorakale Druck an dieser Stelle in die Erscheinung und kann in der die Pleurablätter trennenden Gasblase oder Flüssigkeitsansammlung gemessen werden. Die Druckwerte sind nun aber nicht im ganzen Pleuraraum dieselben, sondern sie variieren nach dem Orte der Druckbestimmung und auch nach der Lage, in welcher sich das untersuchte Individuum befindet. Schon die passive Verschieblichkeit der Lungen deutet auf dieses Verhalten hin. Der elastische Zug ist ceteris paribus abhängig sowohl von der Masse des gespannten Gewebes wie von der Spannung desselben.

Der negative Druck ist deshalb um so ausgesprochener, je weiter man sich lateral und kaudal vom Hilus entfernt, da der Zug der elastischen Fasern an der Lungenoberfläche in den seitlichen, hinteren und unteren Partien am größten ist vermöge der dort vorhandenen dicken Schichten von Lungengewebe. SAHLI führt die Konfiguration der pleuritischen Exsudate auf diese Druckdifferenzen zurück; die Exsudatflüssigkeit sammelt sich an denjenigen Stellen des freien Pleuraspaltes an, wo der negative Zug der Lunge am größten ist und wo zugleich die Schwerkraft sie hinreißt. So entsteht die DAMOISEAU - ELLISsche Exsudatgrenze. ROTH fand bei Hunden lokale Differenzen des Druckes bis zu $200^o/_0$. An Kaninchen betragen dieselben bis $100^o/_0$ (v. MURALT). Die Kenntnis dieser verschiedenen Druckwerte an verschiedenen Stellen des Thorax ist für die richtige Beurteilung der manometrischen Beobachtungen bei Erstpunktionen wichtig.

Der negative Druck ist aber auch individuell verschieden; Alter und Größe der untersuchten Person, Zustand der Lunge (Emphysem), sowie die Elastizitätsverhältnisse des Thorax spielen dabei mit. Nach HERMANN und LEHMANN besteht direkt nach der Geburt noch kein negativer Druck. Er entwickelt sich erst allmählich in den ersten Lebensmonaten. Bei jugendlichen Erwachsenen ist er größer als bei alten Leuten. Bei starrem Thorax und Emphysem wird er geringer. Je größer ceteris paribus der Thorax ist, um so größer ist auch an entsprechenden Stellen der negative Druck. Kleinere Tierspezies haben entsprechend den kleineren Organen im allgemeinen auch geringere Druckwerte. Bei mittelgroßen Hunden ist z. B. seitlich unten der Inspirationsdruck — 10 cm Wasser, der Exspirationsdruck — 5. Bei Kaninchen betragen die entsprechenden Werte — 3 und — 2 cm.

Der elastische Zug wird nun auch auf die zunächst außerhalb der Pleura liegenden soliden Gewebsschichten, die Fascia endothoracica und die Interkostalmuskeln, etwas übertragen und ebenso in geringem Maße auch die Druckschwankungen bei der Respiration, während in den oberflächlichen Gewebsschichten überall reiner Atmosphärendruck herrscht, wenn man vom Druck in den kontrahierten Muskeln absieht. Der negative Druck überträgt sich dabei natürlich auch auf die anderen Organe des Thoraxinnern, also auf den Ösophagus, wo er durch Manometer nachgewiesen werden kann, auf das Herz, die großen Venen und Arterienstämme und auf das mediastinale Bindegewebe. Nicht übertragen wird dagegen der negative Druck auf die Lungenluft, weil diese im Ruhezustand infolge der Kommunikation mit der Außenluft durch den Bronchialbaum unter Atmosphärendruck steht. Nur durch die Respirationsbewegungen werden in Bronchialbaum und Lungen Druckdifferenzen erzeugt, welche bei gewöhnlicher Inspiration in der Trachea und an der Lungenoberfläche zirka —1 cm Wasser, in der Exspiration an den genannten Stellen zirka + 2 bis + 3 betragen. Bei raschen und forcierten Atemzügen, beim Husten, Pressen sind diese Druckschwankungen noch wesentlich größer. Das ganz Charakteristische für den Druck in Lunge und Bronchialbaum besteht aber darin, daß sich der Druck beim Anhalten des Atems, bei offener Stimmritze — geschehe dieses in Inspirations-, Exspirations- oder Mittelstellung — stets auf 0 einstellt. Die Kenntnis dieser Verhältnisse ist bei Punktionen wichtig. Demgegenüber ist der Druck in dem eröffneten Pleuraraum negativ und bleibt es auch bei gewöhnlicher Atmung.

Wird nun Gas in den Pleuraspalt eingeführt, so werden Brustwand und Lunge einerseits, Zwerchfell und Lunge anderseits nach Überwindung der Adhäsion voneinander getrennt. Die Lunge retrahiert sich, ihrem elastischen Kontraktionsvermögen folgend, gegen den Hilus zu. Der Thorax dagegen federt nach außen und das Zwerchfell fällt nach unten. Ist das Gasvolumen gering, d. h. ist es kleiner als das Volumen des Thorax, so können sich diese elastischen Kräfte nicht voll entfalten. Lunge, Zwerchfell und Thoraxwand werden noch in einer gewissen Spannung erhalten. Das Gas wird durch ihren Zug ausgedehnt, der Druck im Pneumothorax bleibt negativ. Erst wenn das Gasvolumen bei Atmosphärendruck den durch Lungenkollaps, Thoraxexpansion und Zwerchfellsenkung erweiterten Brustraum völlig einnimmt, sind die elastischen Kräfte dieser Thoraxseite erschöpft und es wäre ein Mitteldruck von 0 zu erwarten.

Diese Verhältnisse werden nun aber durch das Verhalten der anderen, nicht kollabierten Lunge und durch die Respirationsbewegungen in mancher Weise beeinflußt und gestalten sich dadurch wesentlich komplizierter, als es nach dieser rein statischen Überlegung scheinen müßte. Das zeigt sich am deutlichsten, wenn man die Verhältnisse bei den verschiedenen Formen des Pneumothorax berücksichtigt.

Es sind folgende Formen zu unterscheiden:

I. Der nach innen offene Pneumothorax,

II. der Ventil-Pneumothorax (mit Ventilmechanismus gegen den Bronchialbaum hin),

III. der geschlossene Pneumothorax,

IV. der nach außen offene chirurgische Pneumothorax,

V. der Ventil-Pneumothorax (mit Ventilmechanismus gegen die Außenluft hin) (TRENDELENBURG-TIEGEL-Drainage).

1. Beim nach innen weit offenen Pneumothorax, welcher z. B. als Spätkomplikation des künstlichen Pneumothorax gelegentlich beobachtet wird, herrscht vermöge der breiten Kommunikation der Pleurahöhle mit dem Bronchialbaum in dieser ein Druck, der vom Druck in den Luftröhrenästen nicht wesentlich verschieden sein kann. Er beträgt also in der Ruhelage 0 und wird — je nach der Stärke der Respirationsbewegungen — bei der Inspiration leicht negativ, bei der Exspiration leicht positiv, um sich am Ende der Respirationsphasen sofort auf 0 auszugleichen. Da keine oder nur vorübergehend minimale Druckdifferenzen zwischen Bronchialluft und Pneumothoraxluft zustande kommen, wird die kollabierte Lunge

keine resp. minimale respiratorische Volumenschwankungen erfahren. Eine Vergrößerung der Pneumothoraxhöhle bei Inspiration wird bei dieser Form außer durch die Erweiterung des Thorax und das Sinken des Zwerchfells noch durch die Verschiebung des Mediastinums nach der gesunden Seite hin bewirkt. Während das Mittelfell unter normalen Verhältnissen durch den in beiden Thoraxhälften gleichmäßig bestehenden negativen Druck in Gleichgewichtslage gehalten wird, folgt es hier bis zu einem gewissen Grade dem elastischen Zuge der nicht kollabierten Lunge. Im Pneumothorax herrscht Nulldruck, in der anderen Thoraxhälfte dagegen der negative DONDERSsche Druck; diese Druckdifferenz vermag das unveränderte Mediastinum nicht zu tragen, es wölbt sich nach der gesunden Seite vor.

Während der funktionelle Ausfall einer Lunge vom Menschen und von Versuchstieren an und für sich gut ertragen wird, vermag die Einengung der anderen Lunge durch die Verschiebung des Mediastinums die Atmung wesentlich zu erschweren. Bei den Respirationsbewegungen wird bei nach innen weit offenem Pneumothorax das Mediastinum überdies in schädlicher Weise, wenn auch in geringem Maße, mitbewegt, d. h. es tritt im Inspirium stärker gegen die erhaltene Lunge und pendelt beim Exspirium in den Pneumothorax zurück, wodurch die inspiratorische Lüftung und der exspiratorische Kollaps der erhaltenen Lunge erschwert werden.

Abb. 1 erläutert in schematischer Weise das Verhalten von Lunge, Zwerchfell und Mediastinum beim nach innen weit offenen Pneumothorax während der Atembewegungen.

2. Auch die verschiedenen Formen des Ventilpneumothorax sieht man spontan hauptsächlich bei Tuberkulösen in Erscheinung treten. Der wesentliche Unterschied gegenüber dem nach innen weit offenen Pneumothorax besteht in der Ventilwirkung der Fistel, die während der Inspiration Luft von der Lunge in den Pneumothorax eintreten läßt, das Zurückfließen des Gases während der Exspiration aber hindert. Es handelt sich dabei nur selten um einen richtigen Klappenmechanismus wie bei einem Pumpenventil, vielmehr erfolgt der Durchbruch vom tuberkulösen Herde der Lunge gewöhnlich in Form mehr oder weniger gewundener komplizierter Fistelgänge, welche sich beim Kollaps der Lunge durch den Druck des umgebenden elastischen Gewebes schließen und durch den Exspirationsdruck komprimiert gehalten werden. Bei der Inspiration dagegen werden ihre Wände durch die Saugwirkung des negativen Druckes im Thorax voneinander entfernt und die Luft kann durchtreten. Eine anfangs weit offene Fistel kann durch den Lungenkollaps sukzessive enger werden, um sich schließlich zur Ventilfistel umzuändern. Bei jeder Inspiration wird nun Luft durch die Fistel in den Pneumothorax hineingezogen. Im Exspirium wird der Druck im Pneumothorax positiv und das Gas kann nicht mehr zurückfließen. Dieser Vorgang wird sich so lange wiederholen, bis auch in der Inspiration kein negativer Druck mehr zustande kommt, also kein Gas mehr aspiriert wird. Da infolge der Dyspnoe die Atembewegungen maximal sein können, besteht in der Exspiration ein starker positiver Druck.

Gelegentlich findet man im Ventilpneumothorax einen so hohen Druck, daß die gegebene Erklärung nicht ausreicht. Husten und Pressen sind dann mitbeteiligt. Beim Pressen wird zwar der ganze Thoraxinhalt durch die kräftige Aktion der Exspirationsmuskeln und Bauchpresse unter hohen Druck gesetzt. Bronchialluft und Pneumothorax würden sich so das Gleichgewicht halten, wenn nicht, wie DUPLAUT zeigte, die Pneumothoraxseite an der Kontraktion weniger beteiligt wäre. Auf diese Weise wird es möglich, daß beim Pressen und Husten Luft aus der gesunden Lunge in den Pneumothorax gepreßt wird. Auf dieser Drucksteigerung in einem solchen Spannungspneumothorax, verbunden mit maximaler Verschiebung des Mediastinums, des Herzens und der Gefäße, beruhen in der Hauptsache die lebensgefährlichen Erscheinungen im Beginne des spontanen Pneumothorax. Während der Entwicklung des Ventilpneumothorax, so lange im Inspirium Gas durch die

Fistel eintreten kann, ist die flottierende Bewegung des Mediastinums nur gering,
da ja in beiden Thoraxhälften das Vorzeichen des Druckes im gleichen Sinne geändert wird. Im Inspirium wird sich das Mediastinum kaum bewegen, im Exspirium
dagegen rückt es, dem zunehmenden Druck entsprechend, jeweilen einen kleinen
Schritt gegen die erhaltene Lunge hin (Abb. 2). Nach Abschluß der Luftaspiration

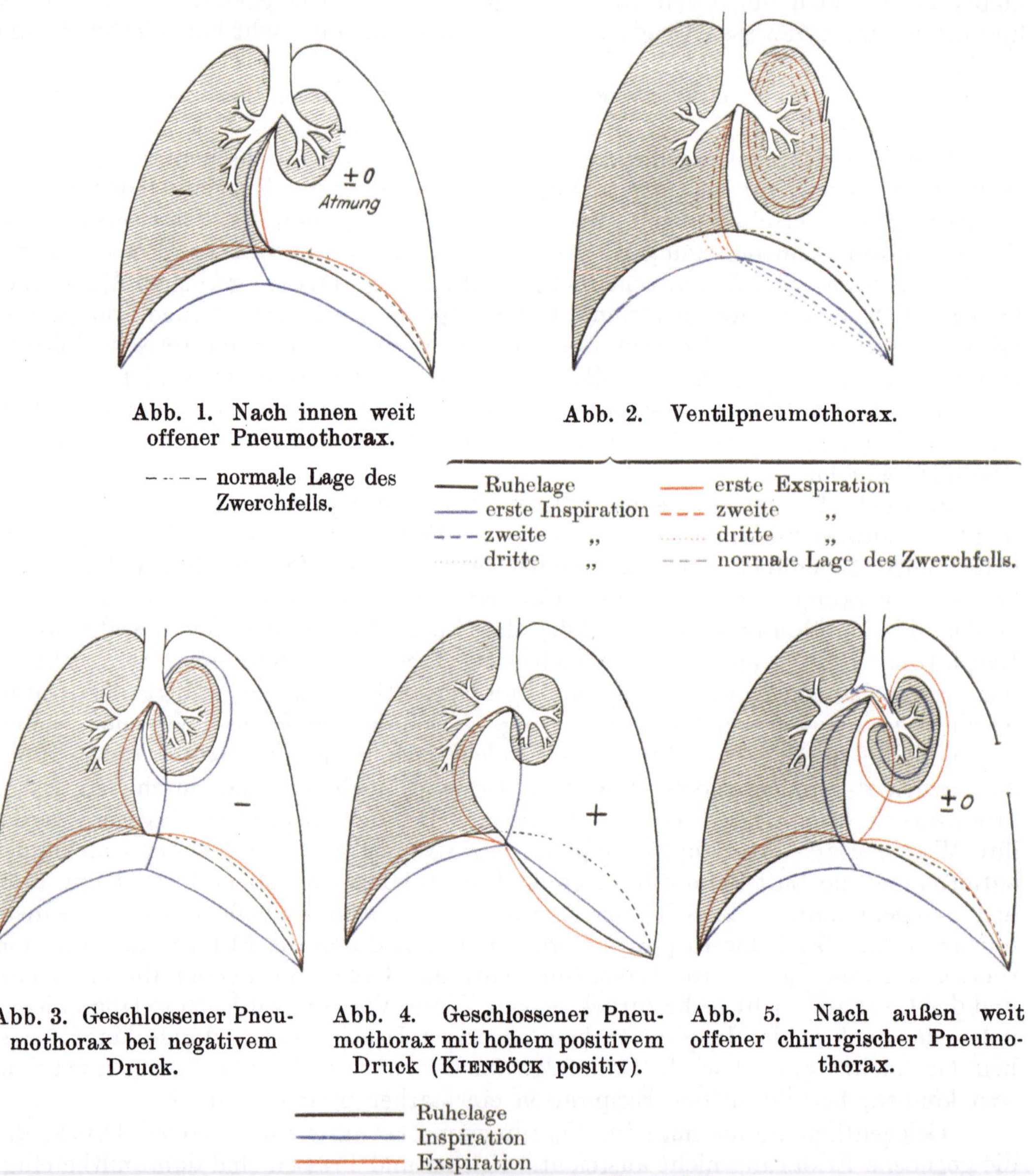

Abb. 1. Nach innen weit
offener Pneumothorax.

– – – – normale Lage des
Zwerchfells.

Abb. 2. Ventilpneumothorax.

———— Ruhelage   ———— erste Exspiration
———— erste Inspiration   – – – zweite   „
– – – zweite   „   · · · · · dritte   „
· · · · · dritte   „   – · – · normale Lage des Zwerchfells.

Abb. 3. Geschlossener Pneumothorax bei negativem
Druck.

Abb. 4. Geschlossener Pneumothorax mit hohem positivem
Druck (Kienböck positiv).

Abb. 5. Nach außen weit
offener chirurgischer Pneumothorax.

———— Ruhelage
———— Inspiration
———— Exspiration
– – – – – normale Lage des Zwerchfells.

dagegen bewegt sich das Mediastinum inspiratorisch etwas in der Richtung gegen
den Pneumothorax, exspiratorisch in entgegengesetzter Richtung, ganz wie beim
geschlossenen Pneumothorax, in den sich der Ventilpneumothorax nun umge-
wandelt hat.

    3. Der geschlossene (therapeutische) Pneumothorax (Abb. 3 und 4).
In ihm herrscht, je nach der Menge des eingeführten Gases, durchschnittlich ein
negativer, 0- oder positiver Druck. Das Mediastinum weicht auch hier nach der Seite
des geringeren Druckes, d. h. nach der Seite der nicht kollabierten Lunge aus und

seine Verschiebung ist um so größer, je ausgesprochener die Druckdifferenz ist. Bei der Inspiration wird die betreffende Thoraxhälfte erweitert, das Zwerchfell fällt abwärts und da sich im Pneumothorax ein geschlossenes Gasvolumen befindet, sinkt der Druck. Die Kollapslunge wird etwas ausgedehnt, wenigstens so lange im Inspirium negativer Druck zustande kommt und noch Luft in sie eindringen kann. Anderseits aber besitzt der Atmungsdruck am Mediastinum eine große Angriffsfläche. Dasselbe wird daher inspiratorisch in die Pneumothoraxseite hineingezogen, exspiratorisch gegen die gesunde Lunge hinbewegt. Im direkten Gegensatz zum nach innen und nach außen weit offenen Pneumothorax wird aber hier die Atmung der erhaltenen statisch etwas eingeengten Lunge nicht erschwert, sie erfährt vielmehr durch den Pneumothorax eine direkte Unterstützung und Verstärkung, und zwar bei jedem beliebig hohen Druck.

Bald nachdem ein geschlossener Pneumothorax hergestellt worden ist, stellt sich eine Zunahme der Brustwand- und Zwerchfellbewegungen ein. Der Pneumothorax wird dadurch vergrößert und der Druck negativer. Man kann dies im Tierexperiment und beim Menschen während Ersteinfüllungen regelmäßig konstatieren.

Abb. 4 erläutert die Verhältnisse bei geschlossenem Pneumothorax mit hohem positiven Druck auch im Inspirium. Die statischen und dynamischen Verhältnisse am Mediastinum sind prinzipiell die gleichen wie bei negativem oder bei 0-Druck, nur ist es stärker nach der guten Seite verlagert. Das Zwerchfell ist in diesem Beispiel als evertiert, d. h. in den Bauchraum vorgewölbt, angenommen. Im Exspirium nimmt diese Eversion zu, im Inspirium tritt es durch Streckung in die Höhe. Die Lunge der Pneumothoraxseite hat ihren maximalen Kollaps erreicht und wird im Inspirium nicht mehr aus dieser Ruhelage gebracht.

4. Der nach außen offene Pneumothorax: Handelt es sich um eine feine Öffnung in der Thoraxwand, wie sie etwa bei der Operation nach dem Schnittverfahren zustande kommt, welche weniger Gas eintreten läßt als die Stimmritze, so ist im Inspirium der Druck im Pneumothorax noch negativ, im Exspirium positiv, jedoch sind diese Werte geringer als auf der anderen Seite. Dadurch ist es bedingt, daß die Lunge noch etwas an der Atmung teilnimmt und daß das Mediastinum entweder in Gleichgewichtslage bleibt oder bei größerer Eröffnung leicht paradoxe Bewegungen ausführt.

Beim weit nach außen offenen Pneumothorax (Abb. 5) zirkuliert die Luft vollständig frei, es herrscht also in jeder Atemphase Atmosphärendruck. Der Druckdifferenz entsprechend ist das Mediastinum konvex nach der erhaltenen Lunge hin vorgebaucht. Im Inspirium wird die Druckdifferenz größer, d. h. die erhaltene Lunge steht unter stärkerem negativen Druck als in der Ruhe, das Mediastinum wandert also vom Pneumothorax weg. Das Entgegengesetzte findet bei der Exspiration statt. Beim Husten und Pressen, wobei in der Lunge ein stark positiver Druck erzeugt wird, baucht sich das Mediastinum mächtig in den Pneumothorax hinein. Durch diesen Mechanismus wird die Atmung und der Gaswechsel im höchsten Grade behindert und auch die Zirkulation kann geschädigt werden (MURPHY). Durch mechanische Fixation des Mediastinums, wie sie in chirurgischen Fällen GARRÈ und im Tierexperiment BRAUER und BRUNS versucht haben, kann diese paradoxe Bewegung des Mediastinums verhindert und die Dyspnoe behoben werden. Das Gegenteil tritt beim Druck auf das Abdomen ein, hierbei wird das Zwerchfell entspannt, der untere Fixpunkt des Mediastinums rückt höher und seine seitliche Bewegung bekommt größeren Spielraum. Die Behinderung der Zwerchfellatmung verstärkt überdies die Dyspnoe. Außer der Mediastinalverschiebung wirkt die Pendelluft (BRAUER) schwer schädigend. Während der Exspiration herrscht im Bronchus der erhaltenen Lunge ein positiver Druck, der bei forcierter maximaler Atmung sehr groß sein kann. Da die Luft nach allen Seiten gleichmäßig entweicht,

wird ein Teil derselben in die unter Atmosphärendruck stehende Kollapslunge hinein-
gepreßt (roter Pfeil auf Abb. 5). Beim Inspirium wird diese Luft vom Hauptbronchus
der erhaltenen Lunge aus der Kollapslunge wieder angesaugt usw. (blauer Pfeil auf
Abb. 5). Diese verdorbene Pendelluft legt sich der frischen nützlichen Inspirations-
luft vor und kommt zuerst in die Alveolen. Nach BRAUER ist die vermehrte Dyspnoe
beim rechtsseitigen offenen Pneumothorax nicht nur auf das größere Volumen der
rechten Lunge, sondern auch auf den durch die Konfiguration der Bronchien gegebenen
größeren Anteil von Pendelluft zu beziehen.

Mediastinalflottieren und Pendelluft kommen nur beim nach außen offenen
Pneumothorax vor und fehlen beim geschlossenen Pneumothorax. Spontanes Entstehen von Überdruck mit maximaler Verdrängung von Herz und Gefäßen sind
dagegen die speziellen Erscheinungen des Ventilpneumothorax.

Zum Verständnis der Druckverhältnisse und der Konfiguration des geschlossenen therapeutischen Pneumothorax ist noch ein Eingehen auf die
Beschaffenheit des Mediastinums nötig, dessen Besonderheiten beim Menschen NIETSCH
eingehend beschrieben hat. Das Mediastinum besteht bekanntlich aus den beiden
Pleurae mediastinales, welche zwischen sich das Herz, die großen Gefäße, die Trachea
und den Ösophagus, sowie die zu diesen Organen ziehenden Nervenstämme ein-
schließen. Nach oben ist das Mediastinum durch die nach dem Hals verlaufenden
Organe, Trachea, Ösophagus, Aortiden in seiner Lage fixiert. Unten setzt es sich
in ähnlicher Weise am Zwerchfell fest. Wirkt nun eine Druckdifferenz verschiebend
auf das Mediastinum ein, so kann sich dasselbe bis zu einem gewissen Grade parallel
nach einer Seite bewegen, indem sich auch die Fixpunkte um etwas verschieben.
Bei hochgradigen Schrumpfungen der einen Lunge sieht man im Röntgenbild solche
Bilder, in denen die Trachea bajonettförmig abgeknickt ist, das Herz, die großen
Gefäße und der Ösophagus ihre gegenseitige Lage nicht verändert haben, aber um
einen großen Betrag nach der einen Seite verlagert sind, so daß die Brustwirbel-
körper in voller Ausdehnung sichtbar werden. Die gewöhnliche Form der Mediastinalverschiebung ist aber nicht die parallele, sondern die bogenförmige, bei welcher
die Fixpunkte ihre Lage nicht wesentlich verändert haben, während das Mediastinum
sich zwischen ihnen in einem nach der Seite des geringeren Druckes konvexen Bogen
ausspannt. Der untere Fixpunkt ist dabei durch Abflachung der Zwerchfellhälfte
auf der Seite des höheren Druckes (Pneumothoraxseite) stärker verschoben und
häufig auch höher gelagert. Das Herz wird nicht einfach seitlich verlagert, sondern
macht zugleich eine Drehung durch. Seine Anheftungsfläche am Zwerchfell entspricht einer Fläche, deren größter Durchmesser von rechts hinten nach links vorne
schief verläuft. Bei Druck von rechts her dreht sich daher seine Spitze nach links und
hinten, bei Druck von links her nach rechts und vorne. Das Herz bildet mit seiner
Masse das größte Hindernis für stärkere Verschiebungen. Da überdies die rechte, nicht
vom Herz bedeckte Zwerchfellhälfte größer ist als die linke, die rechte also in größerer
Ausdehnung abgeflacht werden kann, so sind die Verschiebungen des Mediastinums bei gleichen Druckverhältnissen nach links stärker als nach
rechts. Auch sieht man bei maximalen Schrumpfungen auf der linken
Thoraxseite stärkere Organverlagerungen als auf der rechten Seite.

Das Mediastinum besitzt nun überdies zwei schwache Stellen, die zu lokalen Verschiebungen Anlaß geben. Die vordere schwache Stelle wird durch das lockere,
mit elastischen Fasern reichlich versehene Bindegewebe hinter dem Manubrium
und dem oberen Sternum gebildet, an welcher Stelle sich im Embryonalleben und
der Kindheit der Thymus befindet. Die Stelle reicht etwa von der 1. bis zur 3. Rippe.
Die Konsistenz dieser Partie hängt beim Erwachsenen im wesentlichen vom Zustand der Thymusreste ab. Bei den meisten Erwachsenen sind diese nur sehr
gering und das Mediastinum vermag daher an dieser Stelle keine stärkere Druckdifferenz zu tragen.

Die zweite schwache Stelle des Mediastinums liegt in seinem hinteren, unteren Abschnitt und wird hinten von der Wirbelsäule und der ihr aufliegenden Aorta, vorne von der Speiseröhre und dem Herzen begrenzt. Schon unter physiologischen Verhältnissen dringt hier die rechte Pleura bis etwa in die Mittellinie vor, da ja Aorta und Ösophagus etwas links liegen und der linken Pleura eine Ausdehnung nach der rechten Seite hin erschweren. Man findet daher an den unteren schwachen Stellen beim rechtsseitigen Pneumothorax häufig Überblähungen nach links, während Ausbauchungen der Pleura bei linksseitigem Pneumothorax sehr selten sind. Durch die Verschiebung des Herzens wird die hintere untere schwache Stelle breiter, es kommt leichter zum Druck auf sie. Auch dieses Moment ist bei rechtsseitigem Pneumothorax wirksamer.

Das Mediastinum überhaupt und seine schwachen Stellen im speziellen bieten weitgehende individuelle Verschiedenheiten. Daher sind die Verschiebungen nach Grad und Form außerordentlich wechselnd. Sie werden überdies durch die zahlreichen mitsprechenden pathologischen Faktoren beim künstlichen Pneumothorax direkt unberechenbar. Die vordere schwache Stelle bildet den häufigsten Angriffspunkt für lokale Überblähungen, man sieht bei leichter Druckdifferenz ihre Begrenzung im Röntgenbild als schmales Schattenband halbkreisförmig nach der gesunden Seite ausgebaucht. Bei stärkerer Druckdifferenz wird der Bogen nach allen Richtungen hin immer größer, er kann bis zur Mammillarlinie, ja bis zur Axillarlinie reichen und sich bis gegen das Zwerchfell hin ausdehnen. Bei frontaler Durchleuchtung kann man konstatieren, daß diese hernienartigen Überblähungen in sagittaler Richtung ganz flach sind. Den Respirationsbewegungen folgen sie in ausgedehntem Maße, sie verkleinern sich oder verschwinden im Inspirium unter der ansaugenden Wirkung des Pneumothorax und erreichen im Exspirium ihre maximale Größe. Das begrenzende Gewebe dieser Überblähungen, bestehend aus den beiden Pleurablättern und etwas elastischem Gewebe, muß außerordentlich dehnbar sein. Ganz ähnliche ausgedehnte lokale Überblähungen zeigen von den Versuchstieren die Hunde und Ziegen (BRUNS), bei denen das Mediastinum auch zwischen Herz und Sternum eine sehr zarte, vorhangartige Membran darstellt.

Die hinteren unteren Überblähungen können ebenfalls größere Ausdehnung annehmen, wenn sie auch niemals zu eigentlichen Hernien anwachsen. Auch sie sind auf dem Röntgenbild von bogenförmiger Begrenzung und finden an der kontralateralen Lunge einen Widerstand.

Mit den Mediastinalverschiebungen ist noch eine andere, wichtige und beim Pneumothorax häufig beobachtete Erscheinung in Zusammenhang: Die paradoxen Zwerchfellbewegungen, bekannt unter dem Namen KIENBÖCKsches Phänomen. Für die Entstehung der paradoxen Zwerchfellbewegungen, Senkung im Exspirium, Anstieg im Inspirium, kommt folgendes in Betracht. Läßt man nach BITTORF ein normales Individuum tief inspirieren, wobei am Anfang der Einatmung Mund und Nase geschlossen werden, so kann man am Röntgenschirm doppelseitige, paradoxe Zwerchfellbewegungen beobachten. Bei derartiger Inspiration entsteht im Thoraxinnern ein hoher negativer Druck und da die Wirkung der inspiratorischen Thoraxmuskeln stärker ist als die des Zwerchfells, so wird das letztere in die Höhe gezogen und tritt umgekehrt im Exspirium tiefer. Dieselben Zwerchfellbewegungen kann man bei Pneumothoraxkranken gelegentlich sehen, wenn im Pneumothorax noch negativer Druck herrscht. Auch hier wird beim Inspirium durch die Vergrößerung der Pneumothoraxhöhle der Druck negativer und das Zwerchfell kann hochgezogen werden. BITTORF hat durch seine Experimente an Kaninchen den Beweis erbracht, daß der negative Druck allein genügen kann, um die paradoxen Bewegungen zu erklären und daß es hierzu keiner Zwerchfellähmung bedarf. Legte er nämlich eine breite Thoraxfistel an, durch welche sich bei der Inspiration der Druck im Pneumothorax ausgleichen konnte, so wurden die Exkursionen des Diaphragma sofort wieder normal. Das Auftreten des KIENBÖCKschen Phänomen beim künstlichen Pneumothorax wird nun dadurch begünstigt, daß das Zwerchfell infolge der Mediastinalverschiebung abgeflacht und in seinen Kontraktionen wohl auch sonst behindert wird. Bei der Inspiration wird es durch das Zurückkommen des Mediastinums entspannt, tritt schon dadurch höher und kann auch besser angesaugt werden (WELLMANN). In einzelnen Fällen beruht das Phänomen auf einer vorübergehenden Lähmung oder Parese des Diaphragma nach Einleitung des Pneumothorax. Wir haben dies zweimal beobachten können. Die Zwerchfellhälfte steht dann höher, macht von dieser Mittellage aus große paradoxe Bewegungen und wird beim BITTORFschen Versuch maximal angesaugt, während das andere Diaphragma jetzt frei ist und tiefer treten kann. Eine weitere Möglichkeit paradoxer Zwerchfellbewegungen ist dann gegeben, wenn es bei hohem Drucke evertiert, also gegen das Abdomen hin vorgebaucht ist (vgl. S. 6, Abb. 4). Bei dieser Art Zwerchfellmechanismus besteht die Möglichkeit, daß durch das aktive Hochsteigen des Zwerchfells im Inspirium der Druck im Pneumothorax erhöht wird und daß es so zu paradoxen Druckschwankungen — Ansteigen des Druckes im Inspirium, Absteigen im Exspirium — kommt, also zu einer Druckkurve, die sonst für das Abdomen charakteristisch ist. Paradoxe Druckschwankungen sind auch dann möglich, wenn das erschlaffte Diaphragma der Pneumothoraxseite im Inspirium durch den steigenden intraabdominellen Druck gewaltsam hochgedrängt wird (KIENBÖCK, HOLZKNECHT, DENEKE). Sehr häufig halten sich die verschiedenen Kräfte die Wage, das Zwerchfell der Pneumothoraxseite steht respiratorisch still.

Gelegentlich sieht man ungleiche Bewegung der medialen und der lateralen Partien des Diaphragma. ASSMANN hat darauf aufmerksam gemacht, daß das Centrum tendineum überhaupt nur passive Bewegungen ausführen kann. Bei stark negativem intrathorakalem Druck kann es inspiratorisch in die Höhe gezogen werden, während der laterale, muskuläre Teil sich kontrahiert und abflacht. Es kommt so bei künstlichem Pneumothorax zu wellenförmigen, sich überkreuzenden Zwerchfellbewegungen. Durch Verwachsungsflächen und umschriebene Verwachsungsstränge an der Lungenbasis kann das Spiel unregelmäßiger Zwerchfellbewegungen noch wesentlich verstärkt werden.

Die Druckverhältnisse im geschlossenen Pneumothorax sind noch kurz zu erörtern. Bei freiem Pleuraspalt — d. h. also bei Fehlen von pleuralen Verwachsungen — beträgt nach der Einführung der ersten Gasmengen der Mitteldruck ca. — 6 bis — 8 cm Wasser, im gewöhnlichen Inspirium sinkt er auf — 10 bis — 12, im Exspirium steigt er auf — 4 bis — 2 cm. Starke Inspirationsbewegungen können Amplituden von 20 cm und mehr hervorrufen. Beim Husten und Pressen steigt der Druck stark ins Positive. Charakteristisch für den geschlossenen Pneumothorax ist es, daß das Manometer beim Anhalten der Atmung bei offener Stimmritze im In- oder Exspirium auf dem Druckwert der betreffenden Atemphase stehen bleibt.

Wird nunmehr Gas in den Pleuraraum geschickt, so steigt der Druck während der Einfüllung der ersten 2—3 Liter ganz langsam und ziemlich genau proportional den eingeführten Mengen. Die Atemamplituden nehmen hierbei nach anfänglicher Steigerung, die durch verstärkte Atmung bedingt ist, allmählich ab. Es beruht dies darauf, daß mit zunehmendem Kollaps der Lunge ihre elastische Spannung mehr und mehr in Wegfall kommt. Auf das Manometer wirkt also nur noch die durch die Volumsvermehrung bedingte Gasverdünnung.

Ist die Pleurahöhle so weit mit Gas gefüllt, daß die elastischen Kräfte der Lunge durch den Kollaps im wesentlichen erschöpft sind, so steigt der Druck bei weiterem Gasnachschub rascher und es kommen nun am Manometer außer den Atemamplituden noch deutliche Pulswellen zum Ausdruck; die Herzbewegung teilt sich dem stark gespannten Gase mit. Links ist diese Erscheinung stärker als rechts.

Bei mehr oder weniger ausgedehnten Adhärenzen der Pleuren ist der Lunge die Möglichkeit der freien elastischen Retraktion an den betreffenden Stellen genommen. Die Adhäsionen tragen jetzt, wenigstens zum Teil den negativen Zug, der bei freiem Pleuraspalt auf das Gas wirkt. Je nach der Ausdehnung der Adhäsionen nähert sich daher im Beginne der Gaseinfüllung der Mitteldruck rascher dem 0-Punkte, und das freie Spiel der Amplituden nimmt ab. Beim Einfüllen von Gas steigt hier der Druck viel schneller an und die Steilheit der Kurve erlaubt einen ziemlich sicheren Schluß auf die Größe des partiellen Pneumothorax. In der Regel sind mit steigendem Druck auch die Atemamplituden kleiner geworden. Eine Lösung von Verwachsungen macht sich am Manometer durch ein plötzliches Sinken des Druckes kenntlich.

Unter pathologischen Verhältnissen kommen allerlei Abweichungen von diesen Druckregeln vor. Befindet sich z. B. der partielle Pneumothorax über einer sehr stark geschrumpften Lunge, die vermittels des verschobenen Mediastinums und der überblähten anderen Lunge einen sehr starken Zug senkrecht zur Thoraxwand ausübt, so kann der Druck im Pneumothorax negativer sein als bei freiem Pleuraspalt, und entsprechend der starken Spannungsschwankung bei der Respiration sind auch die Amplituden groß. Eine andere Möglichkeit zu relativ hohen negativen Werten im partiellen Pneumothorax ist dann gegeben, wenn ein kleiner Pneumothorax direkt über dem frei beweglichen Zwerchfell sitzt, dessen ganze Exkursion im Beginn des Inspiriums nun fast ausschließlich zur Vergrößerung des kleinen Gasvolumens dient.

Andere Abweichungen kommen durch pathologische Veränderungen am Mediastinum zustande. Ist es durch entzündliche Vorgänge in seiner Lage fixiert und unelastisch geworden, so steigt der Druck ceteris paribus rascher an und die Amplituden sind größer; ist es besonders lose und elastisch nachgiebig, so steigt der Druck langsamer, als sonst zu erwarten war, und die Amplituden sind kleiner. Je starrer die Wände des Pneumothorax im übrigen sind, um so rascher steigt der Druck und um so ausgeprägter sind die herzpulsatorischen Druckschwankungen.

Bei Beurteilung der Druckwerte darf nicht vergessen werden, daß sich das kalt in den Thorax eingeführte Gas dort auf Bluttemperatur erwärmt und damit ausdehnt, den Druck steigert. Wichtiger noch sind in der Praxis die Volumszunahmen resp. Drucksteigerungen, welche durch die Reise des Kranken von einem tiefer gelegenen Orte nach einer Höhenstation zustande kommen. Bei einem Höhenunterschied von 1500 m können Druck- resp. Volumsdifferenzen von $20^0/_0$ auftreten, was unter Umständen beim Übergang vom Tiefland zum Höhenkurort gefährlich sein kann.

Die Kenntnis der Fähigkeit der Pleura, Gase und Flüssigkeiten zu resorbieren, ist bei der Pneumothoraxtherapie von großer Bedeutung.

Von den Gasen werden nach vielfachen Erfahrungen Sauerstoff, Wasserstoff und Kohlensäure sehr leicht, atmosphärische Luft weniger gut und Stickstoff am langsamsten resorbiert. Da die Luft zu $^4/_5$ aus Stickstoff und nur zu $^1/_5$ aus Sauerstoff besteht, eignet sie sich neben dem reinen Stickstoff, der in erster Linie in Betracht kommt, zur Verwendung beim künstlichen Pneumothorax.

Die manometrischen Aufzeichnungen bei Pneumothorax-Patienten geben einen guten Einblick in die Resorptionsverhältnisse. Ist z. B. bei einem ausgebildeten Pneumothorax nach einer Woche eine Gasmenge von 400 ccm Stickstoff nötig, um den Schlußdruck der letzten Nachfüllung zu erzielen, so hat die Pleura pro Tag $^{400}/_7$ ccm resorbiert. Dies ist eine Menge, wie man sie bei großem Pneumothorax und gesunder Pleura im Durchschnitt häufig findet. Die Resorptionsgröße ist aber bei einzelnen Individuen außerordentlich verschieden und wechselt auch beim einzelnen Patienten im Laufe einer längeren Kur. Die Resorption ist um so besser, je intakter die Pleura ist; frische exsudative Entzündungen schränken die Aufsaugung sehr stark ein, durch alte entzündliche Verdickungen und Schwarten wird sie ebenfalls erheblich herabgesetzt. Die Resorptionsfähigkeit nimmt ferner beim dauernden Kontakt der Pleura mit Gas im Laufe der Wochen und Monate langsam ab. Sie hängt schließlich vom Allgemeinbefinden und vom Verhalten des Patienten ab. Fiebernde und geschwächte Kranke resorbieren schlechter als kräftige und fieberfreie. Stärkere Bewegungen des Kranken begünstigen die Resorption.

DAVY, EWALD und TOBIESEN haben durch Gasanalysen nachgewiesen, daß die Pleura nicht nur Gas resorbiert, daß sie vielmehr auch Gas in Form von Kohlensäure abscheidet, daß mithin ein Gasaustausch stattfindet. Die Resorption ist jedoch überwiegend. Bei spontanem Pneumothorax wird der Sauerstoff der Pneumothoraxluft resorbiert und durch Kohlensäure ersetzt und dieser Vorgang ist so charakteristisch, daß man aus der Gasanalyse schließen kann, ob die Fistel noch offen ist oder nicht. Wo der Sauerstoff fast fehlt, und mehr als 10% Kohlensäure vorhanden sind, liegt ein geschlossener Pneumothorax vor. Nach EWALD vollzieht sich diese Änderung schon in 24 Stunden.

Die Resorption von Flüssigkeiten ist durch MEYERSTEIN experimentell untersucht worden. Die v. RECKLINGHAUSENschen Stomata der Pleura stehen mit den Lymphräumen in Verbindung und nach ADLER und MELZER kommen unter physiologischen Verhältnissen für die Resorption wohl nur die Lymphgefäße und erst unter pathologischen Bedingungen auch die Blutbahnen in Betracht.

MEYERSTEIN fand bei Kaninchen, daß Natrium salicylicum von der Pleura aus etwas langsamer resorbiert wird als bei subkutaner Applikation. Die Resorption ist bei kleineren und mittleren Mengen Flüssigkeit aber doch eine rasche. Bei großen Mengen Flüssigkeit im Pleuraraume oder bei gleichzeitiger Anwesenheit größerer Gasmengen ist die Resorption verlangsamt. Durch verschiedene Variation der Experimente konnte MEYERSTEIN zeigen, daß die Herabsetzung auf der Raumbeengung beruht, also auf mechanischen Faktoren. Beim kleinen Exsudat im geschlossenen Pneumothorax nehmen die Atembewegungen zu, bei ganz großen besteht dauernde Inspirationsstellung und selbst maximale Atmung richtet nichts mehr aus. Auch beim offenen Pneumothorax, der mit oberflächlicher Atmung einhergeht, fand er die Resorption auf mehr als das Doppelte verlangsamt. Die Bewegungen spielen also eine große Rolle, wie wir dies auch bei der Gasresorption gesehen haben. SHINGU und DYBKOWSKY konnten zeigen, daß die Pleura physiologische Kochsalz- und Traubenzuckerlösung viel rascher resorbiert als Gas. Eine rasche, geradezu momentane Resorption von pleuritischen Trans- und Exsudaten ist aus klinischen Beobachtungen genügend bekannt.

MEYERSTEIN prüfte ferner die Fähigkeit der Pleura zur Exsudation. Ein offener und ein kleiner, geschlossener Pneumothorax änderten diese Funktion nicht, dagegen war sie bei sehr großem Pneumothorax vermindert.

Einfluß des Pneumothorax auf Blut- und Lymphzirkulation.

Wird ein einseitiger Pneumothorax angelegt, so kommt auf der Seite des Pneumothorax die Wirkung des „negativen" DONDERSschen Druckes auf die im Mediastinum verlaufenden großen Gefäße und auf das Herz in Wegfall, resp. sie wird entsprechend der Drucksteigerung vermindert. Der Effekt, welcher rein statisch, d. h. bei passiver Atemruhe, sich an diesen Organen äußert, ist bei leicht negativem oder 0-Druck im Pneumothorax ein recht geringer. An den großen Hohlvenen mit ihrer relativ dünnen Wandung nimmt die Wandversteifung etwas ab, das Lumen wird um etwas kleiner, aber die Strömung des Blutes wird im übrigen kaum beeinflußt. Die dickwandigen Arterien, auf deren Lumen der negative Druck kaum einen Einfluß auszuüben vermag, bleiben so gut wie unbeeinflußt. Am Herzen macht sich der normale negative intrathorakale Druck ebenfalls durch eine „Wandversteifung" geltend, welche von der Systole überwunden werden muß und welche die Diastole erleichtert. Mit dem teilweisen Wegfall dieser Wandversteifung wird daher die Diastole etwas erschwert, die Systole befördert; der dünnwandige rechte Ventrikel ist diesem Einfluß in höherem Grade ausgesetzt als der linke. BRAUER hat diese Verhältnisse in sehr klarer Weise auseinandergesetzt und er weist darauf hin, daß Menschen und Tiere, denen im Überdruckapparat oder in der SAUERBRUCHschen Unterdruckkammer ein breit offener Pneumothorax angelegt wird, bei denen also die Druckdifferenz für den großen Kreislauf aufgehoben wird, sich ganz ungestört verhalten. Das gleiche zeigte sich in den CLOETTAschen Versuchen bei völliger Freilegung des Herzens. Rein statisch ist mithin ein Pneumothorax mit niedrigem Druck für Herz und große Gefäße irrelevant, soweit der Druck allein in Frage kommt. Dasselbe kann von der Dynamik, von den Atembewegungen gesagt werden. Im Inspirium wächst unter Umständen die Wandversteifung der Hohlvenen und des Herzens, im Exspirium nimmt sie ab. Da der geschlossene Pneumothorax bei niedrigem Innendruck keine Änderung im Modus der respiratorischen Druckschwankung herbeiführt, bleiben die Verhältnisse prinzipiell dieselben, nur ist die Drucklage und damit der Grad der Wandversteifung etwas geändert. Bei den Formen des offenen Pneumothorax, welche in allen Phasen Atmosphärendruck im Gasraum zeigen, kommen die dynamischen Einflüsse für die betreffende Seite in Wegfall.

Ein hochgespannter, geschlossener Pneumothorax, welcher medial ans Mediastinum und ans Herz angrenzt — therapeutische Pneumothoraces mit hohem positivem Druck sind oder sollten wenigstens stets partiell sein — , hebt die elastische Spannung der Venen und des Herzens nicht nur auf, er übt vielmehr einen komprimierenden Einfluß auf diese Organe aus. Das Lumen der Venen kann hier wesentlich verengert, die Diastole der Ventrikel und Vorhöfe kann bedeutend erschwert werden. Der Verlauf der großen Venen unter der rechten Pleura mediastinalis und die Dünnwandigkeit der rechten Herzhälfte bedingen es, daß solche Gefahren bei rechtsseitigem Pneumothorax bedeutend stärker hervortreten. Bei Kaninchen mit großem, rechtsseitigem Pneumothorax haben wir mehrfach plötzliche Todesfälle gesehen, die auf ein Zirkulationshindernis an dieser Stelle zu beziehen waren. Die Autopsie ergab eine gewaltige Blutstauung in den Körpervenen und speziell im Pfortadersystem. Auch MEYERSTEIN sah bei seinen Versuchen, in welchen er hypertonische Zuckerlösungen in die Pleura von Kaninchen brachte, und so eine rasche Transsudation und Drucksteigerung erzeugte, bei rechtsseitigem Versuch mehrfach „in unaufgeklärter Weise" den Exitus eintreten. Im klinischen Teile werden wir sehen, daß auch beim Menschen in Fällen von hochgespanntem Pneumothorax Erscheinungen zur Beobachtung kommen, die auf eine Druckwirkung auf Herz und Venen hindeuten und unter Umständen lebensgefährlich werden können.

Zirkulationsschädigungen können ferner durch extreme Verschiebungen der Mediastinalorgane, durch mechanisch bedingte Deformationen der Gefäße und vor allem der Herzostien zustande kommen. Klinisch machen sie sich als oft nur im Inspirium und meist an der Basis am deutlichsten hörbare Klappengeräusche bemerkbar.

Die Wirkung des Pneumothorax auf den kleinen, den Lungenkreislauf, spitzt sich in letzter Linie auf die Frage zu, in welchem Zustande die Lunge besser durchblutet ist, während der inspiratorischen Blähung oder im exspiratorischen Kollaps. Seit HALLER im Jahre 1760 dieses Problem aufwarf, ist es mit den verschiedensten Methoden studiert worden, ohne daß eindeutige Resultate und Einstimmigkeit unter den Physiologen und Klinikern erzielt worden wäre. Alle Versuche, welche an toten, aus dem Körper herausgeschnittenen Lungen angestellt worden sind, haben sich als völlig wertlos erwiesen, da die Lungengefäße sehr bald nach dem Tode sich verändern und durchlässig werden. Ebenso bewirkt Abkühlung des Organes und Verwendung von physiologischer Kochsalzlösung nach Bruns einen intensiven Gefäßkrampf, der eine Beurteilung unmöglich macht.

In den letzten Jahren ist es Cloëtta gelungen, in seiner Lungenplethysmographie eine Methode zu schaffen, die ein Studium des kleinen Kreislaufes am lebenden Tiere mit allen für ein Experiment wünschbaren Variationsmöglichkeiten gestattet. Nach Resektion der Thoraxwand werden eine oder beide Lungen in Glasrezipienten eingeschlossen, in denen der Druck beliebig reguliert, die Lunge gebläht oder zum Kollaps, sogar zur Kompression gebracht werden kann. Der Gasaustausch wird durch einen konstanten, vermittels einer Trachealkanüle zugeleiteten Sauerstoffstrom unterhalten. Gleichzeitig kann der Druck im rechten Ventrikel durch eine Sonde von der oberen Hohlvene her, der Karotisdruck und der Pulmonalisdruck in einem Ast dieser Arterien bestimmt werden.

Cloëtta hat mit dieser Methode festgestellt, daß die kollabierte Lunge besser durchblutet ist als die geblähte. In geblähtem Zustande werden die Pulswellen der in den Plethysmographen eingeschlossenen Lunge kleiner, der Blutdruck in der Karotis sinkt, da dem linken Herzen weniger Blut zuströmt und die Druckamplituden im rechten Ventrikel werden mit der Erschwerung des kleinen Kreislaufes geringer. Werden beide Lungen aus dem kollabierten in den geblähten Zustand übergeführt, so steigt der Pulmonalisdruck durch die Vermehrung des Widerstandes. Es ist damit ausgeschlossen, daß im Inspirium eine stärkere Füllung der Lungenkapillaren und eine Zurückhaltung des Blutes in ihnen eintritt. Cloëtta konnte ferner zeigen, daß die beste Durchblutung nicht im Exspirationszustande vorhanden ist, sondern im ersten Drittel oder Viertel der Inspiration, bei einem Entfaltungsgrade der Lungen, in welchem die Gefäße außer der Streckung noch eine seitliche Dehnung erfahren. Während der weiteren Inspiration werden sie dann nur noch gestreckt und so verengert. Anatomische Untersuchungen der Lungen in den verschiedenen Phasen der Entfaltung ergaben Cloëtta einen deutlich vermehrten Blutgehalt der Alveolarsepten im Kollapszustande. Die chemische Bestimmung der Gesamtblutmenge sowie die Bestimmung der roten Blutkörperchen in ihrem Verhältnis zur Zahl der fixen Gewebszellen zeigte ebenfalls keine Vermehrung des Blutes in der Inspirationslunge, wie Bruns gefunden hatte.

Bruns kam auf anderen Wegen zu Resultaten, die den Feststellungen Cloëttas direkt widersprechen und wurde von Lohmann und Müller bestätigt. Er fand bei Untersuchungen des Körperarterienblutes, daß sich trotz Kollapses einer ganzen Lunge der Sauerstoffgehalt des Arterienblutes kaum vermindert. Da in der Kollapslunge nur eine geringe Arterialisierung stattfindet, schließt er, sie müsse geringer durchblutet sein. Histologische Untersuchungen ließen ihn geringen Blutgehalt der Kapillaren der Kollapslunge und starke Füllung nur in den Venen und Arterien sehen. Ferner stützt sich Bruns auf Durchblutungsversuche an frisch getöteten Tieren, sowie auf genaue Herzwägungen nach der Müllerschen Methode, die eine Hypertrophie des rechten Herzens bei Kaninchen schon nach 3 Monate dauerndem Pneumothorax ergab.

Zum Teil beruhen die Differenzen zweifellos darauf, daß Bruns in seinen Versuchen einen höheren Grad von Lungenkollaps erzeugt hat als Cloëtta, er hat die Lunge direkt komprimiert. Es wird auch von Cloëtta betont, daß eine Kompression der Lunge durch wesentlich positiven Druck die Zirkulation hemmt. Dies zeigt uns, daß die physiologischen Experimente nur cum grano salis auf die Verhältnisse beim künstlichen Pneumothorax der Tuberkulösen übertragen werden können. Hier muß sehr häufig zur Erreichung eines genügenden Resultates ein ausgesprochen positiver Druck ausgeübt werden, der die pathologischen Hohlräume zum Kollaps führt, der aber anderseits die Kapillargebiete anämisiert und eine Stauung in den großen Lungengefäßen bewirkt. In anderen Fällen bei partiellem Pneumothorax ist ein Teil der Lunge durch hohen Druck unter schlechte Zirkulationsbedingungen gesetzt, andere, ausgebreitet gebliebene Abschnitte haben durch den Seitendruck eine gewisse Entspannung erfahren und dürften so die Hyperämie der leicht kollabierten Versuchslunge zeigen. Es fällt überdies in Betracht, daß ein andauernder Lungenkollaps durch die bindegewebigen Umänderungen des Organes für die Zirkulation ganz andere schlechtere Verhältnisse schafft, als sie bei der im Exspirium für kurze Zeit verkleinerten Lunge vorhanden sind. Die Frage der Durchblutung der Pneumothoraxlunge läßt sich daher nicht auf eine einfache Formel bringen, wie dies auch die anatomischen Belege lehren. Die Forderung CLOËTTAS beim künstlichen Pneumothorax den Druck nicht wesentlich positiv zu gestalten, damit die Kollapslunge unter der günstigen Durchblutungsbedingung stehe, wie die nur leicht entspannte Lunge bei der Thorakoplastik, könnte nur für den totalen Pneumothorax zu Recht bestehen und ist praktisch nicht stets zu erfüllen.

Es sind außer dem bisher erwähnten noch klinische Momente, welche dafür sprechen, daß bei gutem Kollaps einer schwerkranken Lunge in der Regel die Zirkulation im kleinen Kreislauf erschwert ist. Die Röntgenuntersuchung läßt sehr oft auf der guten Seite eine deutliche Verstärkung der Gefäßzeichnung erkennen, es kann sogar zu deutlichen Pulsationen der Pulmonalisäste am Hilus kommen. Das von der Passage durch die Kollapslunge abgesperrte Blut sucht seinen Weg durch die andere Lunge. Bei abundanten Lungenblutungen bildet ein guter Kollaps der blutenden Stelle das beste Mittel zur Stillung. Wenn auch hier andere Momente, vor allem die Verkürzung des blutenden Gefäßes, seine Entspannung in der Längsrichtung und die Verlegung des Bronchialbaumes als Abflußweg mitsprechen, so wäre bei verstärktem Blutstrom der prompte Erfolg doch schwer zu verstehen.

Etwas sicherer sind unsere Kenntnisse über die Lymphzirkulation beim künstlichen Pneumothorax. Nach den Versuchen von SHINGU, welcher Kaninchen Ruß inhalieren ließ, entweder bevor er ihnen einen künstlichen Pneumothorax anlegte oder beim Bestehen eines Pneumothorax resp. Hydrothorax, findet in der Kollapslunge eine ausgesprochene Lymphstauung und damit eine Ansammlung des Russes in den Lymphbahnen und Lymphdrüsen statt. Die Lymphe wird unter normalen Verhältnissen durch die Atembewegungen in Zirkulation gesetzt (TENDELOO), ihre Bewegung ist der Lungenlüftung durch die Atmung proportional. Beim Pneumothorax fällt daher ihr Motor weg. Das Pigment anderseits kann nicht mehr auf dem Bronchialwege durch den Luftstrom und die Flimmerbewegung der Epithelien ausgeschieden werden, es bleibt zunächst im Bronchialbaum liegen und erfährt dann durch die Pigmentzellen einen Rücktransport ins Lungengewebe resp. in die Lymphbahnen. Für die Tuberkelbazillen ist dieser Mechanismus wohl nur zum Teil wirksam, insofern sie in die Bronchien ausgeschieden sind. Er gilt aber namentlich für die Tuberkulotoxine, welche lokal in den Lymphbahnen stagnieren und so einerseits dort die Bindegewebsbildung anregen und anderseits vom übrigen Organismus ferngehalten werden. Es kommt so zu einer Demarkation in loco.

SHINGU konnte auch feststellen, daß der Ruß an Stellen von Pleuraverwachsungen in Rundzellen bis in die Pleura costalis wandert.

In den Versuchen mit Inhalation bei bestehendem Pneumothorax war die Kollapslunge, wie zu erwarten stand, sehr rußarm; es fehlte ja die Möglichkeit einer stärkeren Aspiration. Entzündungsherde dagegen zeigten Anhäufung von Ruß durch Einwanderung und Zerfall rußhaltiger Leukozyten. Beim künstlichen Pneumothorax sind durch Verwachsungen die lokalen Bedingungen oft so verschieden wie bei der Blutzirkulation.

Für die nicht kollabierte Lunge gilt das Gegenteil. Die Lymphzirkulation ist durch die verstärkte Atemtätigkeit erhöht. Wo frische Tuberkulose vorhanden ist, besteht daher die Gefahr der Ausbreitung.

Die pathologische Anatomie der Pneumothoraxlunge und Pleura.

Anatomische Untersuchungen sind im Verhältnis zu den sehr zahlreichen klinischen Beobachtungen bisher in relativ kleiner Anzahl mitgeteilt worden. Sie stammen namentlich von GRAETZ, FORLANINI, WERNECKE, KISTLER u. a. Diese Befunde geben ein gut übereinstimmendes Bild der pathologischen Veränderungen nach dem Lungenkollaps.

Makroskopisch findet man die Lunge bei völligem Kollaps als milzförmigen Körper in der Höhe des Hilus an der Wirbelsäule. Verwachsungsstränge können sie als haifischeiförmiges oder ballonartiges Gebilde im Thoraxraum ausspannen

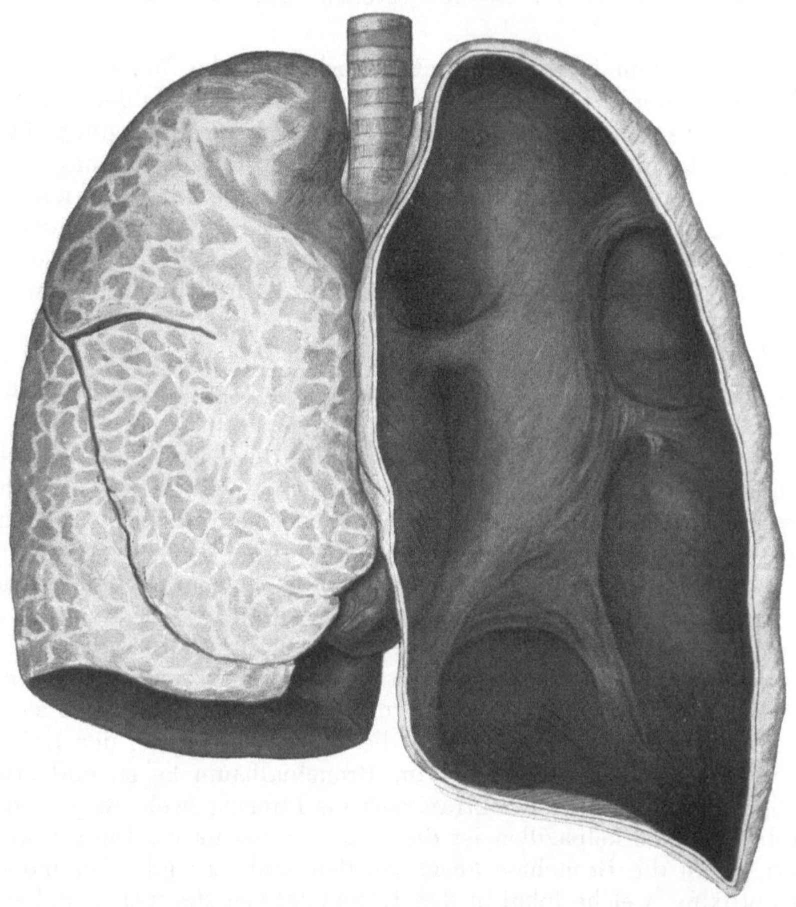

Abb. 6. Totaler Pneumothorax, Lunge wurstförmig paravertebral anliegend mit mehreren spangenartigen Verwachsungen.

oder sie kann in mehrfache blattförmige Septen zerteilt sein. Abb. 6 stellt ein nach der BRAUERschen Sektionsmethode gewonnenes Präparat der gesamten Thoraxorgane bei künstlichem Pneumothorax dar. Man sieht den großen, nach unten erweiterten Pneumothorax, dessen medialer Rand in Form einer Überblähungstasche das Herz und den rechten medialen Lungenrand von vorne überlagert. Die Lunge ist in den mittleren und unteren Partien gut kollabiert, obwohl sie durch zwei basale, zwei laterale und einen medialen breiten Verwachsungsstrang an die Pleura parietalis angeheftet ist. Der Oberlappen ist seitlich und hinten breit verwachsen und so ausgespannt. Solche breite Spitzenadhäsionen sind sehr häufig. Auf der Schnittfläche zeigt die behandelte Lunge sehr verschiedenes Verhalten, je nachdem die betrachteten

Partien mehr oder weniger stark kollabiert waren. Bei gutem Kollaps hat die Lunge eine derbe, fleischartige Konsistenz und die einzelnen Lungenlappen sind unter sich meist schwielig verklebt. Die großen Bronchien klaffen meistens und zeigen verdickte Wandungen, kleine Bronchialäste sind oft ektatisch erweitert. Durch das Organ ziehen glänzende Stränge von Schwielengewebe, das auch die Bronchien, Gefäße und Käseherde umgibt. Abb. 7 gibt den Querschnitt durch eine gut kollabierte Lungenpartie wieder und zeigt die eben genannten Elemente. Kavernös zerfallene Partien sind noch als flache, oft buchtige, auch s-förmig gestaltete Spalträume im Gewebe zu erkennen, die von dichten Schwielen eingefaßt werden.

　　Die Schwielenbildung ist um so ausgeprägter, je vollständiger eine Lungenpartie kollabiert ist und je länger der Kollaps bestanden hat. Beim Vergleich verschiedener Präparate zeigt sich aber doch, daß die individuelle Tendenz zu Bindegewebsbildung sehr verschieden ist, wie dies auch schon die gewöhnliche klinische Beobachtung lehrt. Jedenfalls ist aber beim Lungenkollaps die Neigung des tuberkulösen Gewebes zu Schwielenbildung ungewöhnlich stark und sie zeigt sich hier, wenn auch in abgeschwächtem Maße, noch bei sehr kachektischen Personen, bei denen unter anderen Umständen die Bindegewebsbildung versagt.

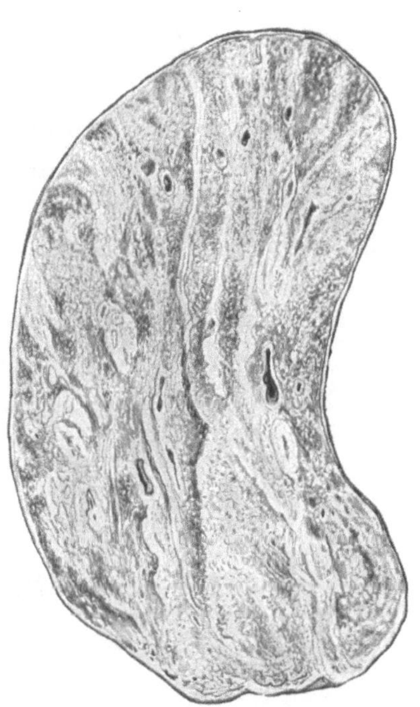

Abb. 7. Durchschnitt durch eine vollkommen kollabierte Pneumothoraxlunge.

　　In weniger gut kollabierten Lungenteilen sieht man noch lufthaltiges Alveolargewebe, die Alveolen können sogar emphysematös vergrößert erscheinen.

　　Die Pleura erscheint in trockenen Fällen glatt, aber nicht spiegelnd und stets mehr oder weniger verdickt. Hat ein Exsudat bestanden, so sieht man stärkere Verdickungen und Unebenheiten und in frischen Fällen sogar Fibrinauflagerungen. Das viszerale und das parietale Blatt sind in ähnlicher Weise verändert. Nicht selten sind auf der Lungenpleura frische tuberkulöse Knötchen zu erkennen. Die pleuritischen Stränge weisen alle Übergänge von dünnsten, nur wenig subpleurales Bindegewebe enthaltenden Fäden über rundlichen, mit komprimiertem Lungengewebe gefüllten Strängen bis zu dicken Balken auf, in welchen sogar Kavernen enthalten sind. Im ganzen ist der Hilus weniger gut kollabiert, da die knorpelhaltigen Bronchien dem Zusammensinken des Gewebes einen bedeutenden Widerstand entgegensetzen. Die Schwielenbildung ist hier daher geringer als an der Peripherie. Die Hilusdrüsen sind in älteren Fällen derb, stark mit Pigment durchsetzt und frei von frischen tuberkulösen Prozessen. In alten Fällen sieht man auch die größeren Gefäße verdickt, ihr Lumen verengt und gelegentlich mit Thromben ausgefüllt.

　　Die mikroskopische Untersuchung gibt je nach dem Kollapszustand und der Dauer der Einwirkung verschiedene Bilder. Die Alveolenwände sind an einzelnen Stellen verschmälert, die Alveolen sind in größeren Verbänden zusammengeschmolzen und haben ihr Epithel verloren. Die Alveolen selbst stellen schmale Spalträume dar, die leer sind oder glasiges Exsudat mit Epithelien und Leukozyten enthalten (vgl. Abb. 8 und 9). An anderen Stellen, namentlich da, wo es sich um einen relativ leichten Kollaps handelt, sieht man die Alveolarwände verdickt und ihre Kapillaren strotzend mit Blut gefüllt (vgl. Abb. 10). Wieder an anderen Stellen sieht man Alveolen und zu großen Hohlräumen verschmolzene Alveolar-

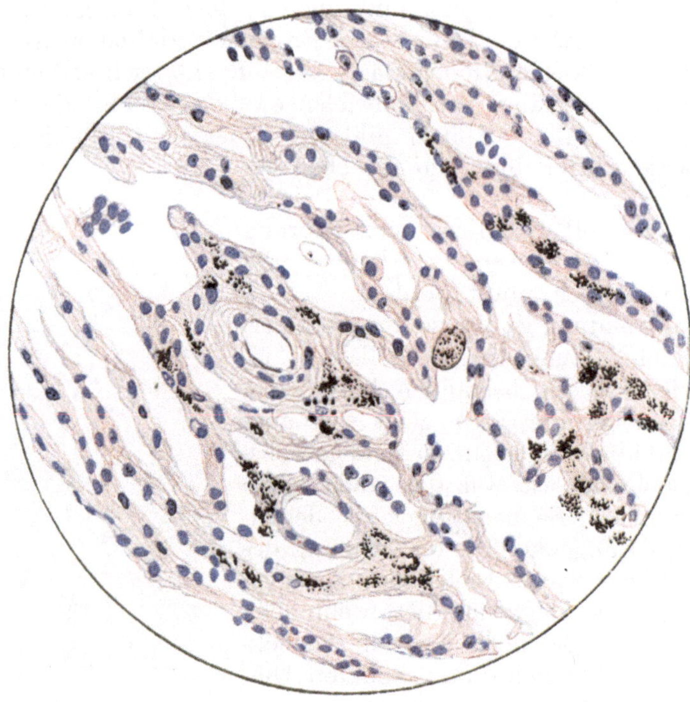

Abb. 8. Anordnung des Pigments in der Pneumothoraxlunge.

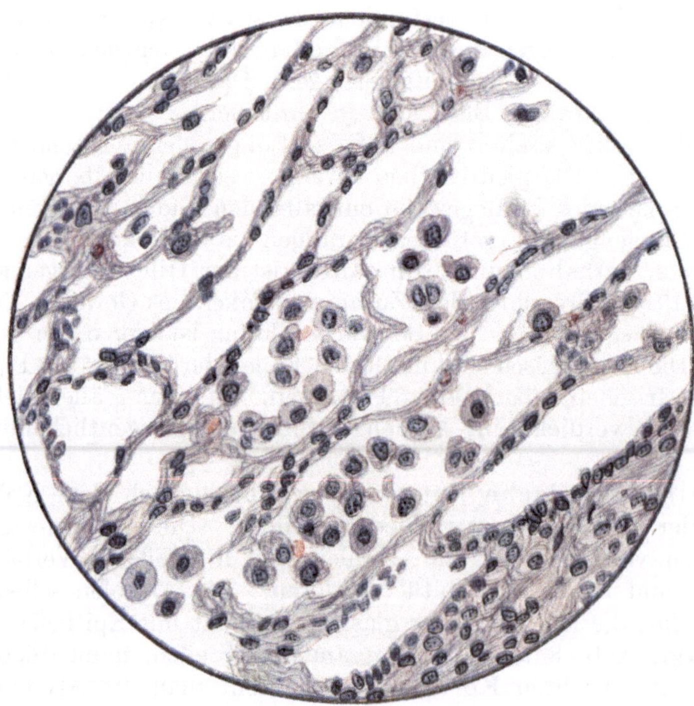

Abb. 9. Abgestoßenes Alveolarepithel in unveränderten Alveolen der Pneumothoraxlunge.

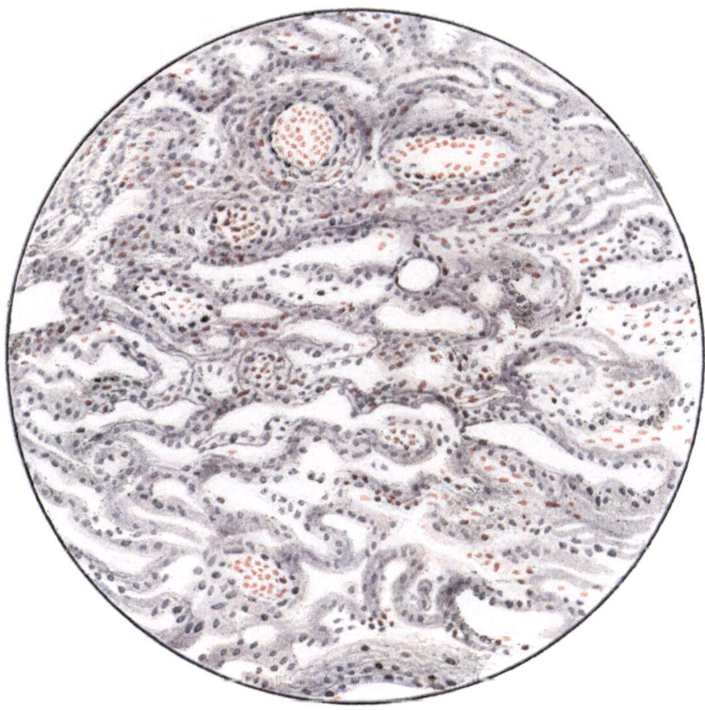

Abb. 10. Hyperämie in der leicht kollabierten Lunge.

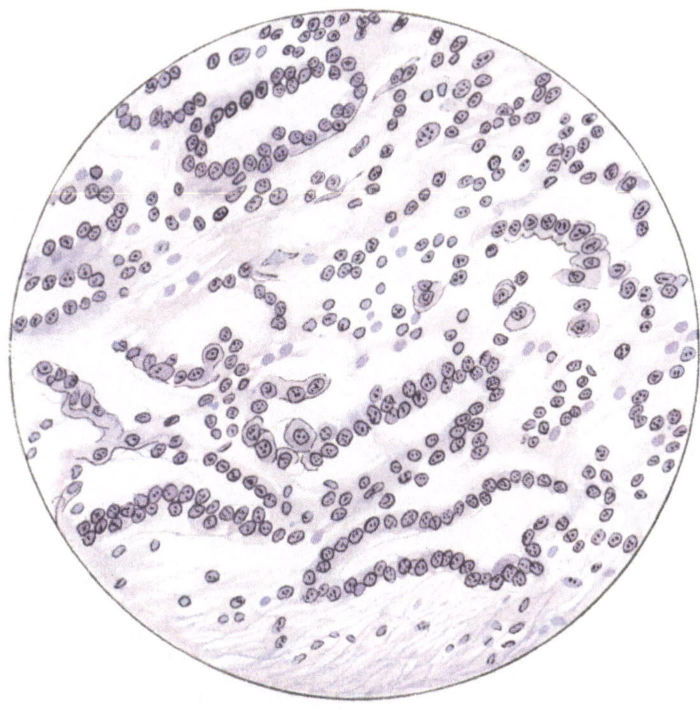

Abb. 11. Alveolen und Alveolargänge in der Pneumothoraxlunge.

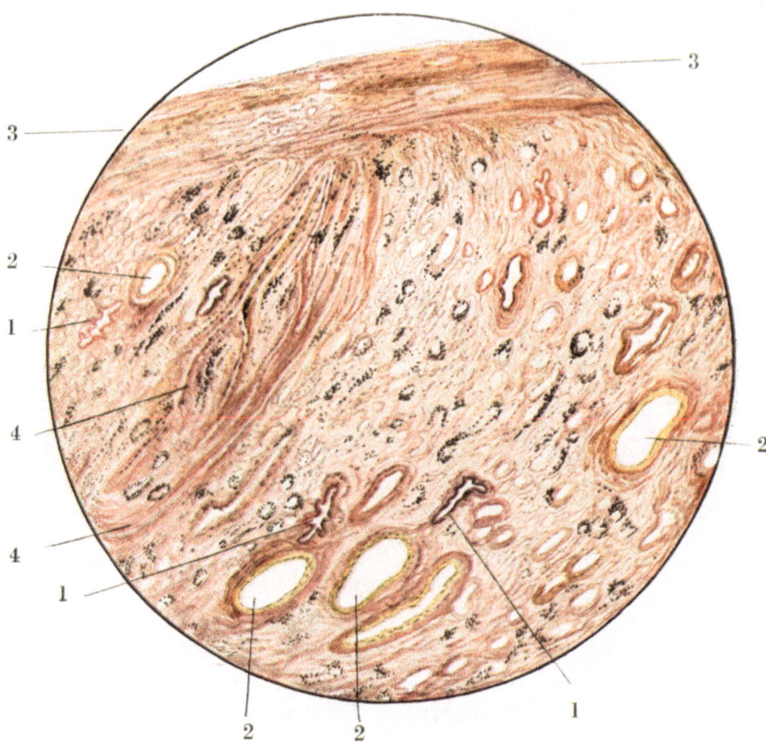

Abb. 12. 1. Typisch gefaltete kollabierte Bronchiola; 2. weite Gefäße mit zum Teil verdickter Wandung; 3. Pleura schwielig verdickt; 4. pathologische Spalträume, sekundäre Lymphspalten.

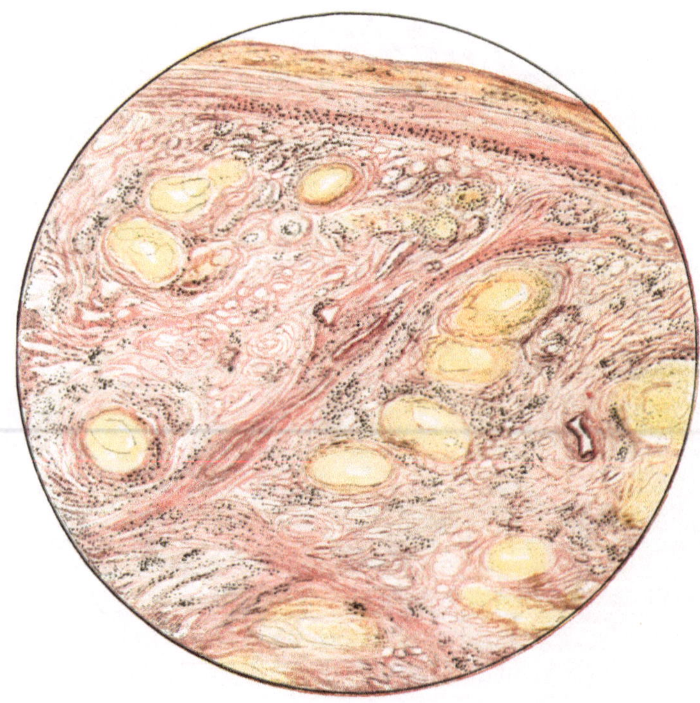

Abb. 13. Abgekapselte käsige Herde in bindegewebig umgewandelter Umgebung.

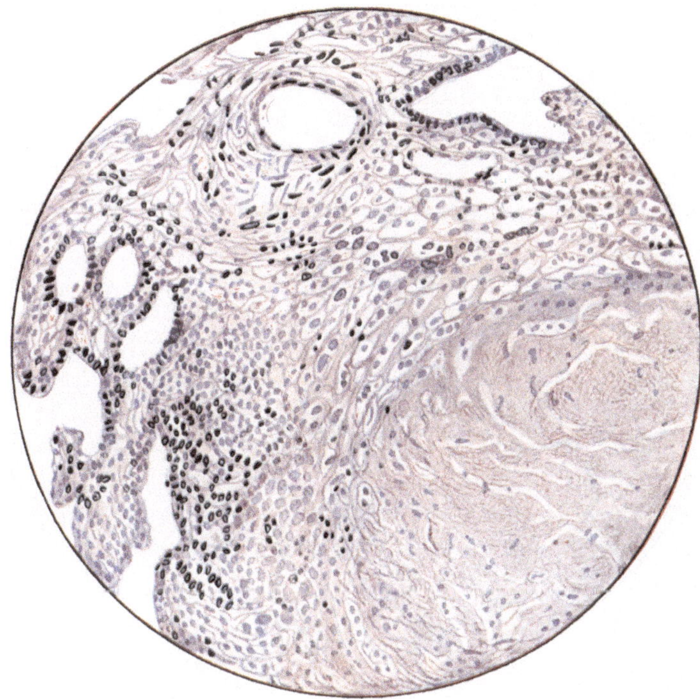

Abb. 14. Abkapselung käsigen Gewebes unter Pneumothoraxwirkung. Dicht daneben wegsame und von exsudativen Vorgängen freie Alveolen und Alveolargänge.

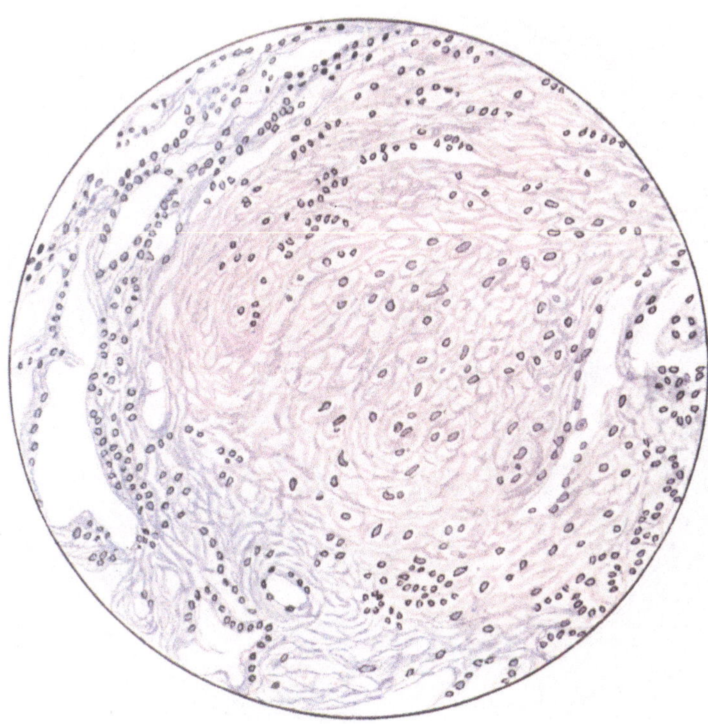

Abb. 15. Fibröse Umformung tuberkulösen Gewebes in der Pneumothoraxlunge.

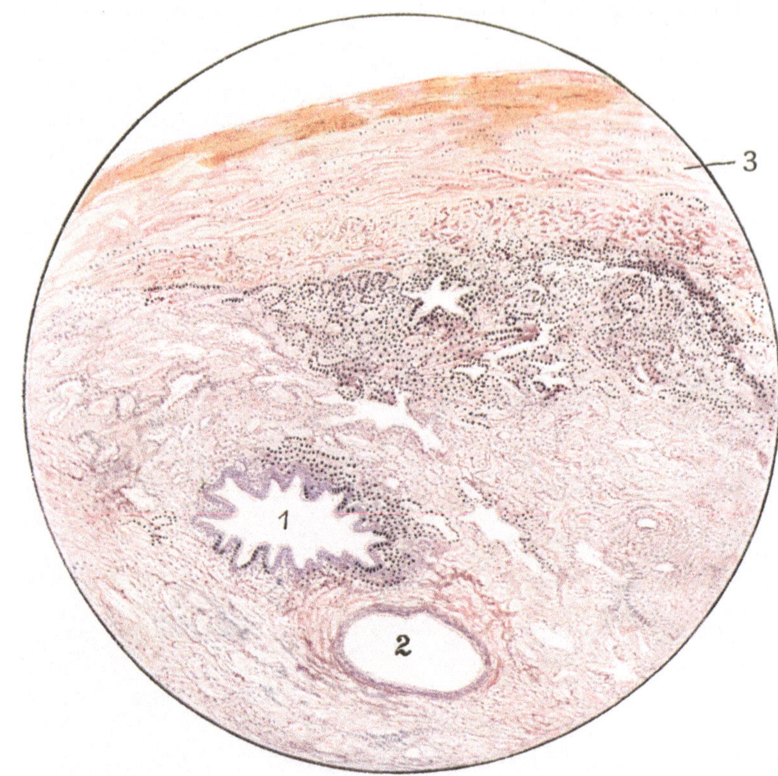

Abb. 16. 1. Gefalteter Bronchiolus; 2. sein Begleitgefäß mit etwas verdickter Adventitia; 3. Pleuraschwiele. Das Lungengewebe zeigt bindegewebige Induration.

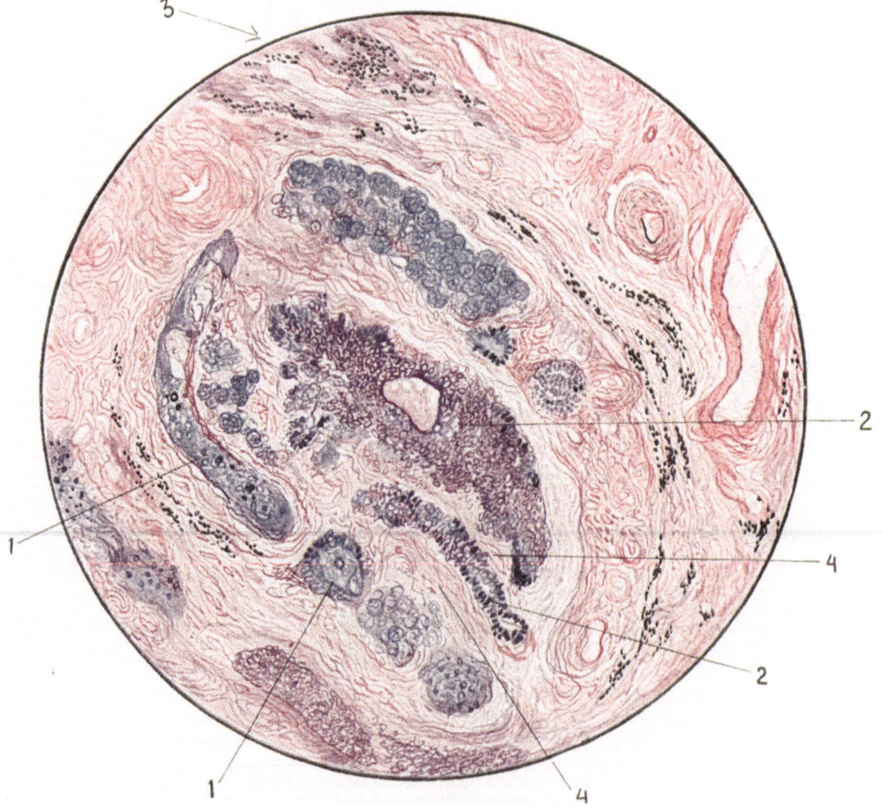

Abb. 17. 1. Knorpelreste; 2. Reste der Bronchialschleimhaut mit Drüsen und stark einge-engtem Bronchiallumen; 3. schwielig verändertes und geschrumpftes Lungengewebe; 4. in den Bronchus eingewuchertes schwieliges Bindegewebe.

gruppen mit schönem, kubischen Epithel ausgekleidet, so daß Bilder zustande kommen, welche an Schnitte von Drüsen oder Adenomen erinnern (Abb. 11). Diese palisadenartigen Epithelketten sieht man namentlich an der Grenze gegen Schwielengewebe hin, welches von der Pleura septenförmig in die Lunge hineinwuchert oder die Gefäße und Bronchien umgibt (Abb. 12 und 13). Es ist dies ganz das Bild, wie man es sonst bei älteren Lungennarben antrifft. Eine mikroskopische Untersuchung der Bindegewebsbildung läßt deutlich erkennen, daß das Bindegewebe die Bronchien, Gefäße und vor allem die Käseherde nicht nur umgibt (Abb. 13), sondern daß es direkt in sie hineinwuchert. Auf Abb. 14 sieht man einen rundlichen Käseherd, der vom Rande her vom Bindegewebe durchwachsen wird. Abb. 15 stellt einen dem vorigen benachbarten Herd dar, der eine völlige bindegewebige Umwandlung erfahren hat. Auf Abb. 17 ist ein mittelgroßer knorpelhaltiger Bronchus dargestellt, dessen Wände durch den Kollaps stark genähert sind. Hier wächst das Bindegewebe durch den Bronchus hindurch und läßt so einzelne Bronchialepithelinseln entstehen. KISTLER sah in seinem Falle Bindegewebe brückenförmig zwischen den einander gegenüber liegenden Wänden der Bronchioli respiratorii durchwachsen. Im mikroskopischen Bild zeigen die Gefäße an verschiedenen Stellen einen sehr wechselnden Grad der Füllung. Stark gefüllte größere Gefäße werden aber häufig gesehen. Sehr deutlich ist unter Umständen die Erweiterung der Lymphgefäße im perivaskulären Bindegewebe und die Anhäufung von Kohlepigment an den gleichen Stellen (vgl. Abb. 12 und 13).

In den Tuberkeln sind auffallend wenig Tuberkelbazillen färberisch darstellbar. Frische Tuberkel sind meistens klein, reich an Riesenzellen und frei von Verkäsung. In späteren Stadien fehlen überhaupt im Lungengewebe frische Tuberkel, sie werden höchstens noch in der Pleura gefunden. Nach längerem Bestehen eines guten Kollapses kann die Lunge in eine völlig schwielige Masse verwandelt sein, die kaum noch etwas von der Lungenstruktur erkennen läßt.

Die Untersuchung der anderen Lunge ergibt meistens schon makroskopisch eine deutliche Blähung und mikroskopisch emphysematöse Erweiterung der Alveolen, besonders am Lungenrand. In Fällen, die zur Obduktion kommen, liegt meistens eine frische Tuberkulose dieser Lunge mit Neigung zu raschem Zerfall oder von der Form der käsigen Pneumonie vor. Im Gegensatz zur Kollapslunge vermißt man hier die Tendenz zur bindegewebigen Abkapselung der Herde. Auch ist das Gewebe wie bei allen Emphysemformen im Vergleiche sehr arm an Pigment.

Operationstechnik.

Die Aufgabe der Erstoperation besteht darin, in aseptischer Weise ohne schädliche Verletzung der Lunge ein bestimmtes Quantum Gas in den Pleuraspalt zu bringen und dort festzuhalten.

Es gibt zwei prinzipiell verschiedene Methoden, um den künstlichen Pneumothorax erstmals zu erzeugen. Beide Methoden haben ihre besonderen Vorteile und Nachteile, Indikationen und Kontraindikationen. Da der Erfolg und die Vermeidung von Schädlichkeiten bei beiden Operationsverfahren von kleinen technischen Details abhängen kann, ist eine minutiöse Beschreibung derselben notwendig.

I. Die Stichmethode nach FORLANINI-SAUGMAN.

Besondere Vorbereitungen des Kranken sind nicht notwendig, nur soll derselbe unmittelbar vor der Operation keine größeren Mahlzeiten zu sich genommen haben. Am besten führt man den Eingriff zirka 2 Stunden nach einer kleineren Mahlzeit aus.

Der Kranke ist auf einem bequemen Operationstisch oder im Bett durch Unterschieben von Rollen und Kissen so zu lagern, daß die für die Punktion am

Thorax ausgewählte Stelle das höchste Niveau besitzt. Diese von Saugman eingeführte Vorschrift ist sehr wichtig; durch eine derartige Lagerung wird
es erreicht, daß das in den Thorax eingebrachte Gas sich in der nächsten Nähe der
Nadelspitze ansammeln muß und nicht nach anderen Partien des Pleuraspaltes
wandern kann. Punktiert man also z. B. in der linken Axillarlinie im 6. Interkostalraum, so ist der Kranke auf die rechte Kante zu legen mit etwas gesenkter rechter
Schulter; unter die rechte Axillargegend und den Kopf sind Rollen und Kissen zu
schieben, die rechte Schulter liegt in einer tiefen Delle. Wird die Lagerung richtig
ausgeführt, so findet gleichzeitig eine erwünschte und nützliche Dehnung des für
die Punktion bestimmten Interkostalraumes statt. Durch Hochheben des entsprechenden Armes, in unserem Falle also des linken, kann dieser Effekt unterstützt werden.
Bei Punktion z. B. im 2. Interkostalraum in der Mammillarlinie soll der Patient
sich in leicht erhöhter Rückenlage, bei Punktion am Angulus scapulae links in leicht
nach rechts geneigter Bauchlage mit gesenktem Kopf, bei Vorgehen in der Supra-
klavikular- und Supraspinalgrube in sitzender Stellung befinden usw. Bei der Aus-
nivellierung der Punktionsstelle ist natürlich die Rumpfmuskulatur sowie der Schulter-
gürtel stets in Abrechnung zu bringen, d. h. man hat nicht die betreffende Stelle
der äußeren Haut, sondern des Rippenskelettes als höchsten Punkt
zu bestimmen. Bei der Lagerung ist ferner für freie Atmung und ungehinderte
Expektoration zu sorgen.

Irgendwelche Narkose, sei sie lokal durch Kokain oder allgemein durch Morphium, ist gewöhnlich nicht nötig. Der Kranke verspürt nur zuerst einen feinen

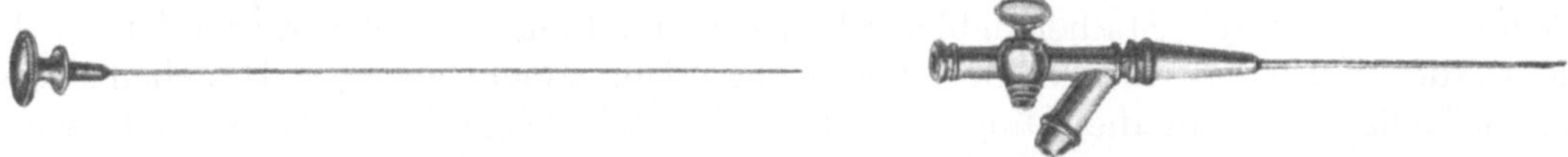

Abb. 18. Saugmansche Pneumothoraxnadel.

Hautstich und dann bei der Berührung der Pleura mit der Nadel Schmerzen wie
bei Pleuritis sicca. Teilt man ihm dies vorher in der richtigen Art mit, so ist er ganz
ruhig und kann durch Angabe seiner Empfindungen den Operateur in der Lokalisation der Nadelspitze direkt unterstützen. Für ähnliche geringe Beschwerden pflegt
man in der ärztlichen Praxis auch keine anästhetischen Maßnahmen zu ergreifen.
Der Phthisiker, der in der Regel an Brustfellschmerzen gewöhnt ist, verzichtet gerne
auf die Vermeidung dieser kleinen Unbequemlichkeit. Die Umgehung einer allgemeinen Narkose durch Morphium bietet aber den großen Vorteil, daß der Kranke
vollständig frisch ist und prompt auf jede Anordnung des Arztes bezüglich Husten,
Pressen, Atemanhalten usw. reagiert, was sich als sehr wichtig erweist. Die Injektion
anästhesierender Lösungen unter die Haut bringt den Nachteil, daß die Punktionsnadel durch die Flüssigkeit leicht verstopft wird. Allgemeinnarkosen mit
Äther oder Chloroform sind bei der Stich- wie auch bei der Schnittmethode
wegen der Gefahr der Sputumaspiration in gesunde Lungenteile und wegen der
Unmöglichkeit, im Verlaufe der Operation die Atmung willkürlich zu regulieren,
absolut unzulässig.

Nur bei Kranken, welche sich nicht aufklären und beruhigen lassen und welche
mit großer Angst und Unruhe zur Operation kommen, ist eine leichte Dosis Morphium
oder Pantopon angezeigt. In diesen Fällen kann auch eine lokale Beeinflussung
der Stichstelle durch Kelenspray oder durch Novokokaineinspritzung angebracht
sein. Eine gründliche Lokalanästhesie des Operationsgebietes bis auf die Pleura
ist dann nötig, wenn die Erfahrung bei früheren Punktionen gezeigt hat, daß der
Kranke zu reflektorischen Störungen von der Pleura aus neigt (vgl. später). Es ist
aber zu sagen, daß diese Disposition bei uns selten getroffen wird und daß man aus

ihrem gelegentlichen Vorkommen nicht die Indikation ableiten muß, in allen Fällen durch Lokalanästhesie auf die früher genannten Vorteile zu verzichten.

Instrumentarium. Als Punktionsnadel ist nach meinen Erfahrungen die Saugmansche Pneumothoraxnadel (Abbildung 18) in erster Linie zu empfehlen. Es ist dies ein in der Form des Potainschen Troikarts konstruiertes Instrument mit Abschlußhahn, das eine dünne Hohlnadel (Nr. 3 Charrière) mit relativ weitem Lumen trägt.

Die Spitze ist scharf geschliffen, aber nicht lang ausgezogen, sondern im Verhältnis zu den gewöhnlichen Nadelspitzen kurz, mehr schneidend als stechend. Der Nadel ist eine drahtförmige Sonde mit tellerförmigem Handgriff beigegeben, mit welcher die Nadel jederzeit gereinigt werden kann. Ihr Ende soll die Nadelspitze um ca. $^1/_2$ bis 1 cm überragen und so gestatten, die Gewebe zu sondieren, in denen sich die Nadelspitze befindet. Die Sonde darf das Lumen der Nadel nicht wie der Mandrin eines Troikarts völlig ausfüllen, sie muß vielmehr noch freien Spielraum in der Nadel lassen, damit eine feine Sondierung möglich bleibt und damit sie beim Zurückziehen nicht als Spritzenstempel wirkt und so durch Aspiration von Gewebsteilen oder Flüssigkeit die Nadel verstopft. Die Saugmansche Nadel ist so eingerichtet, daß eine Rekordspritze am geraden Ende aufgesteckt werden kann, um durch Aspiration festzustellen, ob sich die Nadel in Gas, Flüssigkeit oder festem Gewebe befindet. Die Nadel kann ferner mit einer festschraubbaren Gleitolive versehen werden, um die Tiefe des Einstiches zu fixieren und nach Herausnahme der Nadel mit dem Zentimetermaß abzumessen. Die Nadel muß aus sehr solidem, elastischem Metall gearbeitet und muß speziell am Hahn bei einem Gasdruck von wenigstens 50 cm Wasser undurchlässig (gasdicht) sein.

Ursprünglich kamen Nadeln zur Verwendung, die stets nur eine Verbindung zwischen Stickstoffapparat und Thorax gestatteten und also gegenüber der Saugmanschen Nadel, die bei offenem Hahn den Thorax mit der Außenluft in Verbindung setzt, ein geschlossenes System darstellen. Es hat sich in der Praxis gezeigt, daß dies für die gewöhnlichen Zwecke irrelevant ist.

Als Stickstoffrezipient und Apparat zur Dosierung der Gasmenge bedient man sich am besten eines der vielen Modelle, die nach dem Vorbild des ursprünglichen Forlaninischen Instrumentes mit den von Saugman, v. Muralt, Deneke u. a. angegebenen Verbesserungen versehen sind. Die wichtigste Abweichung von Forlanini bildet dabei das vom Gasrezipienten unabhängige Wassermanometer, dessen Einführung das Verdienst von Saugman ist (Abb. 19 und 20, Pneumothoraxapparat nach v. Muralt).

Auf einem Brett oder Metallgestell sind zwei vertikale, 1000 ccm haltende Glaszylinder (A und B), die unten vermittels einer weiten Verbindung (C) kommunizieren und deren einer von 50 zu 50 ccm geeicht ist, fest montiert. Zwischen den Zylindern findet sich ein zweischenkliges, nach außen offenes Wassermanometer von etwa 50 cm Länge. Die Skala trägt ihren Nullpunkt in der Mitte und reicht also von da nach oben und nach unten bis je 25; sie ist in halbe Zentimeter eingeteilt. Auf der linken Seite des Apparates finden sich zwei Dreiweghahnen (a und d) und ein mit steriler Watte gefüllter kleiner Glaszylinder (L). Der untere Hahn d steht mit seinen beiden oberen Öffnungen mit dem Manometer und mit dem Gaszylinder A in Verbindung, sein unterer Weg führt durch das Gasfilter L nach dem Schlauche, der die Punktionsnadel trägt. Durch verschiedene Stellung des Hahnes kann entweder das Manometer oder der Gasrezipient mit der Nadel und damit mit dem Thorax in Verbindung gesetzt werden oder es ist endlich möglich, beide Wege abzuschließen. In die Schlauchleitung zwischen Dreiweghahn d und Gasbehälter ist ein zweiter Hahn a eingeschaltet, welcher lediglich dazu dient, den Apparat frisch mit Stickstoff zu beschicken. Sein Weg geht nach außen über den Stativrand und kann mit der Stickstoffbombe verbunden werden.

Der rechte Rand des Apparates trägt einen dritten Dreiweghahn *b*, der je nach seiner Stellung den Zylinder *B* mit der atmosphärischen Luft oder mit dem zur Erzeugung von Überdruck angebrachten PICCHARDSONschen Doppelgebläse verbindet.

Auf der Rückseite des Stativs ist ein genau gleich konstruierter Apparat symmetrisch zum vorderen angeordnet (vgl. Abb. 20, welche das Profil des Appa-

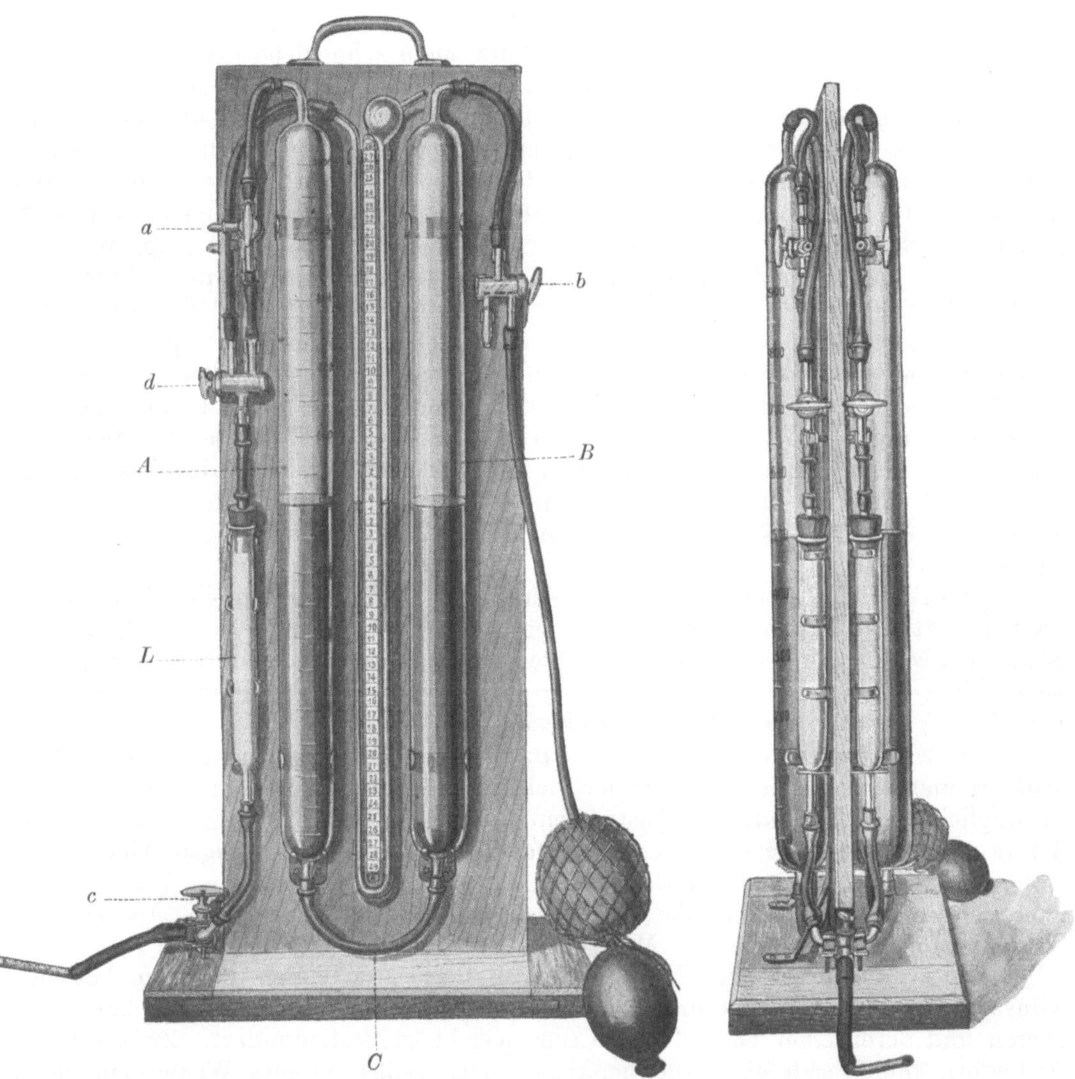

Abb. 19. Pneumothoraxapparat nach v. MURALT.
Vorderansicht.

Abb. 20. Pneumothoraxapparat
nach v. MURALT. Seitenansicht.

rates zeigt). Die Endschläuche beider Systeme münden in einen am Rande des Stativfußes befestigten Dreiweghahn *c*, durch dessen Drehung je der eine oder der andere der beiden Apparate in Betrieb gesetzt wird. Der eine enthält Sauerstoff, der andere Stickstoff. Die Beschickung der einzelnen Systeme mit Gas geschieht vom Hahn *a* aus, nachdem Zylinder *A* durch Erzeugung von Überdruck in Zylinder *B* mit Sublimatlösung gefüllt worden ist.

Die einzelnen Teile des Apparates können leicht zum Zwecke der Sterilisation vom Stativ entfernt werden.

Die Verwendung des Sauerstoffs bei der Erstpunktion stammt von Deneke.

Die zur Operation nötigen Gase, Stickstoff und Sauerstoff, werden am besten in komprimiertem Zustande in Stahlzylindern bezogen, die gegenwärtig an den meisten Orten in verschiedener Größe vorrätig gehalten werden. Für die Zwecke der Praxis sind diese Gase in chemisch-physikalischer Hinsicht rein genug. Mechanisch-bakteriologisch werden sie durch das Filter (L in Abb. 19) gesäubert. Ein Druck-reduzierventil wird bei der Abfüllung zwischen Gasbombe und Apparat geschaltet, um das Gas unter mäßigem Druck in die Glaszylinder zu schicken.

Die Nadeln, sowie der vom Apparat zur Nadel führende Schlauch sind vor jeder Punktion, das Gasfilter am Apparat in kurzen Intervallen zu sterilisieren. Für die Nadeln eignet sich am besten die Trockensterilisation bei 150° im bakterio-logischen Trockenschrank, wo sie einzeln oder in größerer Zahl in Metallhülsen, die bis zum Gebrauche geschlossen bleiben, aufgestellt werden (Abb. 21).

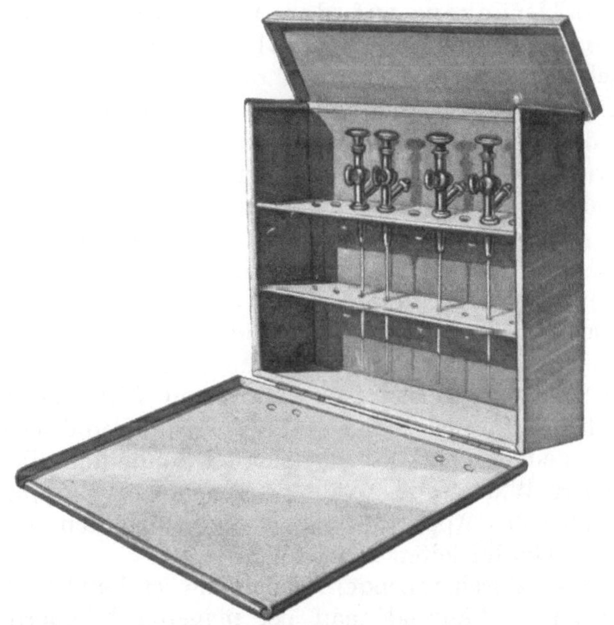

Abb. 21. Metallhülse für Sterilisation und Aufbewahrung der Pneumothoraxnadeln.

Wo diese Einrichtungen fehlen, können die Nadeln ausgekocht werden, sie sind dann jedoch vor dem Gebrauche durch Erwärmung oder durch Ausblasen mittels filtrierten Gases sorgfältig zu trocknen, da kleinste Wassertröpfchen in der Nadel die Manometerbeobachtungen stören und die Operation unsicher gestalten können. Filter und Schläuche können im Autoklaven, letztere auch durch Kochen leicht sterilisiert werden. In der Nähe des Operationstisches ist medizinischer Sauerstoff und Kampferäther nebst Spritze bereit zu stellen, beides für den Fall einer schwereren Störung während der Operation. Saugman empfiehlt auch, den Induktionsapparat zur Herzbehandlung zur Hand zu halten.

Wenn alles bereit ist, wird das rasierte Operationsgebiet sorgfältig desinfi-ziert und mit sterilen Tüchern abgegrenzt. Der Operateur hat sich vorzubereiten wie zu einer aseptischen Operation (Sterilisation der Hände, steriler Mantel), da er während des Eingriffes unter Umständen die Nadel zu berühren hat. Für die Haut-desinfektion am Kranken eignet sich am besten Alkohol und Jodbenzin. Die Jod-tinktur, welche jetzt für alle Eingriffe so beliebt ist, wird besser vermieden, da sie die Haut härtet und so das feine Tasten mit der Nadel stört. Auch greift Jod die Nadelspitzen an, stumpft sie ab und bewirkt so unnötige Schmerzen.

Nun wird der mit Sauerstoff beschickte Teil des Apparates durch einen geschulten Assistenten, der während der ganzen Operation sich nur mit dem Gasapparat beschäftigt, mit der Nadel in Verbindung gebracht, der Sauerstoffhahn geöffnet und das Gas durch die Nadel frei ausfließen gelassen, bis der Flüssigkeitsspiegel in den beiden Zylindern A und B genau dasselbe Niveau besitzt. Diese Vorsichtsmaßregel, der die größte Bedeutung beizumessen ist, wurde von WÜRTZEN und KJER-PETERSEN in die Technik eingeführt. Damit sind nicht nur Schlauch und Nadel vollkommen mit Sauerstoff gefüllt, sondern es herrscht auch beim Beginne der Operation in keinem Teile des Apparates ein anderer als Atmosphärendruck oder im Sinne der Pneumothoraxtechnik gesprochen, Nulldruck. Es ist damit unmöglich gemacht, daß Gas unter Druck in irgend ein Gewebe eingepreßt werden kann und die Hauptgefahr der Gasembolie ist damit beseitigt.

Nun wird der Dreiwegehahn auf Manometer gestellt, jeder positive oder negative Druck in ihm wird ausgeglichen, und man überzeugt sich durch Drücken auf den Gaszuleitungsschlauch, daß die Manometersäule leicht spielt. Der Hahn der Nadel ist nun geschlossen.

Der eigentliche Operationsakt besteht darin, daß die Nadel an der gewählten Stelle senkrecht eingestoßen wird, bis ihr Lumen den Pleuraspalt erreicht. Es empfiehlt sich, in der Nähe des oberen Randes der unteren Rippe einzustechen, um eine Verletzung der Arteria intercostalis zu umgehen. Nach FÜRBRINGER und NAUNYN sind tödliche Blutungen aus Interkostalarterien bei Pleurapunktionen vorgekommen. Zunächst wird die Haut in einem raschen Ruck durchstochen, dann geht man im Unterhautfett- und Muskelgewebe in kurzen Stößen oder langsam tastend vor. Bei einiger Übung kann man nach dem Gefühle des Widerstandes mit großer Sicherheit sagen, in welchen Gewebsschichten sich die Spitze befindet, das Durchstoßen der oberflächlichen Faszie, der die Interkostalmuskeln bedeckenden Faszie ist deutlich wahrnehmbar, Fettgewebe bietet einen anderen Widerstand als Muskeln. Im Falle der Unsicherheit öffnet man den Hahn der Nadel und sondiert. Fett sowohl als Muskeln gestatten ein gewisses Vorschieben der Sonde über die Nadelspitze hinaus bei geringem, weichem Widerstand. Während der ganzen Manipulation hat der Operateur das Manometer des Apparates scharf zu beobachten und die punktierende Hand nur durch das Gefühl leiten zu lassen.

Die Dicke der zu durchstoßenden Weichteile ist lokal und individuell außerordentlich verschieden. Während man bei mageren Männern mit eingezogenen Interkostalräumen in den von großen Muskeln freien seitlichen, unteren Partien schon nach wenigen Millimetern auf die Pleura kommt, hat man bei fettreichen Individuen, an den seitlichen, oberen Partien in der Gegend des Pectoralis major gelegentlich Schichten von 5—6 cm zu durchbohren. Auch hinten unten und hinten über der Spitze trifft man oft überraschend tiefe Weichteillagen.

Wird die Pleura erreicht, so spürt man eine deutliche Resistenz, die bei unveränderter Pleura costalis kaum merklich sein, bei pathologisch veränderter Pleura alle Stufen bis zum Gefühl eines holzharten Objektes durchlaufen kann. In der Regel gibt der Kranke im Moment der Berührung der Pleura von außen einen leichten Schmerz an und das Manometer zeigt oft jetzt schon kleine, etwas auf der negativen Seite liegende Oszillationen; die Sonde kann nicht mehr ohne Anwendung von Gewalt über das Niveau der Nadelspitze vorgeschoben werden und die Sondierung ist schmerzhaft.

Die Nadel ist während der ganzen Operation möglichst ruhig in ihrer senkrecht zur Oberfläche gerichteten Lage zu halten, da durch seitliche oder pendelnde Bewegungen Zerreißungen der Gewebe, speziell der Pleura und gefährliche Gefäßeröffnungen erzeugt werden können.

Da jetzt die Aufgabe zu lösen ist, durch ganz geringes, tieferes Eindringen den Pleuraspalt zu erreichen, wird die Nadel zwischen 2 Fingern der einen Hand an der Haut fixiert, während die andere Hand sie unter sanftem Druck vorschiebt, wobei der Kranke oberflächlicher atmen soll. Während all dieser Manipulationen darf man nicht eilen, man muß sich ruhig Zeit lassen, immer kleine Operationspausen einschalten und ruhig beobachtend abwarten. In günstig liegenden Fällen zeigt nun alsbald das Manometer stark negative Ausschläge mit großen Atemamplituden, z. B. — 10 Inspirium, — 6 Exspirium oder — 12 Inspirium, — 4 Exspirium, beim Anhalten des Atems in tiefem Inspirium mit geöffnetem Munde — offener Stimmritze — bleibt der Druck auf dem negativen Niveau (vgl. theoretischer Teil), die Sonde ist frei vorschiebbar, kurz die Nadelspitze befindet sich im freien Pleuraspalte.

Häufig spürt man auch bei tiefen Respirationen ein Kratzen an der Nadelspitze, das durch das Anstreifen der bewegten Lunge erzeugt wird. Es verschwindet, sobald die Lunge kollabiert, kann aber längere Zeit während der Einfüllung von Gas noch gefühlt werden, wenn in der Nähe der Punktionsstelle eine Adhäsion besteht.

Nun wird der Dreiwegehahn auf Sauerstoff gestellt, die Nadel ängstlich fixiert gehalten und der Kranke erhält den Befehl, tief einzuatmen. Man kann nun am Ansteigen des Flüssigkeitsniveaus im Sauerstoffzylinder A deutlich erkennen, wie bei jeder Inspiration eine Menge von ca. 20 ccm Gas in den Pleuraraum aspiriert wird. Das Gas sammelt sich vermöge der Lagerung des Patienten direkt um die Nadelspitze an und sobald ein gewisses Quantum darin ist, wird die Nadel um ca. 2 mm vorgestoßen, damit sicher das ganze Lumen der Nadelöffnung in dem nunmehr vorhandenen Pneumothorax steckt und kein Gas in falsche Schichten gelangen kann. Während dieses Aktes ist das Manometer einzuschalten, welches in den ersten Momenten des Pneumothorax überhaupt nach Aspiration jeder kleinen Portion Gases zu konsultieren ist.

Erst nachdem durch Aspiration aus dem Apparat ein kleiner Pneumothorax entstanden ist und die Nadelspitze vollständig in der Gasblase steckt, kann ohne Gefahr eventuell auch unter positivem Druck weiteres Gas eingelassen werden. Nach jeder Portion von 50 oder höchstens 100 ccm notiert man sich den Druck; aus dem raschen oder langsamen Ansteigen des Manometers und dem Verhalten der Amplituden kann man schon während der Operation weitgehende Schlüsse über die Größe des zu erwartenden Pneumothorax und damit über die Dosierung der ersten Einfüllung ziehen. Man geht nun zum Stickstoff über, indem man die mit diesem Gase beschickte Partie des Apparates einschaltet. Die Quantität des bei der ersten Punktion eingeführten Gases richtet sich nach den an anderer Stelle (S. 58 ff.) genau besprochenen Regeln. Man wird sich auch in Fällen von großem Pneumothorax mit Mengen von 500—600 ccm begnügen. Die Nadel wird nun rasch in möglichst direkter Richtung des Stichkanales herausgezogen, die Stichstelle mit Jod betupft oder mit einem antiseptischen Pulver bestreut und mit einem kleinen Stück Leukoplast oder Zinkpflaster bedeckt. Die Operation ist beendigt.

Ist die Pleura an der Punktionsstelle mehr oder weniger verdickt oder sind ihre beiden Blätter verklebt, so ist die Operation weniger einfach und bedarf allergrößter Vorsicht und Sorgfalt. Man schiebt auch hier unter denselben fixierenden Maßregeln die Nadel um halbe Millimeter vor. Wenn sich keine Manometerausschläge oder nur ganz geringe Oszillationen einstellen, wird von Stufe zu Stufe sondiert, da das Fehlen der charakteristischen Druckverhältnisse ja auf einer Verstopfung der Nadel beruhen kann. Jedesmal ist die Sonde genau auf ihr anhaftendes Blut zu untersuchen, am besten durch Abstreifen an einem sterilen Tupfer. Findet sich Blut an der Sonde oder auch nur an der Sondenspitze, so wird die Punktion an dieser Stelle abgebrochen, weil die mit Blut verunreinigte Nadel keine klaren Manometerbeobachtungen gibt und vor allem wegen der Gefahr der Gasembolie von dem eröffneten Gefäß aus. Aus dem letzteren Grunde empfiehlt es sich auch, während der Sondierung, d. h. solange der Hahn der Nadel geöffnet ist, gar nicht oder nur oberflächlich atmen zu lassen. Tiefe Inspirationen können Ansaugung von Luft durch eine Pleuravene und damit Gasembolie zur Folge haben.

Dringt man auf diese Weise langsam mit der Nadel durch die schwartig veränderte Pleura costalis vor, so wird man schließlich den freien Pleuraspalt erreichen, was sich an den oben geschilderten Manometersymptomen zu erkennen gibt, oder die Nadelspitze kommt ins Lungengewebe. Man darf auch bei 'sehr dicken, knorpelharten Schwarten die Hoffnung nicht aufgeben, kommt es doch vor, daß sich unter 1 bis mehreren Zentimetern dicken Massen noch ein freier Pleuraspalt findet.

Ist eine Verwachsung an der Punktionsstelle vorhanden, so spürt man beim weiteren Vordringen ein plötzliches Nachlassen des Widerstandes, die Sonde kann ohne Mühe oder mit ganz geringem Druck etwas über die Spitze vorgeschoben werden und das Manometer zeigt keine oder die für Lungenparenchym charakteristischen Ausschläge, d. h. Atemschwankungen um eine Mittellage von ± 0. Den sichersten Entscheid, daß man sich in der Lunge befindet, gibt die Parfümprobe, die darin besteht, daß in den Zuleitungsschlauch des Gases etwas Chloroform, Nelkenöl oder eine andere, stark riechende, unschädliche Substanz gebracht wird. Erzeugt man nun einen leichten Sauerstoffstrom, nachdem man sich peinlich davon überzeugt hat, daß die Nadel mit keinem Blutgefäß in Berührung ist, so meldet der Kranke, dessen suggestive Beeinflussung in dieser Richtung zu vermeiden ist, alsbald die Wahrnehmung des betreffenden Parfüms in der Atemluft.

Wer einige Erfahrung hat, wird an den Manometerausschlägen sofort erkennen, daß er in der Lunge ist und wird ohne alle weiteren Experimente abbrechen.

Nach Eindringen der Nadelspitze in die Lunge ist die Operation stets abzubrechen und ein tieferes Einstechen in Gebiete, wo größere Gefäße verlaufen, ist unter allen Umständen ängstlich zu vermeiden, weil dabei tödliche Zufälle eintreten können (JESSEN).

Man merkt sich nun durch Messung die Tiefe, in welcher die Lunge beginnt, um bei einer wiederholten Punktion einen Anhalt zu besitzen. Auch tut man gut, den Kranken darauf aufmerksam zu machen, daß er eventuell einige blutige Sputa produzieren wird, ein Ereignis, das auch nach leichtester Lungenverletzung vorkommen kann.

FORLANINI und auch SAUGMAN empfehlen in Fällen, wo mit bloßem Einstich kein Pleuraspalt zu finden ist, Gas unter Druck in die Pleura einzupressen, nachdem man sich durch Aspiration mit der an der Nadel aufgesetzten Spritze (Ago di sicurezza von FORLANINI, siehe Abb. 25) überzeugt hat, daß die Spitze weder in der Lunge noch in einem Blutgefäß, sondern in luftleerem, dichtem Gewebe steckt. Es ist so möglich, entweder nur physiologisch adhärente Pleurablätter zu trennen, oder leichte Verwachsungen zu lösen. Vor diesem Vorgehen ist wegen der Gefahr der Gasembolie zu warnen und es ist zu bemerken, daß ein freier Pleuraspalt auch ohne diesen Kunstgriff gefunden wird, zum mindesten bei wiederholtem Punktionsversuch, während die lokale Sprengung von Verwachsungen in der Regel nicht zu einem therapeutisch wirksamen Pneumothorax führt.

Hustet der Kranke im Verlaufe der Operation, so ist jeweilen die Verbindung nach dem Stickstoffapparat oder dem Manometer zu unterbrechen, damit dieselben nicht in Unordnung geraten. Im übrigen hat Husten keine Nachteile.

Hat man bei der ersten Punktion einen kleinen, partiellen Pneumothorax erzielt, mit hohen positiven Druckwerten, so wird auf die Stichstelle ein festgerolltes, kleines Knäuel Gaze gelegt und mit kreuzweisen Heftpflasterstreifen stark angedrückt. Dieser einfache Druckverband dient zur Vermeidung von Hautemphysem, das bei den gewöhnlichen Druckwerten nicht vorkommt und auch bei hohem Drucke sehr selten ist.

Im übrigen bedarf der Kranke nach der Operation keiner besonderen Pflege oder Vorsichtsmaßregeln als derjenigen, die schon vor dem Eingriff durch sein Befinden nötig waren.

II. Die Schnittmethode nach Brauer.

Das Brauersche Verfahren geht davon aus, mit möglichster Sicherheit und Übersichtlichkeit unter Vermeidung von Verletzungen der Pleura pulmonalis und der Lunge den Pleuraspalt zu finden und zu öffnen. Im Gegensatz zur Stichmethode stellt sie eine eigentliche chirurgische Operation dar, die alle Einrichtungen und Vorbereitungen einer aseptischen Operation mit Eröffnung einer Körperhöhle erfordert.

Vorbereitungen. Der Kranke ist am Abend vor der Operation oder am Tage selbst zu baden und der Darm ist ausgiebig zu entleeren, damit in der ersten Zeit

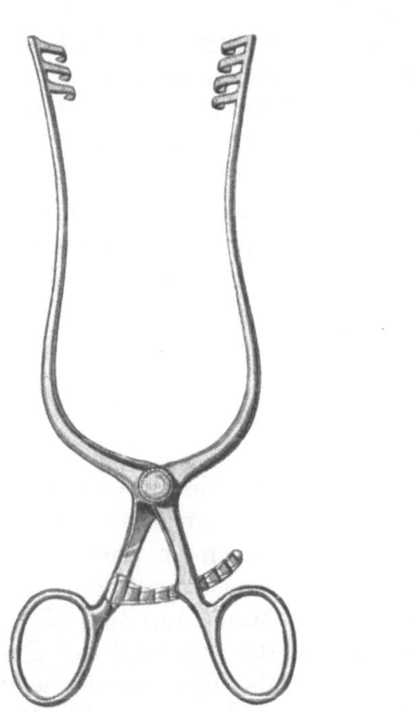

Abb. 22. Feststellbarer Sperrhaken.

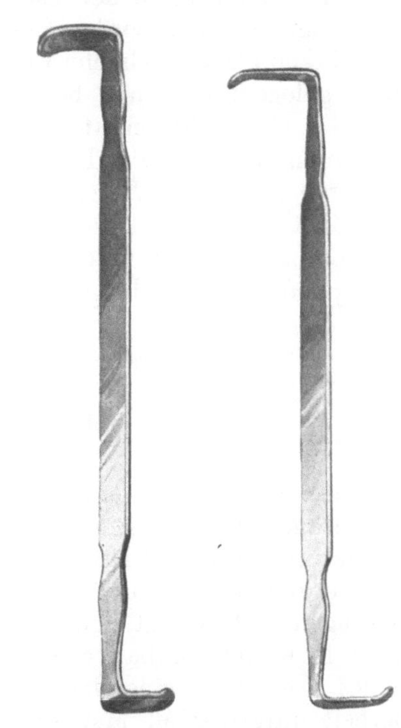

Abb. 23. Brauerscher Interkostalhaken.

nach der Operation womöglich keine Defäkation erfolgt. Bei geschwächtem Herzen ist durch präparatorische Digalengaben eine Besserung des Pulses anzustreben. Er soll einige Stunden vor dem Eingriff nur leichte, flüssige Nahrung genossen haben. Vor der Operation erhält er 0,01—0,02 Morphium oder 0,02—0,03 Pantopon, eventuell mit einem Zusatz von Skopolamin zur Einschränkung der Expektoration. Der Kranke wird auf den Operationstisch gelegt und so gelagert, daß das Operationsgebiet leicht zugänglich ist, wobei auf eine Dehnung und Spreizung des für den Eingriff gewählten Interkostalraumes Rücksicht genommen wird.

Das Operationsgebiet wird nun sorgfältig lokal anästhesiert, die Haut am besten mit $1^0/_0$iger Novokain-Adrenalinlösung, die Muskeln mit $2^0/_0$iger Lösung. Sollte es sich während der Operation zeigen, daß die tiefen Schichten, namentlich die Interkostalmuskeln nicht ganz empfindungslos sind, so ist die Anästhesierung an diesen Stellen zu ergänzen.

An der bestimmten Stelle wird nun im Interkostalraum, genau zwischen 2 Rippen und parallel zu ihnen laufend ein Hautschnitt gemacht, der bei sehr dünner Thoraxwand 4 cm lang sein kann, bei dicken Weichteilen 6—8 cm lang gehalten wird. Unterhautfettgewebe, Fasern, Muskeln werden durchtrennt, letztere können oft stumpf in der Richtung ihres Verlaufes auseinander präpariert werden. Die Blutung ist meistens sehr gering, sie muß aber sorgfältig gestillt werden. Es wird nun so weit chirurgisch präpariert, bis man die beiden Rippen mit den zwischen ihnen liegenden Interkostalmuskeln klar vor sich sieht. Durch chirurgische Haken oder einfacher durch einen feststellbaren Sperrhaken (Abb. 22) werden Haut und Weichteile auseinandergehalten. Die Interkostalfaszie wird eingeschnitten.

Für die Durchtrennung der Interkostalmuskeln, die der Pleuraschicht aufliegen und bei verschiedenen Individuen und an verschiedenen Körperstellen in ihrer Dicke stark differieren, ist zur Vermeidung von Verletzungen der Pleura costalis eine besondere Technik nötig. Man benützt am besten die von BRAUER angegebenen Interkostalhaken (Abb. 23), welche man stumpf in die Muskeln eindringen läßt und mit denen man sie in der Richtung des Interkostalraumes auseinanderdrängt.

Bei einiger Vorsicht wird auch eine normale Pleura so nicht verletzt, das stumpfe Ende der Haken gleitet vielmehr auf der Pleura wie auf einer glatten Fläche. Immerhin wurde gelegentlich schon bei diesem Akt die Pleura eingerissen. Zwischen den Enden beider Haken bekommt man nun die Außenfläche der Pleura costalis zu Gesicht, die man sich, falls die Brustwand sehr dick, resp. die Operationsöffnung sehr tief ist, durch künstliche Beleuchtung deutlicher machen kann.

Eine unverdickte Pleura erscheint als bläuliche, leicht glänzende, durchsichtige Membran, durch welche man deutlich die Läppchenzeichnung der Lunge und die Pigmentflecke der Lungenoberfläche erkennen kann. Bei tiefen Respirationen

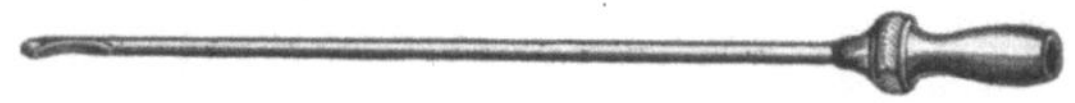

Abb. 24. SALOMONsche Kanüle.

huschen diese Gebilde auf und ab, und die vorliegende Pleura wird im Inspirium leicht eingezogen, im Exspirium leicht vorgewölbt. Eine verdickte Pleura erscheint weißlich, fettglänzend und läßt die Lungenzeichnung nur noch undeutlich oder bei stärkerer Verdickung gar nicht mehr erkennen. Sie ist meist nach dem Thoraxlumen hin eingezogen und bewegt sich respiratorisch nicht. Man kann sich also durch die Inspektion in weitem Maße Rechenschaft geben über den Zustand der Pleura. Bezüglich des Vorhandenseins eines freien Pleuraspaltes ist man jedoch weitgehender Unsicherheit unterworfen. Man kann deutliche, wenn auch beschränkte Bewegungen der Lungenzeichnung wahrnehmen in Teilen, wo ziemlich engmaschige Verwachsungen das Zustandekommen eines Pneumothorax absolut verhindern. Anderseits kann man hinter einer völlig opaken, harten Pleuraschwarte einen offenen Spalt treffen, wie wir dies schon früher angeführt haben.

Nachdem nochmals alle Blutung sorgfältig gestillt ist, wird nun die Pleura stumpf eröffnet mit der SALOMONschen Kanüle (Abb. 24), die für ein seidenes Ureterenkatheter durchgängig ist und am hinteren Ende eine Olive zur Aufstülpung des Gasschlauches trägt.

Die Kanüle wird nicht senkrecht, sondern in spitzem Winkel zur Pleura aufgesetzt und mit leicht drückenden, drehenden Bewegungen vorgedrängt. Bei dünner oder mäßig verdickter Pleura fällt man leicht in den freien Spalt und die Lunge wird durch das stumpfe Instrument ohne Schaden abgedrängt. In Fällen, die mit Bestimmtheit einen freien Pleuraspalt erwarten lassen, kann man auf die Freilegung der Pleura verzichten und mit der Kanüle stumpf durch Interkostalraum und Pleura dringen. Im Moment der Perforation hört man ein zischendes Geräusch, die atmosphärische Luft dringt bei der Inspiration in den eröffneten Pleuraspalt. Um die Entstehung eines großen Pneumothorax in diesem Moment zu verhindern, wird nun mit feuchten Tupfern um die Salomonsche Kanüle herum abgedichtet und die hintere Öffnung des Instrumentes mit dem Finger geschlossen. Bestehen noch Zweifel über die Lage der Kanüle, so kann mit dem Seidenkatheter durch sie hindurch der Pleuraspalt sondiert werden. Läßt sich das feine Katheter beliebig vorschieben, so ist man sicher im Pleuraraum. Jetzt wird die Kanüle durch Aufstülpen des Schlauches mit dem Stickstoffapparat in Verbindung gebracht, und die Einfüllungen von Stickstoff unter manometrischer Kontrolle vollzogen. Bei Husten während des operativen Eingriffes ist die Wunde mit feuchten Tupfern gut zu komprimieren und die Verbindung nach dem Apparat durch entsprechende Hahnstellung oder Abklemmen des Schlauches zu unterbrechen. Möglichste Vermeidung von Husten durch Kodein ist bei der Schnittmethode angebracht.

Bezüglich des Stickstoffapparates und seiner Behandlung gilt das unter Stichmethode Gesagte. Brauer selbst benützt einen aus zwei beweglichen Flaschen und einem ebenfalls beweglichen Quecksilbermanometer bestehenden Apparat, der sich nicht prinzipiell, nur praktisch von dem auf einem Brett montierten unterscheidet. Die Benützung des einen oder anderen Instrumentariums berührt das Prinzip des Brauerschen Schnittverfahrens nicht, nur verlangt Brauer, daß das Gas auf Körpertemperatur erwärmt wird.

Da man es mit einer Pleurawunde von einigen Millimetern Durchmesser zu tun hat, ist der exakten Schließung der Wunde ganz besondere Aufmerksamkeit zu schenken. Am wichtigsten ist dabei eine sorgfältige Vernähung der Interkostalmuskeln, da nur durch direkte Deckung des Pleuraloches mit Muskeln ein Emphysem vermieden oder wenigstens beschränkt werden kann. Eine Vernähung der Pleura selbst ist wegen ihrer Zerreißlichkeit unmöglich und soll nie versucht werden. Die Katgutnähte werden am besten schon durch die Muskeln gelegt, solange die Salomonsche Kanüle noch in der Pleura steckt und werden nur lose angezogen. Im Moment der Herausnahme der Kanüle nach Beendigung der Stickstoffeinfüllung werden sie dann sofort fest geschlossen und geknüpft. Nur so ist es möglich, ein gröberes Entweichen von Gas aus dem Pneumothorax nach Entfernung der Kanüle zu verhindern und in Fällen von abgesackter Gasblase mit positivem Druck ist diese Maßregel zur Aufrechterhaltung des Pneumothorax direkt notwendig.

Bei sehr abgezehrten Kranken kann die Vernähung der atrophischen, sehnig veränderten und brüchigen Interkostalmuskeln unmöglich sein. Ebenso ist in der Nähe des Sternums und der Wirbelsäule schon unter normalen Verhältnissen die Muskellage der Interkostales sehr dünn. In diesen Fällen kann man kleinere Partien der großen Muskeln, Pektoralis, Serratus etc. zur Deckung mitbenützen, indem man sie mit den Interkostalmuskeln vernäht. Alle diese tiefen Nähte werden mit Jodkatgut ausgeführt. Nachher erfolgt Toilette der Wunde, Vernähung der großen Muskeln und Faszien mit Katgut und Schluß der Hautwunde mit Seide oder Wundklammern. Auf eine exakte Vernähung aller Schichten ist trotz der Kleinheit der Wunde großer Wert zu legen, und die Einbringung eines Drains in die Wunde ist zu unterlassen, beides, um das Zustandekommen einer Thoraxfistel zu vermeiden. Die Wunde wird mit Vioformgaze bedeckt, auf welche ein Knäuel steriler Gaze kommt, die durch straff gespannte Heftpflasterstreifen eine energische Kompression auf den operierten Interkostalraum ausüben sollen. Auch diese Maßregel dient zur Verhütung von Emphysem.

Ist die Pleura parietalis stärker schwartig verändert oder besteht überhaupt kein freier Pleuraspalt, so gestaltet sich das Suchen mit der Salomonschen Kanüle schwieriger. Man wird in gleicher Weise, wie oben geschildert, durch tastende, stumpf bohrende Bewegungen tiefer zu kommen trachten. Wird das Sondenende freier beweglich, so ist mit dem Seidenkatheter zu untersuchen, ob ein freier Raum vorhanden ist. Die Kanüle kann sich an verschiedenen falschen Orten befinden, zwischen der ebenfalls oft verdickten Fascia endothoracica und der Pleura costalis, in gröberen Taschen der Pleuraschwarten oder in von Verklebungen umgebenen Nischen des eigentlichen Pleuraspaltes. Unter Umständen kann man in diesen Fällen mit der Kanüle Verwachsungen lösen. An allen diesen Stellen läßt sich das Katheter nicht oder nur ganz wenig vorschieben, der Druck ist leicht negativ oder 0 mit geringen Amplituden und bei Einführung von Gas steigt er sehr hoch an, um rasch und staffelförmig abzusinken.

Für die Lage zwischen Fascia endothoracica und Pleura ist es charakteristisch, daß bei wiederholter Einführung von Gasmengen alsbald Emphysem in der Supraklavikulargrube auftreten kann. Bei reinem Schwartenemphysem wird man wegen Schmerzhaftigkeit bald an eine Grenze der Einfüllungsversuche gelangen, wogegen in echten Pleurataschen entweder die Druckverhältnisse nach den kleinen zunächst sukzessive eingeführten Gasmengen gleich bleiben oder auf eine schrittweise Vergrößerung des Pneumothorax hindeuten. Es gibt jedoch Fälle, in welchen im Momente der Operation die Differentialdiagnose zwischen den erwähnten drei Möglichkeiten nicht gemacht werden kann.

Findet die Kanüle beim Vordringen nach einer Seite keinen freien Raum, dann ist von der gleichen Stelle aus nach anderen Richtungen hin der Versuch zu wiederholen. Bei einigermaßen breiten Interkostalräumen kann man mit der Kanüle nach allen vier Richtungen bohren, während enge Interkostalräume den Versuch auf die Richtungen des Rippenverlaufes beschränken. Man hat stets große Vorsicht anzuwenden und von Stufe zu Stufe zu sondieren, da auch das stumpfe Instrument die Lunge verletzen und in sie eindringen kann. Dies ist ganz besonders dann der Fall, wenn im Operationsgebiet dünnwandige, der Oberfläche anliegende Kavernen vorhanden sind. Manometer und Parfümprobe geben sichere Auskunft über das Ereignis, das Katheter kann ein weniges über die Kanülenspitze vorgeschoben werden. Es sind auch Fälle von Gasembolie bei der Schnittoperation beschrieben (ARNSPERGER). Kleine Perforationen der an der Brustwand adhärenten Lunge heilen übrigens bei richtigem Verschluß der Wunde glatt, gröbere Verletzungen können durch progredientes Emphysem und Infektion der Wunde gefährlich werden.

Oft kann man an Mitbewegungen, welche die in der Pleura vorgebohrte Kanüle bei den Atembewegungen macht, die ausgedehnten Verwachsungen diagnostizieren. Sie führt schaukelnde Bewegungen aus, welche die äußere Öffnung in der Pleura als Drehpunkt haben. Beim Inspirium wird die Spitze der Kanüle durch die verwachsene Lunge in die Höhe gezogen, das äußere Ende derselben pendelt nach unten und umgekehrt. Ähnliche Bewegungen führt auch bei der Punktionsmethode die Nadel aus, wenn sie in starren Verwachsungen steckt.

In allen Fällen, wo die Kanüle nicht im freien Pleuraspalt oder wenigstens in erweiterungsfähigen Pleurataschen liegt, ist die Operation abzubrechen, die Kanüle zu entfernen und die Wunde zu schließen. Ist kein Gas eingefüllt und die Lunge nicht verletzt worden, so ist eine Vernähung der Interkostalmuskeln überflüssig.

Während der Operation muß Puls, Atmung und Allgemeinbefinden des Kranken genau kontrolliert und bei Schwächezuständen Kampfer subkutan oder analeptische Mittel innerlich durch ein Trinkrohr gegeben werden. Der Puls ist öfter beschleunigt, es kommt aber vor, daß er durch Vagusreizung enorm verlangsamt wird und 40 bis 50 (SPENGLER), ja nur 30 bis 40 in der Minute beträgt. Dieser Vaguspuls kann auch stundenlang nach der Operation bestehen und hat nichts Beängstigendes. Er scheint namentlich bei linksseitigem Pneumothorax vorzukommen.

Die Nachbehandlung hat vor allem darauf Rücksicht zu nehmen, daß beim Husten und Pressen durch die offene Pleurawunde kein Gas in die Gewebe der Thoraxwand, speziell in das wenig Widerstand bietende Unterhautzellgewebe gepreßt werden kann. Die Pleurawunde schließt sich rasch und kann nach den Erfahrungen am

Emphysem und nach einzelnen Beobachtungen bei Sektionen 1 bis 3 Tage nach Pleuraperforation je nach der Größe der Öffnung als verheilt betrachtet werden. In dieser Zeit hat der Kranke Husten und stärkeres Pressen zu vermeiden, durch Opiate ist der Hustenreiz zu mildern, der Stuhlgang anzuhalten oder, wo dies nicht tunlich erscheint, durch Klysmen zu erleichtern. Man kann besonders bei der Defäkation in den ersten Tagen nach der Operation mächtiges Emphysem entstehen sehen. Da die Expektoration meistens sofort durch den Lungenkollaps erhöht ist, muß beim Räuspern und Husten die operierte Stelle durch eine Pflegeperson durch sanften Druck mit der flachen Hand gestützt werden. Meistens hat auch die Morphium-Skopolamin-Narkose eine schwächende Nachwirkung auf die in reduziertem Kräftezustand stehenden Kranken, der Wundschmerz, die erschwerte Expektoration und gelegentliche Dyspnoe machen daher eine sorgfältige Pflege und Überwachung in den nächsten Tagen nach der Operation nötig.

Am einfachsten gestaltet sich die Anlegung eines Pneumothorax von einem schon vorhandenen kleineren oder größeren Exsudat aus. Man setzt in diesem Falle hinten auf die SAUGMAN-Nadel eine Rekordspritze, öffnet den Hahn und klemmt den Gasschlauch dicht an der Nadel ab. Man sticht ein, überzeugt sich durch Aspiration mit der Spritze, daß die Nadelspitze im Exsudat liegt, schließt nun den Hahn der Nadel und läßt Gas einfließen. Beobachtungen des Manometers ergeben, solange die Nadel sich im Exsudat befindet oder solange sie mit Flüssigkeit gefüllt ist, keine sicheren Ausschläge. Das Einströmen von Gas durch das Exsudat gibt sich alsbald durch das Geräusch des Springens dichter Blasen, das auf Distanz zu vernehmen ist, kund. Man läßt am besten so viel Stickstoff einfließen, bis das Exsudat in dem weiter werdenden Pleuraraum heruntergesunken ist und die Nadel im Pneumothorax steckt, also deutliche Druckschwankungen zeigt. Zwischen Aspiration der Flüssigkeit mit der Spritze und Gaszufuhr darf

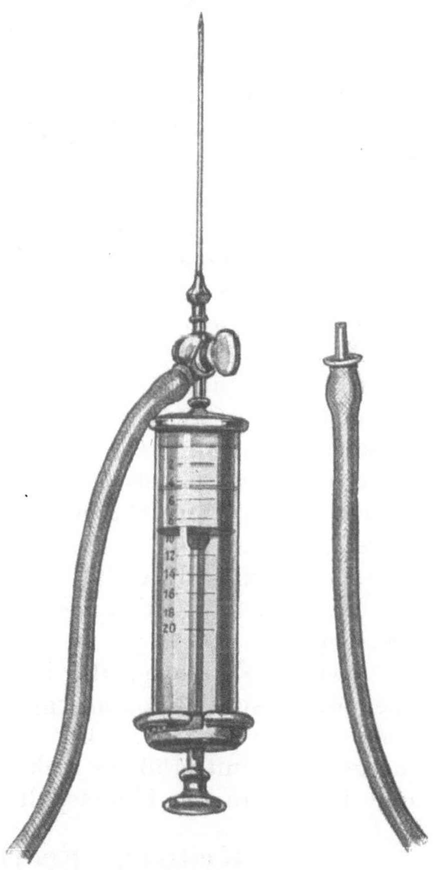

Abb. 25. Ago di sicurezza nach FORLANINI.

man keine längere Zeit verstreichen lassen, da visköse Exsudate in der Nadel rasch koagulieren können. Auch ist die Nadel genau fixiert zu halten, weil die Exsudatschicht oft dünn ist. Sehr gut eignet sich zur Erstpunktion vom Exsudat aus das von FORLANINI unter dem Namen Sicherheitsspritze (ago di sicurezza) angegebene Instrument (Abb. 25).

Andere Modifikationen der Operationsmethode.

MURPHY durchsticht nur die Haut mit dem Lanzettemesser und dringt mit einem scharfen Troikart von da durch die Muskeln in die Tiefe bis gegen die Pleura, die dann mit der vom Stilett befreiten Kanüle durchbohrt wird. Das Eintreten von Gas zeigt die Eröffnung des Pleuraspaltes an.

SCHMIDT durchbohrt alle Schichten bis zur Pleura mit einer spitzen, ziemlich weiten, kurzen Kanüle, die durch eine Metallscheibe an zu tiefem Vordringen gehindert wird. Durch die Kanüle wird eine stumpfe, mit seitlichem Fenster versehene

Hohlsonde vorgestoßen und damit, ganz ähnlich wie bei BRAUERs Methode, die Pleura stumpf perforiert.

Ein ganz ähnliches Instrument benützen Küss und P. COURMONT, nur wird bei Küss zunächst ein schneidendes Stilett in die Hülse geschoben und das stumpfe Stilett hat nicht die Form einer Kanüle, sondern einer Sonde mit seitlicher Rinne, welche das Spielen des Manometers gestattet.

FEILBERG, WÜRTZEN und KJER PETERSEN, sowie DENEKE benützen zur Erstpunktion Nadeln, die nicht an der Spitze perforiert, sondern mit einem seitlichen Fenster versehen sind. DENEKE durchtrennt überdies die Haut mit einem FRANKschen Skalpell. Die seitliche Öffnung der Nadel bietet den einen Vorteil, daß man nicht so leicht mit dem Nadellumen in ein Lungengefäß fällt, hat aber den Nachteil, daß man tiefer eindringen muß, um die Öffnung mit dem Pleuraspalt in Berührung zu bringen und daß somit bei verwachsenen Pleurablättern Lungenverletzungen fast unvermeidlich sind. Ferner läßt sich das Stilett nicht zum Reinigen der Öffnung auswechseln und vor allem nicht als Explorativsonde verwenden, die Manometerablesungen sind also unsicher und man weiß nicht so genau, in welcher Tiefe die Spitze steckt.

HOLMGREN hat für Fälle, in denen mehrere Punktionsversuche keinen freien Pleuraspalt finden ließen, die Einpressung von physiologischer Kochsalzlösung in den Pleuraspalt empfohlen. Da in diesen Fällen keine Kriterien sicher dafür sprechen, daß die Nadelspitze in den Pleuren steckt, ist ein Eindringen der Flüssigkeit in das epi- und subfasziale Gewebe, in die Lunge oder in Blutgefäße möglich. Die physiologische Lösung wird als indifferent aber gut ertragen. Gelingt die Sprengung der Pleurablätter vermittels der Lösung, so wird von dem so entstandenen Hydrothorax aus die Therapie mit Gas weitergeleitet. Das Vorgehen von HOLMGREN ist hübsch ausgedacht, hat aber nur einen äußerst kleinen Wirkungsbereich, da ein zu erfolgreichem Pneumothorax führender freier Pleuraspalt in der Regel ohne die Einpressung von Flüssigkeit gefunden werden kann. Die von ihm mitgeteilten Fälle sind nicht überzeugend.

BANGS Vorschlag, die Manometerbewegungen durch einen Schreibhebel auf einer MAREYschen Trommel aufzeichnen zu lassen, wie im physiologischen Experiment, ist sehr beachtenswert. Diese Art der Beobachtung gibt viel feinere Details und gestattet mit größerer Sicherheit zu entscheiden, ob sich die Nadelspitze außerhalb der Pleura, im Pleuraspalt oder in der Lunge befindet.

Kritische Erörterungen über die Methoden der Pneumothoraxoperation.

Der Zweck der Erstpunktion ist es, einen, wenn auch kleinen, geschlossenen, aseptischen Pneumothorax zu schaffen, der später ohne Schwierigkeiten die Bildung eines therapeutisch wirksamen großen Pneumothorax durch einfache Punktion und weitere Gaseinfüllungen gestattet. Die erste Operation soll dieses Ziel mit möglichster Sicherheit unter Schonung des Kranken und mit Vermeidung ernster Gefahren erreichen.

BRAUER hat sein Schnittverfahren ausgearbeitet mit dem Plane, eine klare chirurgische Methode zu schaffen, die ohne Verletzung der Lungenpleura und der Lunge und ohne die Gefahr der Gasembolie den Pleuraspalt sicher auffinden läßt. Von diesem Standpunkte aus nimmt er scharf Stellung gegen alle Verfahren, welche durch bloße Punktion den Pleuraspalt aufsuchen und die obigen Gefahren nicht ausschließen. Da die Diskussion über das operative Vorgehen noch nicht geschlossen ist, die Großzahl der den Pneumothorax ausübenden Therapeuten allerdings in Italien von jeher und in den letzten Jahren zunehmend auch in Deutschland, Rußland, Frankreich, Amerika und der Schweiz die Stichmethode oder das A. SCHMIDTsche Verfahren verwendet, soll an dieser Stelle die Streitfrage kurz beleuchtet werden.

Die Stichmethode hat vor dem Schnittverfahren unzweifelhaft große Vorzüge. Sie ist vor allem für den Kranken ungleich viel schonender, indem sie für ihn kaum eine Unterbrechung der bisherigen Kur bedeutet und weder während noch nach dem Eingriff mit nennenswerten Schmerzen oder Unbequemlichkeit verbunden ist. Der Eingriff kann im Krankenzimmer, im gewöhnlichen Bett ausgeführt werden. Demgegenüber bedingt das Schnittverfahren eine richtige chirurgische Operation, die größere Vorbereitungen und den ganzen aseptischen Apparat erfordert und schon dadurch auf viele der doch suggestiblen und psychisch labilen Kranken erregend wirkt. Die Gefahr einer Pleurainfektion ist beim Schnittverfahren erhöht. KOENIGER konnte zeigen, daß die Verletzung der Pleura die Ursache der postoperativen Pleuraergüsse ist. Die Operation selbst wird zwar meistens ohne bleibenden Schaden ertragen, wenn auch die vorübergehende Schwächung durch die Anästhetika, die Wundschmerzen, die erschwerte Expektoration, das oft nicht zu vermeidende Emphysem, unverkennbar ist. Der Eingriff ist nie ganz schmerzlos zu gestalten und in Fällen von derber Pleura mit Adhäsionen ist das Suchen nach einer freien Stelle stets mit größeren Schmerzen verbunden, da sich die Pleura costalis nicht in größerem Umfange sicher anästhesieren läßt. Es gibt aber auch Fälle, die durch die Operation und ihre Folgen allein dauernd geschädigt werden und das ist ja verständlich, wenn man bedenkt, daß es sich um Kranke handelt, die eventuell schon monatelang zur Entfieberung und Ruhigstellung der Lunge alle gröberen Bewegungen und Anstrengungen vermieden hatten. Der Eingriff kann bei solchen Kranken eine ähnliche Wirkung haben wie ein unerlaubter Exzeß.

Die Stichmethode bietet zweifellos den großen Vorteil der genaueren Dosierung der Ersteinfüllung. Es drängt bei ihr keine atmosphärische Luft in unkontrollierbarer Weise in die Pleura ein und nur die genau mit dem Apparat abgemessene Menge bildet den Pneumothorax. Dies ist sehr wichtig. Je größer die erste Einfüllung ist, um so mehr treten die vom natürlichen, spontanen Pneumothorax her bekannten Erscheinungen, Dyspnoe, Kollaps auf und es ist zur Schonung des Kranken nötig, die Ersteinfüllung möglichst genau zu beschränken. Bei der Schnittmethode ist dies wegen des Eintrittes von Luft bei der Sprengung der Pleura und wegen des gelegentlichen Austrittes von Gas während und nach der Operation (Emphysem) nicht möglich.

Sollte die Indikation nicht ganz richtig gestellt sein, so kann daher eine Schnittoperation viel eher schaden als eine Punktion.

Wenn auch die Vernähung der Interkostalmuskeln das Emphysem meistens verhindert, ein sicheres Mittel stellt sie in keinem Falle dar. Als sehr wichtig und wertvoll ist es ferner zu bezeichnen, daß die Stichoperation in der gleichen Sitzung oder an aufeinander folgenden Tagen an verschiedenen Stellen des Thorax wiederholt werden kann und sich so die Möglichkeit bietet, die Thoraxoberfläche nach freien Stellen abzusuchen. Man kann so mit aller wünschbaren Sicherheit den Zustand der Pleura an den verschiedenen Orten feststellen. Das Schnittverfahren gestattet wohl, von der einzelnen Öffnung aus in einem größeren Umkreis die Pleura abzusuchen, die Operation besitzt einen größeren Aktionsradius. Sie kann aber im Falle des Versagens erst nach völliger Wundheilung an anderer Stelle wiederholt werden und aus den früher angeführten Gründen wird man einen Phthisiker nicht mehr als zwei- höchstens dreimal der Operation aussetzen können. Damit sind aber unter Umständen die Möglichkeiten noch nicht erschöpft.

Was die Sicherheit in bezug auf die Auffindung des Pleuraspaltes anbetrifft, so steht die Stichmethode dem BRAUERschen Verfahren nicht nach. In Fällen von freiem Pleuraspalt gelingt der Pneumothorax in der Regel sofort beim ersten Einstich. Findet man bei wiederholten Einstichen an verschiedenen Stellen nirgends die für freien Pleuraspalt charakteristischen Manometerausschläge, so fällt, wie mehrfache Versuche sicher ergeben haben, auch die Schnittmethode negativ aus. Anderseits gibt es Fälle mit freiem Pleuraspalt, aber sehr verdickter Pleura parietalis, in denen das stumpfe Vorgehen unsicher, die Punktion dagegen sofort erfolgreich ist.

SAUGMAN hat in vier negativen Punktionsfällen nach BRAUER operiert, auch
ohne Erfolg. In einem Fall von WEISS, nach BRAUER operiert, gelang der Pneumothorax nicht. Nachher bildete sich spontan ein kleines Exsudat, von dem aus eine
große Gasblase erzielt werden konnte.

Es ist daher vor allem zu untersuchen, wie es sich mit den beiden Gefahren
der Lungenverletzung und der Gasembolie verhält.

In Fällen von Punktion an Stellen adhärenter Pleura ist eine Verletzung der
oberflächlichsten Lungenpartien durch die Nadelspitze unvermeidlich, wenn man
nicht auf eine erschöpfende Auskunft über den Zustand der Pleura verzichten will.
Diese feinen Stichverletzungen sind aber bei richtiger Technik, die gröbere Gewebszerreißung vermeidet, ganz harmlos, heilen rascher als die gelegentlich erzeugten
stumpfen Lungenverletzungen mit der SALOMONschen Kanüle und haben weder
Infektion der schwartigen Pleura noch Emphysem zur Folge. In dem von BRAUER
mitgeteilten Falle, dem ähnliche Ereignisse nach der Schnittmethode zur Seite gestellt
werden könnten, war öfters in unnötiger Weise an der gleichen Stelle punktiert worden.

Bei offenem Pleuraspalt werden Verletzungen der Lunge selbst durch richtige
Wahl einer nicht zu spitzen Nadel und vorsichtige Punktion vermieden, dagegen
wird, was FORLANINI mit Unrecht bestreitet, die Pleura pulmonalis häufig angeritzt. Man kann sich im Tierexperiment (BRAUER) leicht anatomisch davon überzeugen, und das leicht kratzende, streifende Gefühl an der Nadel beweist dies klinisch.
Diese Pleuraverletzungen sind aber ohne schädliche Folgen, sie verheilen offenbar
sehr rasch und der im Anschluß an die Punktion eintretende Lungenkollaps begünstigt
ihre sofortige Verklebung. Das theoretisch mögliche Übergreifen der Krankheit
von der Lunge auf die Pleura an der Stelle dieser Verletzungen, die Pleuritis sicca
und exsudativa wird nach der Stichmethode im Durchschnitt nicht häufiger und
nicht früher beobachtet als nach der Schnittmethode. Auch HOLMGREN, SAUG
MAN und BEGTRUP HANSEN haben außer blutig tingiertem Sputum keine Schädigungen gesehen, die auf die Verletzungen der Lunge bei der Erstpunktion zu beziehen wären. Auch bei stumpfer Sprengung der Pleura parietalis sind leichte Läsionen des zarten Lungenfells und Quetschungen des Lungenparenchyms nicht ausgeschlossen, was sich daraus ergibt, daß der Kranke nach gelungener Operation
gelegentlich einige blutige Sputa produziert.

Sollte durch eine zu spitze Nadel oder durch zu rasches Einstechen, also durch
fehlerhafte Technik die Lunge selbst angespießt worden sein, so wird diese haarfeine Öffnung durch den folgenden Kollaps auch dann sofort geschlossen, wenn eine
Stelle getroffen wurde, die ihre Elastizität weitgehend eingebüßt hat. Fälle, in denen
durch Lungenverletzung während der Operation ein nach innen offener, dem natürlichen analoger Pneumothorax entstand, sind nicht mitgeteilt.

Die geschilderte Technik des Stichverfahrens nimmt ganz besondere Rücksicht
auf die ihr zur Last gelegte Gefahr der arteriellen Gasembolie, die nur dann zustande kommen kann, wenn Gas in genügender Menge in eine Vene des kleinen Kreislaufes kommt. Nach den Untersuchungen von BRAUER kann in Lungenvenen,
die sich in infiltriertem Lungengewebe befinden, im Inspirium gewissermaßen eine
Ansaugung stattfinden. Es herrscht in ihnen und ihrer nächsten Umgebung negativer, d. h. Unteratmosphärendruck. Es ist hiermit die Möglichkeit gegeben, daß
beim Eindringen der Nadelspitze in eine Vene der Lunge im Inspirium aus Nadel
und Schlauch so viel Gas in die Blutbahn angesaugt wird, daß eine schwere, selbst
tödliche Gasembolie im Gehirn entsteht. Herrscht im Stickstoffapparat positiver
Druck, so ist ein Übertritt von Gas auch im Atemstillstand oder im Exspirium möglich. Um diese Gefahren zu umgehen, hat die Punktionsmethode auf folgende Punkte
zu achten, die hier nochmals scharf herausgehoben seien:

1. Im Gasapparat herrscht während der Einführung überall Atmosphärendruck.

2. Während des stoßweisen Vordringens der Nadel atmet der Patient nicht oder nur oberflächlich.

3. Zeigt sich Blut an der Sonde oder steigt das Manometer infolge Eindringens von Blut in die Nadel langsam an, so ist die Punktion abzubrechen.

4. Wenn bei einem Erstpunktionsversuch ein Gefäß angestochen worden ist, sind in der gleichen Sitzung keine weiteren Punktionen erlaubt.

5. Der Kranke darf nur dann durch tiefe Aspirationen Gas in die Pleura ansaugen, wenn das Manometer klar die für freien Pleuraspalt charakteristischen Ausschläge zeigt. Jedes Ansaugenlassen oder gar Einpressen von Gas unter anderen Bedingungen ist unstatthaft.

6. Positiver Druck im Apparat darf erst erzeugt werden, wenn die Nadelspitze sicher im freien Pleuraraum steht, ein Pneumothorax also durch freiwilliges Ansaugen schon erzeugt ist.

Trotz dieser Vorsichtsmaßregeln muß zugegeben werden, daß durch ungeeignetes Verhalten des Kranken in den kritischen Momenten oder durch unglücklichen Zufall die Eröffnung eines Gefäßes während der Inspiration oder die Aspiration von Gas aus dem beginnenden Pneumothorax durch ein vorher angestochenes Gefäß nicht absolut auszuschließen ist. Aus diesem Grunde empfiehlt es sich, die Erstpunktion nicht mit Stickstoff, sondern mit reinem Sauerstoff vorzunehmen (vgl. Kapitel Gasembolie). Die Erfahrungen der Praxis lehren, daß solche unglückliche Zufälle nicht nur bei den Erstpunktionen, sondern ganz besonders auch bei den Nachfüllungen nicht mit absoluter Sicherheit ausgeschlossen werden können. Von den in der Literatur bekannt gegebenen und auch sonst unter den Lungenärzten besprochenen Fällen von schwerer oder tödlicher Gasembolie hat sich die Großzahl nicht bei Erstpunktionen, sondern bei Nachfüllungen ereignet, und es kann nicht dringend genug empfohlen werden, bei Nachfüllungen unter zweifelhaften oder unklaren Verhältnissen nach allen bei der Erstpunktion gegebenen Vorsichtsmaßregeln zu verfahren. Fälle von tödlicher Gasembolie bei einer mit allen Kautelen gehandhabten Erstpunktionstechnik sind bisher nicht mitgeteilt worden.

Es ergibt sich mithin, daß das Punktionsverfahren bei richtiger Beachtung aller Vorsichtsmaßregeln als nahezu gefahrlos bezeichnet werden kann. Der gute Erfolg hängt bei ihm von der gleichzeitigen Einhaltung einer größeren Anzahl an sich kleiner, zum Teil subtiler Maßnahmen ab und es ist durchaus nötig, daß sich der Operateur mit allen diesen Dingen absolut vertraut macht, daß er sie während der Operation vollständig und in jedem Momente beherrscht und daß er über die richtige Ruhe und Geistesgegenwart verfügt, um in jedem Moment das Nötige zu tun. Es ist aus diesen Gründen zu verlangen, daß die Punktionstechnik und Manometerbeurteilung zuerst an zahlreichen Tierversuchen und an Nachfüllungen geübt und die Gelegenheit gesucht werde, das Verfahren bei einem erprobten Pneumothoraxoperateur zu sehen. Vor der Vornahme von Erstpunktionen durch Unerfahrene kann nicht genügend gewarnt werden.

Wer nicht über die erwähnten Vorstudien verfügt und keine Gelegenheit zu denselben hat, bedient sich besser des Schnittverfahrens. Es ist besser, dem Patienten die Unbequemlichkeit der Operation zuzumuten, als ihn der Gefahr einer Gasembolie auszusetzen. Ebenso empfiehlt es sich, an Kranken, die aus Nervosität nicht ruhig liegen können oder auf deren strikten Gehorsam während der Operation man nicht rechnen kann oder deren geistiges Niveau wie gelegentlich bei Kindern ein feines Zusammenarbeiten mit dem Operateur nicht erwarten läßt, die Stichmethode aus leicht ableitbaren Gründen nicht anzuwenden. Auch in Fällen, wo man von vornherein Verwachsungen zu erwarten hat, kann es sich empfehlen, nach BRAUER zu operieren. Andere spezielle Indikationen für das eine oder andere Verfahren gibt es nicht.

Wahl der Operationsstelle.

Es ist für den Erfolg sehr wichtig, die Operationsstelle nach genauer Untersuchung und Abwägung aller Momente richtig auszuwählen. Dabei fallen zwei Gesichtspunkte vor allem in Betracht:

1. Die Stelle ist so zu wählen, daß die Vermutung für einen nicht verwachsenen Pleuraspalt spricht.

2. Die Lunge soll an der Operationsstelle möglichst gesund resp. möglichst frei von schweren Läsionen sein.

Die beiden Forderungen fallen insofern zum Teil zusammen, als alte schwere, namentlich kavernöse Lungenveränderungen mit festen Verwachsungen der Pleurablätter in ihrer Nähe verknüpft sind.

Für die Entscheidung der Frage nach dem freien Pleuraspalt stehen verschiedene Untersuchungsmethoden zu Gebote, von denen aber keine eine absolut sichere Entscheidung gibt. Wenn es möglich wäre, eine vollständige Synechie der Pleurablätter mit Sicherheit zu diagnostizieren, so würden solche Fälle für den Versuch des künstlichen Pneumothorax kontraindiziert sein. Diese Kontraindikation läßt sich aber, wie gesagt, nur theoretisch aufstellen. Ein Operationsversuch ist das einzig sichere Mittel zur Entscheidung der Frage nach dem freien Pleuraspalt; er ist also immer, wenn die übrigen Indikationen gegeben sind, berechtigt, auch wenn alle physikalischen Untersuchungsmethoden scheinbar gegen ihn sprechen.

Eine völlig freie Pleura findet man höchstens bei disseminierten, frischen Lungenprozessen. Bei älteren, rezidivierenden oder mit Zerfall und Kavernenbildung einhergehenden Krankheitsbildern, mit denen man es in der Pneumothoraxtherapie vorwiegend zu tun hat, fehlen lokale Adhäsionen nie. Ihre Prädilektionsstellen sind die Spitze resp. ein ringförmiges Gebiet etwas unterhalb der obersten Spitze, etwa in der Höhe der ersten Rippe und ferner Stellen an den medialen Partien des Zwerchfells. Dann bilden sich aber überall, wo chronische Prozesse in der Nähe der Oberfläche liegen, gerne Adhäsionen aus und flächenhafte Verklebungen stellen sich besonders nach exsudativen und trockenen Pleuritiden ein. Die ausgedehntesten Synechien sieht man bei Erwachsenen nach im Kindesalter überstandenen Exsudaten und Empyemen. Die Anamnese kann also Fingerzeige geben. Wichtiger ist die Perkussion der Lungenränder, deren perkussorische aktive und passive Verschieblichkeit im großen ganzen der freien Beweglichkeit der Lunge parallel geht. In gleicher Weise gibt die Durchleuchtung vor dem Röntgenschirm darüber Auskunft, ob das Zwerchfell frei auf- und absteigt und ob sich der Sinus costodiaphragmaticus im Inspirium in großer Ausdehnung und breit öffnet. Die Zwerchfellkuppe, die man bei der Durchleuchtung in erster Linie zu sehen bekommt, kann bei völlig verklebtem Lungenrand ganz freie Bewegungen machen. Man erlebt es aber doch relativ häufig, daß diese beiden Methoden für ganz freie Verhältnisse im unteren Thoraxumfang sprechen und daß man dennoch bei der Operation auf ein enges Netz elastisch verschieblicher Maschen trifft, das die Erzeugung eines nützlichen Pneumothorax hindert. Das LITTENsche Zwerchfellphänomen, das im übrigen das sicherste physikalische Zeichen freier Beweglichkeit des unteren Lungenrandes ist, kann in solchen Fällen ebenfalls versagen und wie wir sahen, kann sogar die Inspektion der Pleura während der Schnittoperation täuschen. Man vergesse nicht: Die Lunge ist in diesen Fällen tatsächlich verschieblich, die Bewegung geschieht aber nicht durch das Gleiten glatter Flächen, sondern durch die Verzerrung elastischer Maschen. Hier kann auch die Auskultation, die bei fixierter Lunge als Regel abgeschwächtes Atemgeräusch ergibt, negativ ausfallen, das Organ wird ja ausgiebig gelüftet.

Ebensowenig ist ein positiver physikalischer Befund beweisend für das Fehlen einer freien Pleuraspalte, und dieser Fall ist gegenüber dem erwähnten als noch häufiger zu bezeichnen. Der Lungenrand kann perkussorisch völlig immobil erscheinen,

was gelegentlich durch Dämpfungen an der Basis nur vorgetäuscht wird, das Zwerchfell kann in der Durchleuchtung schlecht beweglich oder fixiert, der Sinus costo-
diaphragmaticus starr erscheinen, die Auskultation kann ganz leise Atmung geben
und das LITTENsche Phänomen kann fehlen, und doch gelingt es leicht, einen großen
Pneumothorax zu erzielen. Elastizitätsverlust durch derbe Infiltrate oder narbige
Schrumpfung und verdickte Pleura, dicke schwartige Auflagerungen auf Diaphragma
und Rippenpleura, Atrophie der Interkostalmuskeln können die Ursache dieses
Bewegungsverlustes sein. Auch eine in den späteren Jahren überstandene exsudative
Pleuritis macht, entgegen der herrschenden Ansicht, durchaus nicht immer Adhäsionen, man kann gerade in solchen Fällen oft den schönsten Pneumothorax
bekommen.

Beispiel: Bei einem 27 jährigen Herrn, der im 23. Lebensjahre eine schleichend verlaufende
rechtsseitige exsudative Pleuritis mit Erguß bis in die Höhe der Schulterblattmitte durchge-

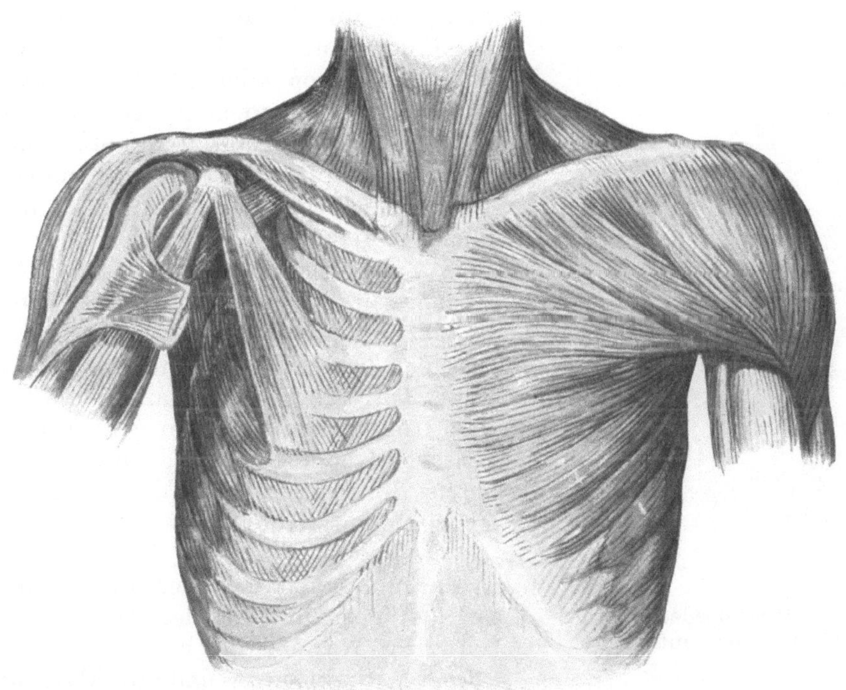

Abb. 26. Muskelbedeckung des Thorax von vorn.

macht hat, soll ein Pneumothorax angelegt werden. Die Schnittmethode versagt im 6. Interkostalraum, vorderer Axillarlinie und im 2. Interkostalraum vorne, gelingt dagegen leicht hinten
unterhalb des Angulus scapulae. Das Leiden wird durch einen großen basalen Pneumothorax
günstig beeinflußt.

Für die oberen Partien der Lunge ist die Diagnose der Adhäsionen noch unsicherer, hier geben nur oberflächliche Kavernen, starke lokale Einziehungen und
während längerer Zeitperioden von Kranken geäußerte Schmerzen gewisse Anhalts-
punkte. Sehr starke Schrumpfungen mit Abdeckung und Verlagerung des Herzens,
mit Hochziehung des Zwerchfells und Verschiebung des Mediastinums sind meistens
mit ausgedehnten, sehr soliden Verwachsungen verknüpft, wie denn überhaupt
die chronische Phthise die stärksten Adhäsionen macht, auch ohne alle pleuritischen
Erscheinungen. Es ist aber noch besonders hervorzuheben, daß Einziehungen der
Thoraxwand und wellige oder zeltförmige Deformationen des Zwerchfells nicht auf
Adhäsionen beruhen müssen, sie beweisen vielmehr nur, worauf K. E. RANKE

hingewiesen hat, daß die Elastizität der Lunge zwischen der veränderten Stelle und dem Hilus vermindert ist.

Die Großzahl der Pneumothorax-Autoren, BRAUER, SPENGLER, KÜMMELL, GARRÈ, sind über die Unmöglichkeit einer sicheren physikalischen Diagnostik der Pleuraadhäsionen einig. Nur FORLANINI hält sie doch in weiten Grenzen für möglich und empfiehlt sogar ein verschiedenes operatives Vorgehen, je nachdem ein freier Spalt erwartet wird oder nicht, um auf alle Eventualitäten vorbereitet zu sein. Auch leitet er eventuell aus dem physikalischen Befund eine direkte Kontraindikation zur Vornahme der Operation ab.

Die Wahl einer möglichst wenig erkrankten Stelle geschieht durch die physikalische Diagnostik. Man darf sich aber nicht scheuen, in Fällen, wo die ganze Lunge schwer krank ist oder wo die leicht kranken Stellen versagen, auch über schwer ergriffenen Partien den Eingriff zu vollziehen.

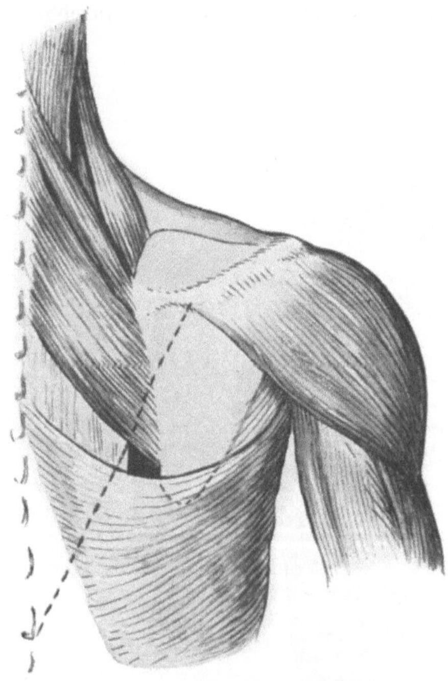

Abb. 27. Muskelbedeckung des Thorax von hinten.

Am besten eignen sich, falls die Vermutung hier für Freisein spricht, der 4., 5. oder 6. Interkostalraum in der mittleren bis vorderen Axillarlinie vor oder im M. serratus anticus major und unter dem M. pectoralis major, da man hier unter Haut und Fett resp. Serratus sofort an den Interkostalraum kommt (Abb. 26). Auch das Schnittverfahren gestaltet sich da höchst einfach.

Zunächst sind dann, immer unter Voraussetzung eines günstigen Befundes, Stellen im 8. bis 10. Interkostalraum unterhalb des Angulus scapulae zu empfehlen. Die Schnittoperation gelingt überraschend leicht an einer Stelle medial vom Angulus scapulae, wo man in dem Dreieck zwischen Rhomboideus, Longus dorsi und Latissimus dorsi ohne Muskeldurchtrennung in die Tiefe kommt (Abb. 27).

Aber auch an der übrigen Vorderfläche, in der Axilla und im unteren Interskapularraum ist die Vornahme beider Methoden nirgends schwierig. Nur über den hinteren, oberen und den vorderen direkt supra- und infraklavikulären Partien ist die Schnittmethode chirurgisch diffiziler, die Stichmethode bedarf da wegen besonderer Verhältnisse — dicke Muskeln, Nähe von Nerven und Gefäßen — noch vermehrter Vorsicht. Wird die Operationsstelle mehr median gewählt, so ist die Lage des Herzens und der großen Gefäße vorher genau zu bestimmen und eine Berührung dieser Organe zu vermeiden. In der Nähe des Herzens, besonders auf der linken Seite, mischen sich den manometrischen Druckschwankungen der Lunge noch herzpulsatorische bei, durch die man sich nicht vom weiteren Vorgehen abhalten lassen darf.

Technik der Nachfüllung und Stickstoffentnahme.

Wenn bei der Erstoperation eine genügend große, gut lokalisierte Gasblase im Pleuraraum erzeugt worden ist, so gestalten sich die weiteren Nachfüllungen sehr einfach. Man hat vor der Punktion durch Auskultation und Perkussion und am besten auch durch Radioskopie Ort und Größe, besonders aber die Tiefe des vorhandenen Pneumothorax festzustellen, wobei man sich bei kleiner Gasblase am zweckmäßigsten die Grenzen mit einem Dermatographen auf der Haut aufzeichnet.

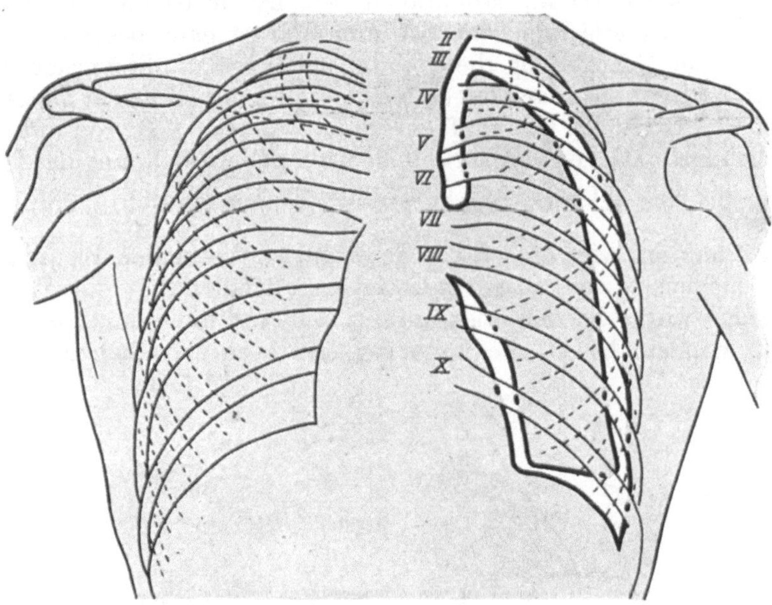

Abb. 28[1]).   Herr H. Totaler linksseitiger Mantelpneumothorax. Pleuraspalt überall frei, Lunge allseitig von Gas umspült, aber noch nicht völlig kollabiert. Unmittelbar nach Erstpunktion. Herz nach rechts verdrängt.   Pneumothoraxseite im ganzen eingeengt, die Rippen gesenkt. Tiefstand des Zwerchfells.

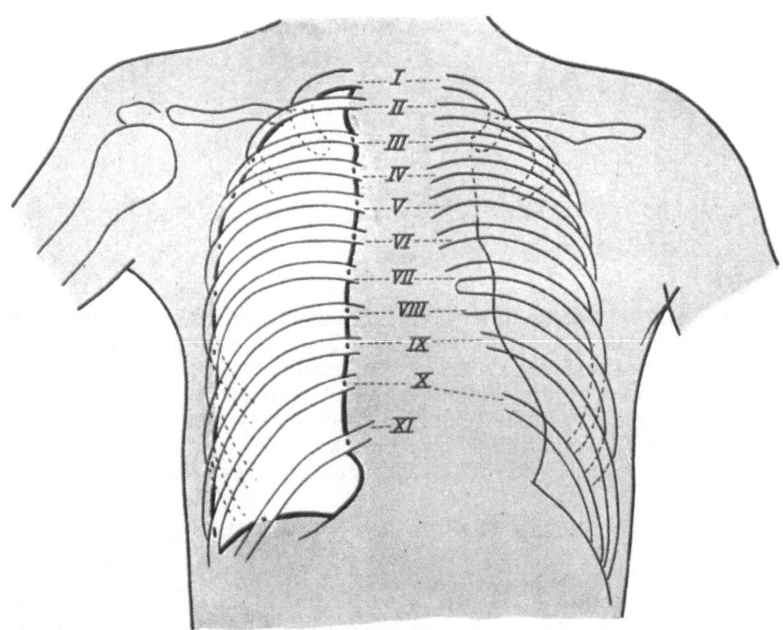

Abb. 29.   Herr Sch. Totaler rechtsseitiger Pneumothorax.   Lunge gegen das Mittelfell gedrängt, liegt hier fast vollkommen im Schatten der Wirbelsäule.   Das untere Ende des Unterlappens als Vorbuchtung sichtbar. Herz und Mittelfell nach links verdrängt.   Obere Partien der kranken Brustseite nicht geschrumpft. Erst von der 7. Rippe ab deutliche rasch zunehmende Rippensenkung und damit seitliche Einengung. Zu beachten das Tieferstehen des optischen Schnittpunktes z. B. der 7. und 8. Rippe rechts als besonderes deutliches Zeichen dieser Rippensenkung.

---

[1]) Die Abbildungen 28—42, 45 u. 46, 52 u. 53 sind nicht schematische Verallgemeinerungen, sondern exakt wiedergegebene Originalbeobachtungen.   Auf den Kopien der Diapositive nach Aufnahmen des Herrn Dr. v. MURALT habe ich selbst die hier allein wieder-

In Fällen von ausgedehnterem, subkutanem Emphysem ist die Leuchtschirmuntersuchung das einzig zuverlässige Diagnostikum. Es ist ganz besonders zu beachten, daß speziell bei der Nachfüllung diese Untersuchungen direkt vorher vorzunehmen sind. Es kommt oft vor, daß nach der ersten Operation im Laufe der nächsten Stunden oder des nächsten Tages das Gas im Pleuraraum wandert, z. B. von unten nach oben oder daß es sich mehr flächenhaft verteilt, je nach der Ausdehnung des freien Pleuraspaltes. Wer auf den Befund nach der Ersteinfüllung abstellt, kann also Unangenehmes erleben.

Für die Punktion wird eine Stelle gewählt, wo die beiden Pleurablätter durch die Gasblase möglichst weit auseinandergedrängt sind, damit eine Verletzung der Lunge vermieden wird. Ist der Pneumothorax überall nur schmal und spaltförmig, so wiederholt man am besten die Lagerung und eventuell auch die übrigen tech-

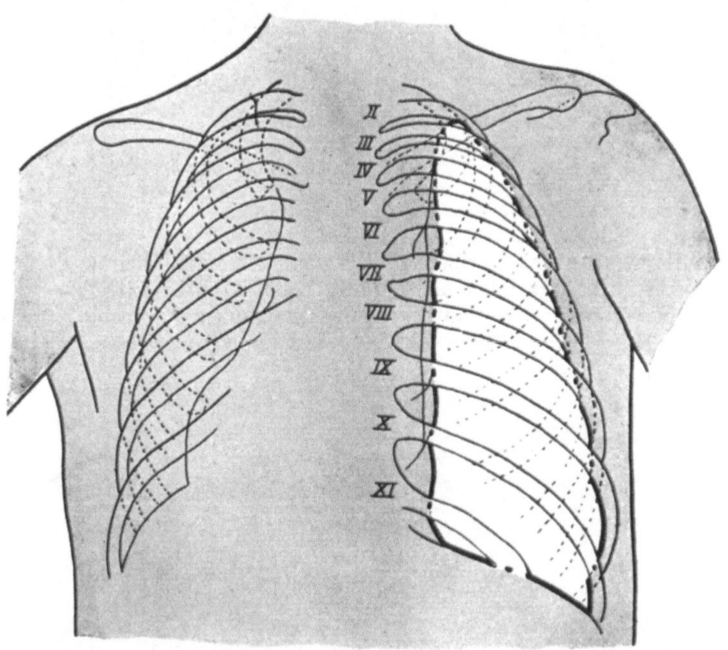

Abb. 30. Herr P. Nahezu totaler linksseitiger Pneumothorax. Lunge neben der Wirbelsäule, nicht völlig kollabiert, mit einigen geringfügigen Ausbuchtungen gegen die Gasblase, an der Spitze adhärent. Exspirationsstellung. Herz extrem nach rechts verschoben, Mittelfell im ganzen nach rechts verlagert mit Ausnahme seines obersten Anteils. Unterste sichtbare Rippe rechts die neunte. Zwerchfellkuppe steht steil abfallend rechts zwischen 9. und 10. Rippe. Links steht das Zwerchfell in den medianen und mittleren Anteilen tiefer, läßt einen guten Teil der 11. Rippe noch sehen, ist sehr deutlich abgeflacht.

nischen Vorsichtsmaßregeln der Erstpunktion: nirgends positiver Druck im Apparat, Sauerstoff, etagenweises Vorgehen, Aspiration des Gases durch den Kranken. In der ersten Zeit der Pneumothoraxtherapie sind infolge unrichtiger Beurteilung der Tiefe des Pneumothorax, durch Lungenverletzungen und Gasembolien Todesfälle vorgekommen (Brauer und Spengler). Sehr wichtig ist es ferner, daß die Nadel nicht in Verwachsungsstränge, die oft sehr dünn sind, und deren Anheftung an der Thoraxwand auch bei Röntgenkontrolle schwer festzustellen ist, hineinsticht. Die manometrischen Verhältnisse sind dort ganz ähnliche wie in der Lunge, bei stark komprimierten Strängen wie in Schwarten und es besteht auch die Gefahr der Er-

gegebenen Linien eingetragen, die dann direkt gepaust und vervielfältigt wurden. Die Wiedergabe entspricht einer ventrodorsalen Durchsicht gegen die Röntgenröhre. Für den Text zu diesen Abbildungen lagen keine Muraltschen Notizen vor.   Dr. Karl Ernst Ranke.

öffnung von Gefäßen. In Fällen von klarer, genügend tiefer Gasblase wird diejenige Körperhaltung gewählt, die für Operateur und Patient am bequemsten ist, d. h. Rückenlage bei Punktion vorne, Seitenlage bei Punktion in der Seite, Sitzen bei Punktion am Rücken. Die Dehnung des Interkostalraumes durch Hochhalten des Armes oder leicht konvexe Lagerung kann sich auch hier als nützlich erweisen. Die Nadel wird bei geschlossenem Hahn und bei offener Verbindung mit dem Manometer rasch eingestoßen, so daß sie wo möglich in einem Ruck bis in den Pneumothorax kommt. Man merkt sich bei der Erstpunktion die Dicke der Brustwand und stößt nun so weit ein. Der Stickstoffrezipient (Abb. 19 A) ist völlig mit Stickstoff beschickt, so daß dieser bei Öffnung des Hahnes unter dem Überdruck der Flüssigkeitssäule in *B* ausströmt. Die Nachfüllungsnadel kann im Unterschied zur Erstpunktionsnadel spitzer ausgeschliffen sein, sie dringt dann schmerzloser vor. Auch bei der

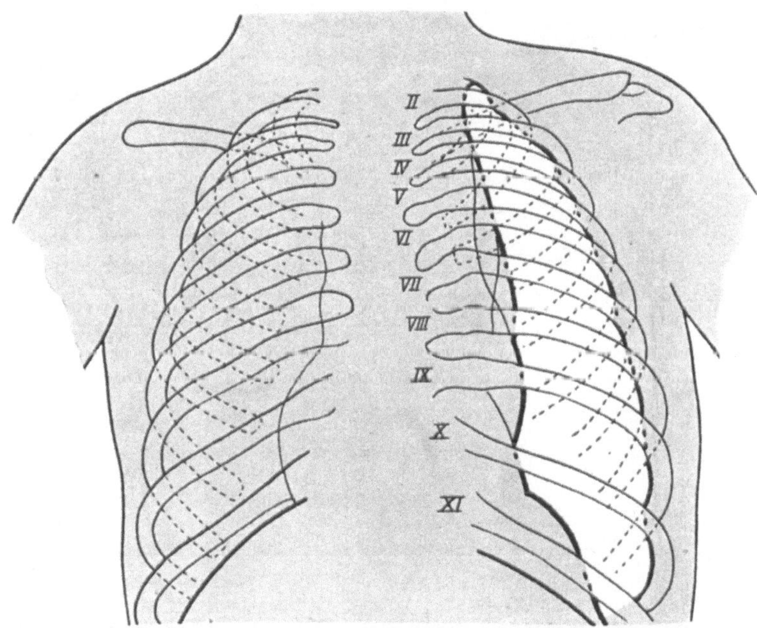

Abb. 31. Herr P. Inspirationsstellung. Die rechte Thoraxhälfte hat sich durch Rippenhebung, Zwerchfellsenkung und die typische Verschiebung von Herz und Mittelfell nach der Pneumothoraxseite beträchtlich erweitert. Zwerchfell steht nun rechts zwischen 10. und 11. Rippe und läßt noch den ganzen Verlauf der 10. Rippe sehen. Auch links ist das Zwerchfell noch tiefer getreten, verläuft nun wesentlich steiler und ist von Teilen des durch die Einatmung etwas entfalteten Unterlappens überdeckt. Auch der Oberlappen ist nicht nur mit Herz und Mittelfell weiter gegen die Gasblase zu verlagert, sondern auch etwas entfaltet. Linke Thoraxhälfte im ganzen in beiden Atemphasen der gesunden gegenüber gebläht (Rippenhebung).

Nachfüllung soll die Nadel nicht zu dünn sein, damit prompte und ausgiebige Manometerausschläge entstehen. Eine Anästhesierung ist überflüssig, bei sehr ängstlichen Patienten genügt eventuell eine Bestäubung der Haut mit Chloräthyl. Sobald die Nadelspitze im Pneumothorax angelangt ist, zeigen sich die für geschlossenen Pneumothorax charakteristischen Manometereinstellungen und Bewegungen. Bleiben sie aus, so ist mit der Sonde die eventuell verstopfte Nadelspitze zu reinigen oder zu untersuchen, ob die Nadel nicht am richtigen Orte sitzt. Unter keinen Umständen darf auch hier Gas eingeblasen werden, ohne daß das Manometer mit aller Sicherheit den Pneumothorax anzeigt.

Nach Vollendung der Gaszufuhr wird die Nadel rasch herausgezogen, die Stichstelle mit Jod betupft und mit Pflaster verklebt.

Waren die Verhältnisse bei der ersten Operation keine eindeutigen und zeigt sich bei der Untersuchung wohl eine tympanitische Stelle mit Aufhellung im Röntgenschirm, läßt sich aber die Diagnose eines Pneumothorax gegenüber Schwartenemphysem oder subfaszialem Emphysem nicht mit Sicherheit stellen, so ist mit allen Kautelen der Erstpunktion vorzugehen und dies auch dann, wenn die erste Operation nach dem Schnittverfahren ausgeführt wurde. Erstnachfüllungen bei ganz kleinem oder unklarem Pneumothorax gehören technisch zum schwierigsten in der Pneumothoraxtherapie und eine Reihe der üblen Zufälle sind gerade bei dieser ersten Nachfüllung vorgekommen. Sie sind nur durch die genaue Befolgung der für die Stichmethode gegebenen Vorschriften zu vermeiden. Bei unklaren Verhältnissen kann es geboten erscheinen, die Nachfüllung direkt unter Röntgenkontrolle

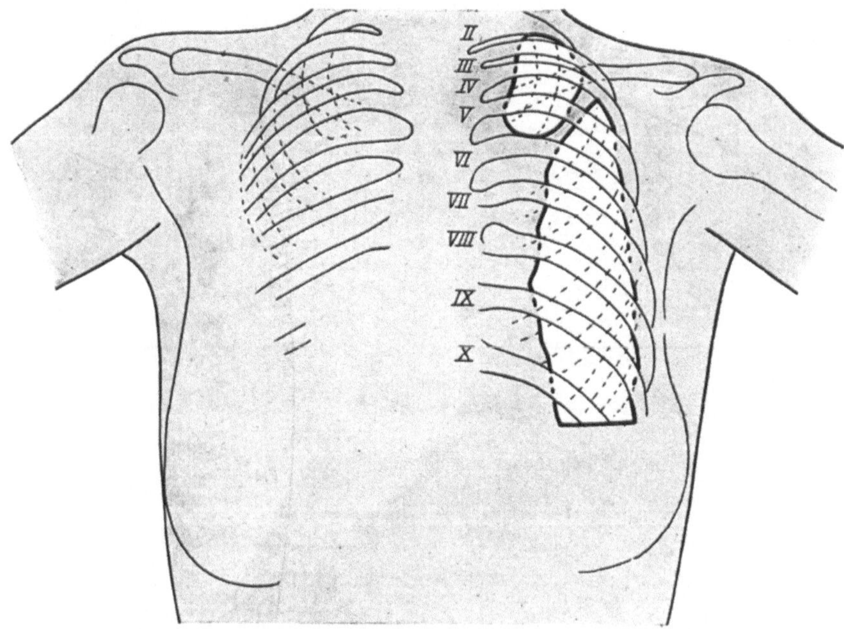

Abb. 32. Frl. R. Linksseitiger Pneumothorax mit ziemlich breiter Spange nach oben und seitlich. Die Lunge, besonders oben an der Spitze und unten am Zwerchfell adhärent, zwischen diesen Adhärenzen wurstförmig ausgespannt neben der Wirbelsäule, nicht völlig kollabiert. Unten der horizontale Spiegel eines kleinen Exsudates. Exspirationsstellung. Herz nach rechts verlagert; Rippen, besonders stark die unteren, gesenkt. Der Schatten des Herzens und der Mamma, sowie eine alte Pleuritis dieser Seite, machen die unteren Partien der rechten Brusthälfte im Exspirium so undurchsichtig, daß der Verlauf der unteren Rippen und der Stand des Zwerchfells nicht mehr erkannt werden können.

zu machen, wobei man sich beständig über die Lokalisation der Nadelspitze mit dem Auge orientieren kann.

Im Beginne der Behandlung, aber auch im späteren Verlaufe derselben kann es vorkommen, daß nach einer zu groß gewählten Einfüllung durch Druckwirkung auf die Mediastinalorgane Dyspnoe und Zirkulationsstörungen entstehen. In diesen Fällen ist durch Stickstoffentnahme eine Druckentlastung herbeizuführen. Entnahmen sind eventuell auch beim raschen Lösen von Verwachsungen oder beim Auftreten einer Komplikation in der anderen Lunge, Pneumonie, Bronchitis nötig. Man kann besonders bei positivem Druck in der Gasblase die Prozedur ganz einfach so vornehmen, daß man die Nadel genau wie zur Nachfüllung in offener Verbindung mit dem Manometer einsticht, den Druck abliest und nun den Hahn der Nadel öffnet. Wenn der Kranke hustet oder

preßt, zischt Gas aus der hinteren Öffnung der Nadel aus und man kann durch
Wiederholung dieser Auspressung unter Manometerkontrolle denjenigen Druck im
Pneumothorax feststellen, der noch gut ertragen wird. Soll die Stickstoffentnahme
genau dosiert werden, was bei obigem Verfahren nicht der Fall ist, so wird der Zylinder *A* des Apparates durch Herüberdrängen der Flüssigkeit aus *B* mittels des Ge-
bläses völlig gefüllt. Wird er mit dem Thorax in Verbindung gebracht, so aspiriert
er nun genau abzumessende Mengen aus ihm. Nach dieser Verwendung ist der Apparat jedoch einer genauen Desinfektion zu unterwerfen, da er mit der Pneumothoraxluft des Kranken in Berührung gekommen ist. FORLANINI hat einen einfachen,
besonders diesem Zweck dienenden Apparat konstruiert, der nur aus einem Zylinder
besteht, welcher durch freies Ausfließen von Wasser aspiriert. Bei der großen Selten-

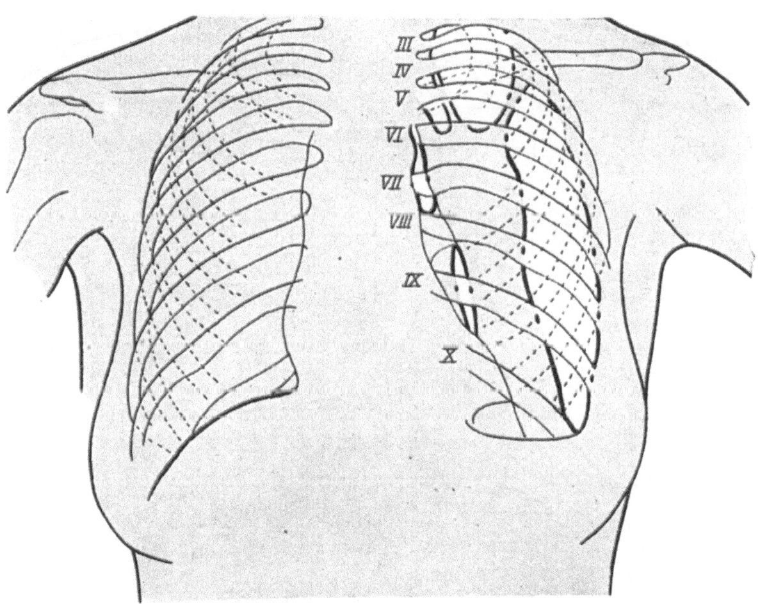

Abb. 33. Frl. R. Inspirationsstellung. Rechte Seite durch Zwerchfellsenkung, Rippenhebung und Verdrängung des Herzens und Mittelfells nach links gut erweitert. Untere Partien
der rechten Lunge damit gut durchsichtig geworden. Die linke Lunge zeigt sich nun mit 3 Spangen
nach oben ausgespannt, ist im ganzen nach links gerückt, etwas entfaltet, unten breiter adhärent.
Das Exsudat noch etwas tiefer gerückt infolge der Zwerchfellsenkung, wenn diese auch infolge
des Zuges der Verwachsung weniger ergiebig ist als in Abb. 30 u. 31.

heit der Indikation zur Stickstoffentnahme wird man auf einen besonderen Apparat
verzichten können.

   Während wohl die schwierigere Erstoperation dauernd nur von Lungen-
spezialisten ausgeübt werden wird, sollten Nachfüllungen und Stickstoffentnahmen
Gemeingut der Praktiker werden. Die Pneumothoraxfälle bedürfen bei gutem Befinden keiner stationären Behandlung, sie können oft sogar ihrer Arbeit nachgehen
und müssen nun an ihrem Wohnsitze vom Hausarzt nachgefüllt werden.

Punktionszwischenfälle.

   Bei den Erstpunktionen und bei den Nachfüllungen können sich verschiedene,
mehr oder weniger unliebsame, sogar gefährliche Zwischenfälle ereignen, die näher
zu erörtern sind:

   Zunächst ist es möglich, daß das Gas nicht in den Pleuraspalt, sondern in andere
Gewebe gelangt und so

1. oberflächliches Emphysem, Hautemphysem,

2. tiefes Emphysem, d. h. subfasziales, mediastinales oder Schwartenemphysem,

3. eine Gasblase im Peritonealspalt in Form eines Pneumothorax subphrenicus,

4. Gasembolie erzeugt,

5. können von der Pleura reflektorische Schockwirkungen (Pleuraschock) aus-gelöst werden.

6. Kann durch gröbere Verletzung der Lunge die Pleurahöhle infiziert oder der geschlossene Pneumothorax in einen nach innen offenen verwandelt werden.

7. Kann es durch raschen Lungenkollaps zu Sputumaspirationen in gesunde Lungenteile kommen.

8. Kann der Kreislauf durch mechanische Druckwirkung beeinträchtigt werden

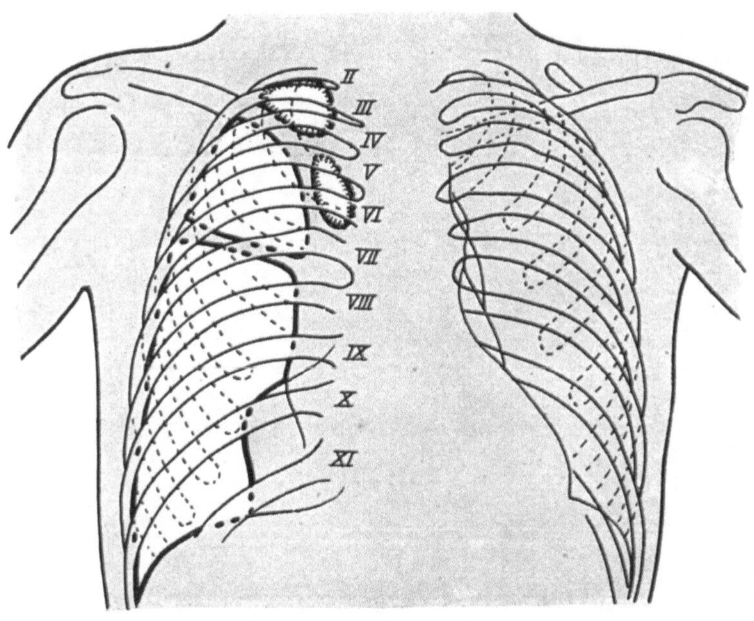

Abb. 34. Herr E. Großer rechtsseitiger Pneumothorax. Lunge oben flächenhaft adhärent, die ausgespannten Partien enthalten 2 Kavernen. Darunter schmale langausgezogene Spange nach der seitlichen Thoraxwand. Mittellappen und Unterlappen deutlich voneinander getrennt. Exspirationsstellung. Rippen links, namentlich die unteren, stark gesenkt, Herz nach links gerückt, von „liegender" Form. Zwerchfell steht links höher als rechts, schneidet aber noch neben der Herzspitze die 10. Rippe.

und bei rechtsseitigem Pneumothorax durch Behinderung des Herzens zu plötzlichem Tode führen.

1. Oberflächliches Emphysem entsteht dann, wenn bei der Operation irrtümlicherweise Gas in Schichten außerhalb der Fascia endothoracica eingeblasen wurde, oder wenn während oder nach der Operation entlang der Punktionsnadel, resp. der SALOMONschen Kanüle oder nach Entfernung des Instrumentes durch die Pleuraöffnung Gas austritt. Dies wird um so eher möglich sein, je höher der Druck im Pneumothorax ist, je weiter die gesetzte Öffnung klafft und je starrer die Pleura ist. Schwartig veränderte Pleuren, die ihre Elastizität verloren haben, bringen die Punktionsöffnungen oft schlecht zum Schluß und man trifft gelegentlich Fälle, bei denen aus diesem Grunde bei jeder Nachfüllung leichte Emphyseme auftreten. Die Verwendung ganz feiner Nadeln ist hier das einzige Mittel zur Vermeidung der Störung.

Bei der Entstehung von Emphysemen jeder Art herrschen natürlich streng physikalische Verhältnisse. Das Gas kann nur von einem Orte höheren Druckes

nach einem solchen niedrigerer Pression wandern. Besteht im Pneumothorax bei
In- und Exspirium negativer Druck, so ist bei gewöhnlicher Atmung ein Übertritt
von Gas in die Muskeln und das Unterhautzellgewebe unmöglich, da sowohl in dem
losen Bindegewebe als besonders auch in den kontrahierten Muskeln neben dem Atmosphärendruck die lokale Gewebsspannung herrscht. Beim Husten und Pressen
steigt der Druck im Pneumothorax stets zu erheblichen positiven Werten an, er
übersteigt nun die Gewebsspannung und das Gas wird in die Maschen der oberflächlichen Gewebe eingepreßt. Dasselbe kann bei gespanntem Pneumothorax schon
ohne Preßakt erfolgen.

Das oberflächliche Emphysem verbreitet sich unter der Haut oft überraschend
schnell, kann bis zur Crista ilei, bis zur behaarten Kopfhaut und bis in die Hand reichen,

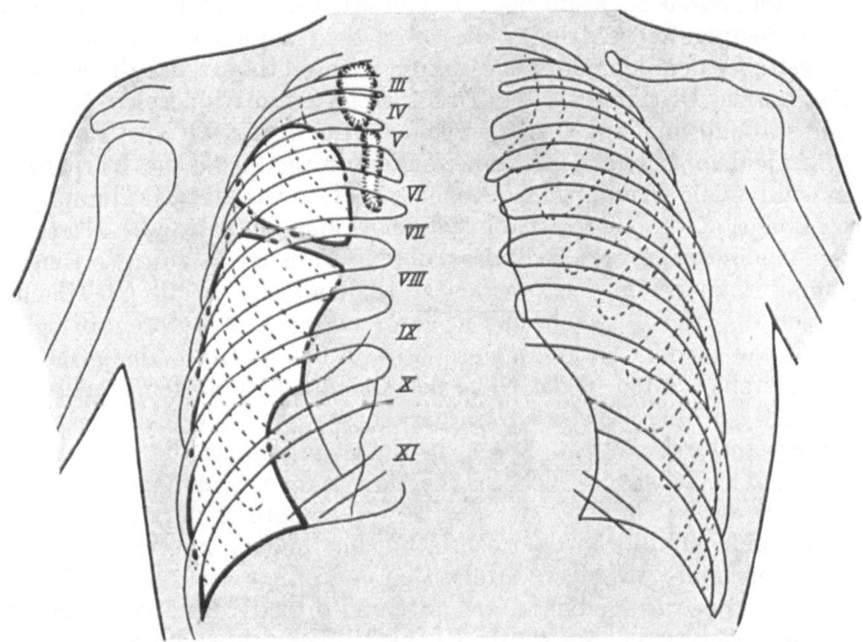

Abb. 35. Herr E. Inspirationsstellung. Rippenhebung an der Erweiterung der Zwischen-
rippenräume deutlich erkennbar, links beträchtlicher als rechts, aber auch rechts vorhanden.
Linkes Zwerchfell steht nun tiefer als das rechte. Herz nach rechts gedrängt, ebenso Gefäß-
bogen und Mittelfell. Dadurch sind RO die beiden Kavernen, die nach außen durch die Verwachsung am Ausweichen verhindert sind, nun verkleinert (paradoxe Atmung). Unter- und
Mittellappen sind nach rechts verlagert und etwas gebläht. Das Zwerchfell ist rechts nur wenig
tiefer getreten. Aus der paradoxen Atmung der Spitzenkavernen ergibt sich die Gefahr der
Aspiration ihres Inhaltes in die übrigen Lungenteile.

bleibt aber meistens einseitig. Es bedarf nur geringer Gasmengen, um ein recht
umfangreiches Emphysem hervorzurufen. Bei der Perkussion ergibt es einen hohen
tympanitischen Schall, die Haut fühlt sich, je nach der Menge des Fettgewebes prall
oder leicht teigig an und läßt das charakteristische Emphysemknistern erkennen.
Eine Auskultation der Lunge ist durch dieses laute, nahezu trockene Krepitieren
unmöglich. Das Röntgenbild gibt eine charakteristische Aufhellung außerhalb des
Skelettes in der Zone der Weichteile. In den meisten Fällen macht dieses Emphysem
keine nennenswerte Beschwerden, und es verschwindet, sobald seine Quelle verstopft
ist, in einigen Tagen durch Resorption. Leichte Fieberbewegungen infolge des Em-
physems sind jedoch nicht selten. Sauerstoffemphysem wird rascher resorbiert
als Stickstoffemphysem. Ab und zu ist aber auch dieses oberflächliche Emphysem
mit Schmerzen verbunden, die Haut über den ergriffenen Stellen ist gerötet, deut-

lich ödematös und die Kranken fiebern, kurz es bestehen Symptome wie bei einer Gasphlegmone. Der weitere Verlauf und die Untersuchung der Haut mit einer feinen Spritze zeigt aber sicher, daß nicht ein infektiöses Emphysem vorliegt. Es handelt sich vielmehr um eine vorübergehende, entzündliche Fremdkörperwirkung des Gases bei Kranken mit starker Vasomotorenreaktion, die sich auch vor und nach dem Emphysem in Form hochgradiger Dermographie finden läßt.

2. Das tiefe Emphysem bedarf zu seiner Entstehung wesentlich höheren Druckes als das Hautemphysem. Ist es subfaszial, so muß die flächenhafte Verlötung von Pleura costalis und Fascia endothoracica überwunden werden. Entweder ist ihm bei der Operation durch lokale Trennung der beiden Membranen der Weg gebahnt worden oder das Gas wird aus einem unter hoher Spannung stehenden Pneumothorax oder intrapleuralen Schwartenemphysem dorthin ausgepreßt. Das letztere entsteht, wenn beim Pneumothorax-Versuch das Gas in Maschen des verdickten Pleuragewebes dringt, die nicht dem vorgebildeten Pleuraspalt entsprechen. Gegenüber dem kleinen, abgesackten Pneumothorax hat dieses Emphysem eine charakteristische Druckkurve: der Druck steigt beim Einpressen von Gas rasch hoch an, um staffelförmig auf 0 abzusinken. Richtiges Schwartenemphysem kann, wenn es nicht in andere Schichten wandert, nirgends an die Körperoberfläche treten. Das subfasziale Emphysem dagegen wandert wie das Hautemphysem und kommt nach einiger Zeit, oft erst nach Stunden oder am folgenden Tage oberhalb des Schlüsselbeins in der Supraklavikulargrube und am Halse zum Vorschein. Sehr häufig sieht man es zuerst an der kontralateralen Halsseite an die Oberfläche treten (SAUGMAN, auch BRAUER). Nach unten kann es bis zum unteren Brustkorbrand reichen. Wandert es medial, so kommt es vorne in das lockere substernale und epikardiale Bindegewebe, hinten in die Nähe des Ösophagus und der Trachea. BRAUER sah in einem Falle auf diese Weise ein an der Toraxwand fixiertes Herz abgedrängt, eine Kardiolyse war durch das Emphysem bewirkt worden. In die tieferen Schichten des Mediastinums, zwischen die sich kreuzenden und verschlingenden Gefäße tritt dieses Emphysem deshalb nicht, weil die Gewebsspannung dort zu hoch ist, und es unterscheidet sich nur so von dem echten Mediastinalemphysem, das seinen Ausgangspunkt in den bindegewebigen Interstitien der Lunge hat und am Lungenhilus in die zentralen Partien des Mediastinums tritt und dort die Gefäße behindert. Dennoch ist das tiefe Emphysem lästig, die Kranken klagen über kochende Geräusche, die sie am Schlaf stören. Es kann schon an der Thoraxzirkumferenz recht schmerzhaft sein, kann im vorderen Mediastinum Beschwerden verursachen, die an eine leichte Angina pectoris erinnern und kann mit Fieber einhergehen. Am Hals erzeugt es subjektive Atembeklemmungen und höchst unangenehme Schluckbeschwerden. Entsprechend seiner Lokalisation ist es physikalisch und auf dem Röntgenschirm von einem flächenhaften Pneumothorax kaum zu unterscheiden. Differentialdiagnostisch kommt ein auffallend hoher Klang der Tympanie, sowie feines Knistern bei der Auskultation und dann vor allem das Emphysem in der Klavikulargrube und unter dem Sternum beim Fehlen von Hautemphysem am Thorax in Betracht. Das Emphysem im vorderen Mediastinum gibt sich durch tympanitischen Schall am Sternum und durch herzrhythmisches und respiratorisches Emphysemknistern zu erkennen. Im hinteren Mediastinum kann es im Bindegewebe um den Ösophagus hochsteigen und vom Mund aus an der hinteren Rachenwand sichtbar resp. palpabel sein. Beim Eintritt von tiefem Emphysem gelingt es nur ganz ausnahmsweise, doch noch einen Pneumothorax zu erzielen. Am besten gibt man die Sache auf (SAUGMAN).

Beispiel eines Falles von tiefem Emphysem: Bei einem 29jährigen Herrn wird im rechten 5. Interkostalraum mit der Schnittmethode ein ganz kleiner hochgespannter Pneumothorax zwischen rechtem Sternalrand und rechter Mammillarlinie erzielt. Am 3. Tage entsteht nach starkem Pressen beim Stuhlgang Emphysem unter dem Sternum, am Halse links bis hinauf zum Ohr und in die Wange, rechts nur wenige Emphysemblasen. Starkes Beklemmungsgefühl, Schmerzen in der Herzgegend, wegen lästiger Schluckbeschwerden kann nur Flüssiges genossen werden, Resorption im Laufe von 2 Wochen.

3. Die oft enorm entwickelten Schrumpfungen mit Hochziehung des Zwerchfells, dessen Stand wegen Pleuraschwarten und Verdichtungen des Lungengewebes weder perkussorisch noch röntgenologisch festgestellt werden kann, machen es verständlich, daß bei der Erstoperation gelegentlich Gas statt in den Pleuraraum ins Abdomen gelangt, auch wenn so hoch operiert wurde, daß man auf diese Eventualität nicht glaubte rechnen zu müssen. BRAUER hat einen solchen Fall mitgeteilt, auch SAUGMAN erwähnt das Vorkommnis.

ZINK sah zwei Fälle von Pneumothorax subphrenicus. Der eine wurde nach der Schnittmethode operiert. Trotz Gasmengen von 650 und 500 ccm stieg der Druck nicht. Der enorme Hochstand des Zwerchfells täuschte einen Pneumothorax vor; es bestanden Magenbeschwerden. Der zweite Fall wurde nach der Stichmethode behandelt; hier stieg zunächst der Druck, um später gleich zu bleiben. Es waren knisternde Geräusche zu vernehmen wie bei Schwartenemphysem. Durch die Hochdrängung des Zwerchfells kam sogar eine Besserung zustande.

Sichere Auskunft gibt das Manometer, das sich leicht negativ einstellt und Atemschwankungen zeigt, die sich nur durch ihren paradoxen Charakter — Exspirium niedriger als Inspirium — vom Pleuraspalt unterscheiden. Wegen der leichten Verteilung des Gases steigt der Druck nach Einfüllung nur wenig.

Beispiel: 25jährige Dame mit chronischer Phthise links. Es wird in der vorderen Axillarlinie im 6. Interkostalraum eingestochen, nachdem man sich überzeugt hat, daß der Lungenrand tiefer steht. Nach Überwindung eines harten Widerstandes zeigt das Manometer — 2 Inspirium, — 5 Exspirium. Es werden 200 ccm O_2 eingebracht. Schlußdruck — $^1/_2$ bis — 2. Die Patientin klagt über Magenbeschwerden; die Durchleuchtung ergibt eine Gasblase, welche die Zwerchfellkuppe von unten ausfüllt.

In den bekannt gewordenen Fällen bestanden nur unerhebliche subjektive Beschwerden und Verdauungsstörungen, das Gas richtete keinen Schaden an und wurde in kurzer Zeit resorbiert. Der physikalische Befund ist nur bei größeren Gasansammlungen, namentlich auf der rechten Seite, charakteristisch.

Einen Fall von Wanderung des Gases aus einer kleinen hochgespannten intrapleuralen Luftblase der linken Seite durch das Mediastinum und von da dem Ösophagus oder der Aorta entlang in das subperitoneale Bindegewebe an der Unterfläche des rechten Diaphragma hat SAUGMAN beschrieben. Es bestand auch Emphysem am Hals. Das Manometer zeigte auf der Höhe des Bildes paradoxe Schwankungen, an der Leber fand sich Tympanie und krepitierendes Rasseln und der Kranke hatte das Gefühl von Luft im Abdomen. Die Röntgenuntersuchung ergab sehr deutlich den Weg der Wanderung des Gases.

4. und 5. Über das Vorkommen von Pleuraschock und Gasembolie ist z. Z. die Diskussion in der Literatur noch im Flusse. Auf der einen Seite stehen Autoren, wie BRAUER, SPENGLER, SPIELMEIER, WEWER, die auf Grund ihrer Erfahrungen und Tierversuche das Vorkommen von Pleuraschock bei bloßer Punktion in Abrede stellen, auf der anderen Seite italienische, französische und dänische Forscher, welche die Großzahl der nervösen und zerebralen Zwischenfälle bei Punktionen auf eine von der Pleura ausgehende Reflexwirkung zurückführen und das Vorkommen einer pleuralen Epilepsie oder Eklampsie postulieren nach dem Vorgange älterer französischer Autoren.

Es ist im einzelnen Falle oft außerordentlich schwer, den Beweis zu führen, ob die Möglichkeit des Eintrittes von Gas in den kleinen Kreislauf gegeben war oder nicht. Um diese Möglichkeit auszuschließen, müßte man stets genau bestimmen können, in welcher Tiefe sich die Nadelspitze befunden hat, was beim Vorhandensein von Verwachsungen und beim Fehlen von Manometersauschlägen oft unmöglich ist. In letal verlaufenden Fällen kann auch eine genaue anatomische Untersuchung der Punktionsstelle hierüber unter Umständen keinen Aufschluß geben (ZINK, BRAUER, SAUGMAN). Die anatomische Diagnose der tödlichen Gasembolie ins Gehirn bedarf besonderer Technik und ist auch dann eine ganz unsichere und sie kann sogar im Tierexperiment versagen. Es ist nämlich nur selten möglich, die Gasblase im Hirn nachzuweisen, da das Gas oft schon weitertransportiert oder resorbiert ist. Sichtbare Veränderungen der Hirnsubstanz haben sich nach der kurzen Zeit meist noch nicht ausgebildet.

SPIELMEIER fand an Tieren, die die Embolie um einige Tage überlebten, im Großhirn, besonders in der Hemisphäre, die der Karotis entsprach, in welche Gas eingebracht wurde, etwa hirsekorngroße Herde mit Nervenzellendegeneration und Gliawucherung. Die ersten Zeichen traten ca. 15 Stunden nach der Embolie auf. Nur in der Hirnrinde und zwar vorwiegend in den mittleren und oberen Schichten waren diese Veränderungen zu finden, sie verschonen meist die in den tieferen Rindenabschnitten gelegenen Ursprungszellen der Projektionssysteme. Nie sah er Nekrosen und Einschmelzungen, sondern nur Schädigungen des funktionstragenden Parenchyms, nicht der Glia. Ein negatives anatomisches Resultat beweist nichts gegen Gasembolie.

Begünstigt wird das Zustandekommen des Gaseintrittes in Lungenvenen durch die wohl zweifellos nachgewiesene (BRAUER) Saugkraft dieser Gefäße, namentlich während der Inspirationsphase, sobald sie durch sie umgebendes infiltriertes Lungengewebe und durch partielle Fixation an der Brustwand am Kollaps verhindert sind. Sie weichen dann aus den gleichen Gründen der Nadelspitze nicht aus und sind oft durch die lokale Zirkulationsstörung erweitert. Ob auch kleine Venen in normalem Lungenparenchym Gas ansaugen können, ist zur Zeit noch nicht entschieden. Für die großen Lungenvenenstämme ist dies so sicher, wie für die Körpervenen. Nur ist die Saugkraft des linken Herzens noch größer als diejenige des rechten (vgl. Fall von BENCKE). Namentlich die schweren Gasembolien bei der Eröffnung von Lungenabszessen und Gangränherden mit dem Messer oder Paquelin (QUINCKE, BENCKE, BRAUER, LENHARTZ), der bei diesen Operationen gelegentlich „blitzartig" eintretende Exitus haben auf diese Frage Licht geworfen. Beim Menschen bedarf es nur ganz kleiner Gasmengen zur Embolie, BRAUER glaubt sogar, daß die geringen, in Nadel und Schlauch vorhandenen Gasvolumina für schwere Gasembolien genügen. BRAUER erwähnt in seiner neuesten Arbeit auch das Vorkommen von plötzlichem Tod bei Hämoptoe, wo der Blutverlust und die aspirierte Menge zur Erklärung nicht genügen, und glaubt an Gasembolie. SAUGMAN führt dagegen an, es sei nur ein solcher Fall veröffentlicht und der sei unsicher. Tiere vertragen jedenfalls viel größere Gasmengen, speziell die Hunde erweisen sich innerhalb weiter Grenzen tolerant. Die hohe Organisation des menschlichen Gehirns scheint da den Ausschlag zu geben. Wichtig ist dabei die Raschheit, mit welcher das Gas eintritt; langsames Einperlen mit Verteilung auf große Mengen Blut wird besser ertragen.

Nach all den erwähnten, von BRAUER hervorgehobenen Momenten erscheint es sicher, daß die üblen Zufälle viel häufiger durch Gasembolie zu erklären sind, als auf seiten der italienischen Autoren angenommen wird. Es muß auch sehr auffallen, daß mit der Verbesserung der Punktionstechnik, speziell seit der Einführung des Manometers die Fälle von „Pleuraeklampsie" viel seltener geworden sind.

Rein klinisch neurologisch erscheint es unverständlich, daß ein von einer serösen Haut ausgehender Reflex zu lokalisierbaren zerebralen Störungen führen soll, aus deren Vorkommen unter anderen Umständen stets auf eine lokalisierte, an bestimmten Stellen des Gehirns wirkende Krankheitsursache geschlossen wird. Schockwirkungen können auch von anderen inneren Organen, vom Peritoneum, vom Magen, vom Hoden, von der Niere bei mechanischen Insulten ausgehen. Man hat aber nie gehört, daß dieselben Lokalsymptome im Gehirn hervorrufen; sie bieten vielmehr das Bild allgemeiner nervöser und vasomotorischzirkulatorischer Störungen: Blaßwerden, Flimmern vor den Augen, Schwindel, Übelkeit, Schwächegefühl, Verdunkelung der Gesichtsfelder, Ohnmacht, rascher, fliegender, kleiner, unfühlbarer, auch aussetzender, unregelmäßiger oder langsamer, hochgespannter Puls,

Schwitzen, Gänsehaut, Dyspnoe, Beklemmungsgefühl, oberflächliche, aussetzende Atmung, Erbrechen, weite Pupillen etc. Diese Zustände gehen in der Regel rasch vorüber und hinterlassen außer Müdigkeit und Schwäche keinerlei längerdauernde oder bleibende Störungen.

Es scheint nun sicher, daß auch von der Pleura solche Schockwirkungen ausgelöst werden können. Beweisend sind Fälle, die sich bei der Punktion großer Exsudate ereignen, durch deren Volumen die Unmöglichkeit einer Lungenverletzung garantiert ist. Man sieht sie aber auch bei ganz großem Pneumothorax ohne Verwachsungen, in denen eine Lungenanspießung mit aller Sicherheit ausgeschlossen ist. Voraussetzung eines Pleurareflexes ist sehr wahrscheinlich eine leidlich gut erhaltene, nicht schwartig veränderte Pleura. BRAUER sah in einem Falle von schon bestehendem Pneumothorax, in welchem die Nachfüllung mit zu kaltem Stickstoff ausgeführt wurde, einen vorübergehenden Kollaps ohne Bewußtseinstörung. In einem anderen Falle zeigte sich mehrmals bei stumpfer Berührung der Pleura ein Glottiskrampf. Im Tierexperiment fand SAUERBRUCH beim Eintritt von Gas in den Pleuraraum einen dem Pleurahusten des Menschen ähnlichen Schmerzreflex. Die Schockwirkung zeigt sich meistens bald nach Einstechen der Nadel oder des Troikart, die Symptome setzen langsam ein, steigern sich bei weiterem Verweilen der Nadel und werden durch Entfernung derselben rasch gemildert. Sitzende Stellung begünstigt das Auftreten des Pleuraschocks. Auch spielt die nervöse Disposition und eine momentan vorhandene psychische Erregung bei seinem Entstehen eine wichtige Rolle. So sah SAUGMAN bei 3 Patienten, die früher häufig an Ohnmachten gelitten hatten, ganz vorübergehende Ohnmachten während oder gleich nach der Einfüllung. BRAUER beschreibt einen Fall von Laryngospasmus bei der Pleurapunktion. WEISS operierte ein junges, sehr neurasthenisches Mädchen nach der Schnittmethode. Beim Durchstoßen der Pleura wurde sie blaß, unruhig, zyanotisch, rang nach Atem, die Atmung war stoßweise, jauchzend und stöhnend.

Eigene Beobachtung: Bei einem 23jährigen Herrn, der seit 2 Jahren lungenkrank ist und sehr lange gefiebert hat, wird versucht, von einem Exsudat aus einen Pneumothorax zu erzeugen. Beim Einstechen der Nadel in sitzender Haltung wird Patient totenblaß, pulslos, klagt, es werde ihm schwarz vor den Augen und er sinkt zurück. Nach Entfernung der Nadel erholt er sich in wenigen Minuten. Nach einigen Tagen wird derselbe Versuch im Liegen wiederholt. Der Kranke gibt ein leichtes Schwächegefühl an, der Puls wird vorübergehend kleiner, doch kann die Operation durchgeführt werden.

Ob sich die Symptome des Pleuraschockes derart steigern können, daß es zum Herzstillstand und zum Exitus kommt, wie dies nach früherer Literatur bei Punktion von Empyemen und bei Ausspülung der Pleurahöhle vorkam, ist bei der differentialdiagnostischen Schwierigkeit, welche gegen die Gasembolie bleibt, nicht zu entscheiden. Möglicherweise handelte es sich in solchen Fällen um die Mobilisation von Thromben in der Kollapslunge, die nach BRAUERS Untersuchung in den kranken Partien vorkommen und mithin um Embolie mit solidem Material. Thromben und Gasembolie können sich unter dem Gewande des oben beschriebenen Schockes verstecken, sie können ohne Lokalsymptome verlaufen. Es wird stets Fälle mit unklarer Ätiologie geben, in denen das Symptomenbild allein die sichere Zuweisung zur einen oder zur anderen Gruppe nicht gestattet.

Zweifellos auf Gasembolie beruhen alle Fälle mit zerebralen oder spinalen Lokalsymptomen wie: Ungleichheit der Pupillen, Pupillenstarre, hemianopische Sehstörungen, Rinden- und Seelenblindheit, Amaurose, Augenmuskelstörungen, aphasische, apraktische Symptome, Monoplegien und Hemiplegien im Gebiete der motorischen Kopf- und Körpernerven, klonische und tonische Krämpfe, die halbseitig beginnen oder halbseitig ablaufen, halbseitige Störungen der Sensibilität und der Reflexe, sowie der vasomotorischen, sekretorischen oder trophischen Nerven, Laryngospasmen.

Diese Symptome sind in der Regel mit allgemeinen Störungen vergesellschaftet, mit Benommenheit, Verwirrtheit, mit Schreien und Jammern, Erbrechen, Bewußtseinsverlust, mit Kreislauf- und Atemstörungen, profusen Schweißen, die sich nur durch ihre maximale Entwicklung von denjenigen des Pleuraschocks unterscheiden, mit maximal erweiterten Pupillen, Fehlen der Korneal- und Pupillenreflexe. Ein ganz charakteristisches Symptom der Embolie sind bläuliche Marmorierung und leichenfleckenartige Verfärbung der Haut an einzelnen Extremitäten und Extremitätenteilen. Das klinische Bild ist im Einzelfalle ein außerordentlich verschiedenes, kaum zwei Fälle zeigen genau die gleiche Symptomengruppierung. Man findet alle Übergänge von leichter Übelkeit und Benommenheit, durch schwere, apoplexieartige Bilder mit vorübergehenden oder längere Zeit bestehenden Herdläsionen, bis zum plötzlichen Tode. Über die Folgen der Gasembolie in die Kapillaren anderer Organe ist nichts bekannt, es wird jedoch angenommen, daß Gasembolien in das Gefäßgebiet der Herzkoronaria direkt zum Herzstillstande führen. Im Fall von BENCKE wurde Gas dort gefunden.

Die Gasembolie tritt meistens ganz plötzlich ein. Der Kranke fühlt ein momentanes Versagen seiner Kräfte, kann dies vielleicht gerade noch äußern, schreit auf, sinkt dann zurück und ist entweder sofort pulslos oder es zeigt sich ein kompliziertes Bild der schwersten Symptome. In einzelnen Fällen konnte das Passieren des Gases durch das linke Herz als ein glucksendes Geräusch von Arzt und Patient wahrgenommen werden.

Beispiel aus eigener Beobachtung: 39jähriger Herr mit schwerer Phthise links, die linke Lunge hochgradig geschrumpft, in den unteren Partien in dicke Schwarten gehüllt. Beim Punktionsversuch, wobei alle Teile des Apparates mit Sauerstoff gefüllt sind, stößt man auf holzharte Schwarten, das Manometer zeigt nur einmal bei einer tiefen Inspiration einen leicht negativen Ausschlag. Gleich darauf klagt der Patient, es sei ihm übel. Er wird plötzlich fahl im Gesicht, hat gläsernen Blick und es setzen klonische Zuckungen in Armen und Beinen ein. Die Zuckungen werden rechts stärker, hören allmählich auf und machen einer schlaffen Lähmung des rechten Fascialis und beider rechten Extremitäten mit Anästhesie und erhöhten Reflexen Platz. Dabei schweifen die Augen leer umher, Pupillen mittelweit, reagieren, der Kranke antwortet nicht auf Anrufe, der Puls ist beschleunigt, kräftig. Nach $^{1}/_{2}$ Stunde beginnt der Patient wieder zu reagieren, er erwacht langsam und die Lähmungen verschwinden bis auf eine Schwäche im rechten Arm im Laufe weniger Minuten. Am gleichen Tage war er schläfrig und klagte über Kopfweh; schon am nächsten Tage fühlte er sich wieder genau so wie früher.

Wie wir an diesem Beispiel sehen, können einzelne Symptome stundenlang fortbestehen. Es sind gutartig verlaufende Fälle bekannt, in denen sich Lokalsymptome tage-, wochenlang erhalten haben und FORLANINI sowie MURPHY und LEMKE haben Fälle von dauernder Hemiplegie beschrieben. Nach FORLANINI spielt auch bei den schweren Pleuraeklampsien, die nunmehr als Gasembolie aufgefaßt werden müssen, das nervöse Moment ätiologisch eine Rolle. Es könnte sich dies daraus erklären, daß nervöse Kranke während der Punktion gelegentlich unruhig sind und durch ungeschickte Inpirationen, Seufzen, Sprechen und dgl. eine Aspiration von Gas begünstigen. Die zahlreichen, leicht verlaufenen Fälle von Gasembolie bei FORLANINI finden zwanglos ihre Erklärung in der Verwendung feiner und feinster Nadeln durch diesen Autor.

Die Gasembolie kann sich erst einige Zeit nach der Punktion zeigen und es fällt nicht schwer, dies aus der Mechanik der Gefäßaspiration zu erklären, während die Annahme eines Pleurareflexes erst einige Zeit nach Beendigung der Operation (FORLANINI) nicht zu verstehen ist und auch nirgends Analoga hat. Das folgende Beispiel zeigt diese spät einsetzende Gasembolie in klarer Weise:

Bei einem 29jährigen Herrn wird im Bereich der Skapularlinie an zwei Stellen ein Punktionsversuch gemacht, wobei die Nadel zuerst auf harte Schwarten stößt. Bei weiterem Vordringen zeigen sich Druckschwankungen, die dem Lungengewebe entsprechen. Nun wird etwas Sauerstoff eingeblasen, der Druck steigt rasch, um mit den nächsten Atemzügen wieder abzusinken. Nach Beendigung der Operation fühlt sich der Patient während einer Stunde ganz wohl.

Beim Auskleiden im Röntgenkabinett klagt er plötzlich über Schwindel und Sehstörung, dann stellte sich eine merkwürdige Aphasie ein, er konnte das ihm geläufige Französisch nicht mehr sprechen, wohl aber Russisch. Mehrmaliges Erbrechen, Gefühl eines Fadens im Hals, Gefühl des Geschwollenseins der linken Hälfte der Unterlippe, elendes Aussehen, intensiver Kopfschmerz. Nach $1^1/_2$ Stunden bessert sich alles, am nächsten Tage bestehen keine Symptome mehr.

Hier war offenbar über der verletzten Lunge eine kleine Gasblase gesetzt worden. Bei der brüsken Bewegung des Auskleidens kam ein Gefäß zum Klaffen und aspirierte den Sauerstoff.

Jessen berichtet von einem Fall von plötzlichem Tod während der Anästhesierung für eine größere Lungenoperation. Die Nadel hatte eine Kaverne angestochen und auf dem Wege Gefäße verletzt. Wahrscheinlich war das Gas aus der Kaverne aspiriert worden.

Zur Sicherung der Diagnose Gasembolie hat Stargardt auf ein hübsches Symptom aufmerksam gemacht. Es ist das Auftreten von Gas in den Arterien der Retina, das sich durch weißen Silberglanz der Gefäße kundgibt. Es kann fehlen, wie die anderen Lokalsymptome, erhebt aber, wenn vorhanden, die Diagnose über allen Zweifel.

Über die hochwichtige Prophylaxe der Gasembolie wurde bei der Technik alles Nötige gesagt. Die ganze Operationstechnik ist ja zum guten Teil durch die Gefahr der Embolie begründet. Nur auf einen Punkt ist noch einzutreten, auf die Verwendung des Sauerstoffs zur Erstpunktion. Brauer mißt dieser Vorsichtsmaßregel gar keine Bedeutung bei, indem er davon ausgeht, daß in dem arterialisierten, mit Sauerstoff gesättigten Blut der Lungenvenen, des linken Herzens und der Arterien des großen Kreislaufes Sauerstoffblasen sich genau so verhalten müssen, wie Stickstoffblasen, während in die Körpervenen eingebrachter Sauerstoff begierig vom Blute aufgenommen wird und nur in reduzierter Menge nach dem rechten Herzen und in den kleinen Kreislauf gelangt. Beide Gase können nicht resorbiert werden und wirken also rein mechanisch als Zirkulationshindernis, sobald sie in Gefäße getrieben werden, deren Lumen sie zum Verschluß bringen. Diese rein mechanische Wirkung des Gases wird durch die verschiedenen Umstände unterstützt und verstärkt. Stargardt konnte an Kaninchen vermittels des Augenspiegels nachweisen, daß das Gas bei seinem Eintritt in die kleinen Arterien der Retina einen hochgradigen, die Zirkulation schwer behindernden Gefäßkrampf erregt. Nach Brauer steigt die Viskosität des Blutes parallel zur Menge der in ihm emulgierten Gasbläschen an. Durch die Oberflächenspannung wird die Deformation der Bläschen in den enger werdenden Gefäßen erschwert und es findet überdies an den Oberflächen eine Konzentration kolloidaler Eiweißkörper statt (Zangger). In Tierexperimenten sah Brauer keinen Unterschied zwischen den Gasembolien mit Sauerstoff und mit Stickstoff. Soweit ist Brauer beizustimmen. Es ist dann aber anzunehmen, daß an Ort und Stelle der Gasembolie die stagnierende Blutsäule vor und hinter dem Gasbläschen rasch ihren Sauerstoff an das umliegende Gewebe abgebe und daß nun der Sauerstoff des Gasbläschens herangezogen werde. Auch dürfte das Gewebe selbst an der Resorption beteiligt sein. Ganz anders beim Stickstoff, dessen Affinität zum venösen Blute und zu den Körpergeweben gleich gering ist. Das Auftreten einer Gasembolie und ihre Symptome sind zunächst von der Gasart unabhängig, der Verlauf ist aber bei Sauerstoff ein anderer. Es kommen also hier die gleichen Überlegungen in Betracht, welche für die Erzeugung und Unterhaltung des künstlichen Pneumothorax den Stickstoff als vorteilhaft erscheinen lassen. Für die Pleura ist seine langsame Resorbierbarkeit gegenüber dem Sauerstoff mit aller Sicherheit erwiesen. Ein experimenteller Beweis für die geringere Gefährlichkeit des Sauerstoffes ist zur Zeit noch nicht geliefert, da man bei der großen Zufälligkeit, wohin das Gas kommt, die einzelnen Experimente nicht vergleichen kann und auch klinisch läßt sich in keinem Falle mit Sicherheit feststellen, ob eine Gasembolie mit Stickstoff schwerer verlaufen wäre, wenn man auch in Fällen wie dem vorher beschriebenen bestimmt diesen Eindruck hat.

Als prophylaktisches Mittel wurde von BURNAND die Tieflagerung des Kopfes während der Erstpunktion empfohlen. BRAUER hält es bei der Gewalt und Schnelligkeit des Blutstromes jedoch für ausgeschlossen, daß der Auftrieb des Gases eine Bedeutung haben könne.

Die Therapie beider Zustände, des Pleuraschocks und der Gasembolie ist eine ähnliche. Sie hat vor allem die Zirkulation anzuregen oder zu erhalten durch Flachlegen, Kampfer, Digalen, Koffein, Herzmassage oder Elektrisation. Die Integrität des Herzens spielt bei diesen Versuchen eine große Rolle; ist das Herz gesund und kräftig, so ist die Aussicht auf Erfolg, auf die Möglichkeit, die Zirkulation im Gebiet der Embolie wieder herzustellen, besser. Die Atmung ist durch rhythmisches Ziehen an der Zunge, durch Pressen am Thorax oder vollständige künstliche Atmung durch Sauerstoff, eventuell mit dem DRÄGERschen Wiederbelebungsapparat, zu fördern und zu unterhalten.

6. Die Infektion der Pleurahöhle von einer Lungenverletzung aus ist als ein schwerer Zwischenfall zu betrachten. Dieses Ereignis wird im Kapitel Pneumothorax-Pleuritis näher besprochen. Fälle, in denen durch solche Verletzungen ein nach innen offener Pneumothorax zustande kam, sind in der Literatur bisher nicht mitgeteilt.

7. Sputumaspirationen in die gute Lunge werden in früheren Arbeiten von FORLANINI und SCHMIDT erwähnt. Bei der vorsichtigen, neuesten Technik ist diese Komplikation so gut wie ausgeschlossen und die meisten Autoren haben nichts Derartiges gesehen. Bei Erstpunktionen während abundanter Blutungen ist noch am ehesten an diese Gefahr zu denken.

8. Zirkulationsstörungen schwerer Art können durch die direkte Druckwirkung des Pneumothorax auf das Herz verursacht werden. In einem Fall, den ich kurz vorher selbst gesehen hatte, ist nach einer gut gelungenen Erstpunktion, die einen totalen rechtsseitigen Pneumothorax erzeugt hatte, im Anschluß an eine zu ausgiebige Nachfüllung, welche bis zum positiven Druck getrieben worden war, Atemnot, Zyanose, bedrohliche Herzschwäche und Tod eingetreten. Es ist anzunehmen, daß in diesem Falle die Behinderung des rechten Herzens, möglicherweise sogar der direkte Druck der Gasblase auf den rechten Vorhof die Ursache des unglücklichen Ausganges gewesen ist. In einem von RANKE beobachteten Fall (mündliche Mitteilung) kamen im Anschluß an eine Erstpunktion bei ebenfalls totalem rechtsseitigen Pneumothorax noch ehe Nulldruck erreicht war, ähnliche Erscheinungen zustande: Übelkeit, Atemnot, beängstigendes Schwächegefühl, Zyanose, Schwächerwerden des Pulses, wobei der Puls in der gleichseitigen Radialis zeitweise fast unfühlbar wurde. Sofortige Entnahme von Stickstoff aus der Pleurahöhle beseitigte diese Symptome in kurzer Zeit. Die gleichen Erscheinungen ließen sich bei Nachfüllungen in geringerem Grade noch mehrmals beobachten. Sie blieben erst aus, als sich ein Pneumothoraxexsudat ausgebildet und einige Zeit bestanden hatte. Hier hat also möglicherweise die bei Exsudaten sich regelmäßig einstellende Pleuraverdickung die schädlichen Druckwirkungen späterhin unmöglich gemacht. Das Verschwinden des gleichseitigen Radialispulses ist durch eine lokale Druckwirkung oder eine Abknickung durch die Verschiebung des Herzens zu erklären.

Durchführung der Pneumothoraxbehandlung.

Während der ferneren Behandlung Lungenkranker mit künstlichem Pneumothorax kommen außer den Stickstoffeinfüllungen alle therapeutischen Maßnahmen in Betracht, die sich sonst bei Lungenkranken bewährt haben. Da es sich meistens um schwerkranke, fiebernde Phthisiker handelt, ist vor allem strenge Bettruhe bis zum Eintritte völliger Entfieberung anzuordnen. Bisher fieberfreie Kranke bleiben wenigstens die ersten Tage zu Bett, bis eine oft eintretende Fieberreaktion abgelaufen ist und bis man sieht, wie die neuen Druckverhältnisse von den einzelnen Organen ertragen werden. Unter allen Umständen ist der Kranke vor irgendwelchen körperlichen Anstrengungen zu bewahren, bis der Pneumothorax seine definitive Größe erreicht hat und bis das Befinden ein stationär gutes ist. Auch später hat sich der Kranke an den Tagen der Nachfüllungen ruhig zu verhalten.

Besonders zu Beginn der Behandlung, aber auch im späteren Verlauf muß der lokale Thoraxbefund und das Allgemeinbefinden des Kranken durch Temperatur- und Sputummessungen, durch Wägungen sorgfältig kontrolliert werden; häufige Röntgenuntersuchungen sind unerläßlich. Am sichersten werden alle diese Forderungen in stationärer Sanatoriums- oder Spitalbehandlung erreicht. Ambulante Behandlung ist im Beginne direkt zu widerraten. Das gleiche gilt für die Zeiten, in denen Komplikationen, vor allem Pleuraergüsse, zu behandeln sind. Erst wenn

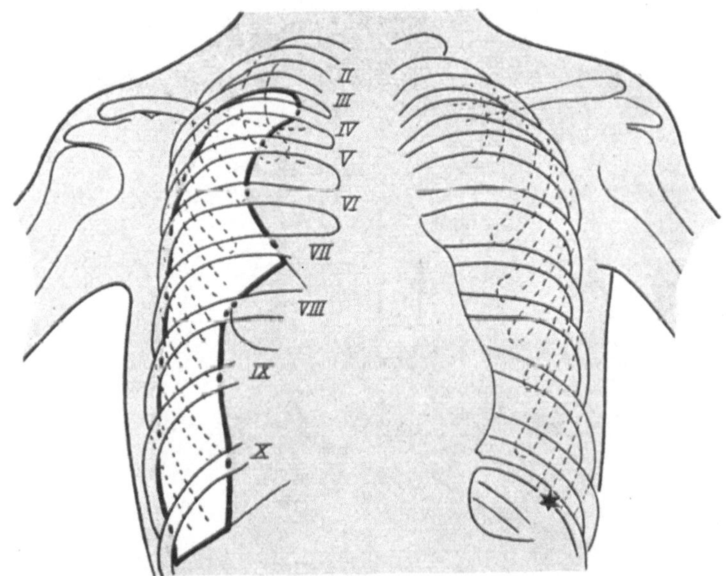

Abb. 36. Frau Z. Großer rechtsseitiger Pneumothorax. Oberlappen in der Pleurakuppe adhärent. Mittellappen und namentlich Unterlappen infolge der ausgedehnten Erkrankungsherde nicht völlig kollabiert. Im Unterlappen käsige lobäre (Aspirations-) Pneumonie. Sehr deutliche „Lappentrennung". Zwerchfellkuppe steht links zwischen 10. und 11. Rippe (*), darunter Magenblase. Rechtes Zwerchfell gestreckt und tiefstehend.

das Befinden des Kranken dauernd gut und gleichmäßig ist, wenn längere Zeit keine Zeichen einer aktiven Tuberkulose bestanden haben, kann er unter Schonung einer gewissen Beschäftigung nachgehen und ambulant nachgefüllt werden.

Die Pneumothoraxbehandlung ist mithin kein Ersatz für andere phthiseotherapeutische Methoden, sie ist vielmehr mit der DETTWEILER-BREHMER-TURBANschen hygienisch-diätetisch-klimatischen Methode zu kombinieren. Der heilsame Wert eines gelegentlichen Klimawechsels darf nicht übersehen werden. In vielen Fällen, namentlich bei ungenügender Beeinflussung der Kollapslunge oder beim Weiterbestehen aktiver Herde der anderen Seite, kommt die Kombination der Pneumothoraxtherapie mit spezifischer Behandlung durch Tuberkulin in Frage. Die Stimmen, welche gerade hier günstige Beeinflussung durch Tuberkulin gesehen haben, mehren sich.

Im ersten Teile der Kur ist die Aufgabe zu erfüllen, den Pneumothorax auf seine im speziellen Falle mögliche optimale Größe zu bringen, der zweite, längste Teil der Behandlung hat diesen Zustand zu unterhalten, der dritte Teil hat die Aufgabe, durch Eingehenlassen des Pneumothorax einen definitiven Zustand zu erreichen.

I.

Bei häufigerer Anwendung des künstlichen Pneumothorax wird jeder Therapeut auf einen gewissen Prozentsatz von Fällen stoßen, in denen es ihm nicht gelingt, einen therapeutisch nützlichen Pneumothorax zu erzielen. Die Zahl dieser negativen Fälle beläuft sich bei verschiedenen Autoren auf $^1/_5$—$^1/_3$ aller Versuche. Entweder gelingt es überhaupt nicht, irgendwo einen freien Pleuraspalt zu finden; diese Fälle sind nach Durchführung des Operationsversuches an verschiedenen Stellen des Thorax definitiv von der Pneumothoraxtherapie auszuschalten. Oder man erzielt nur kleine, lokale Gasblasen, die keinen sicheren Einfluß auf die Lunge haben.

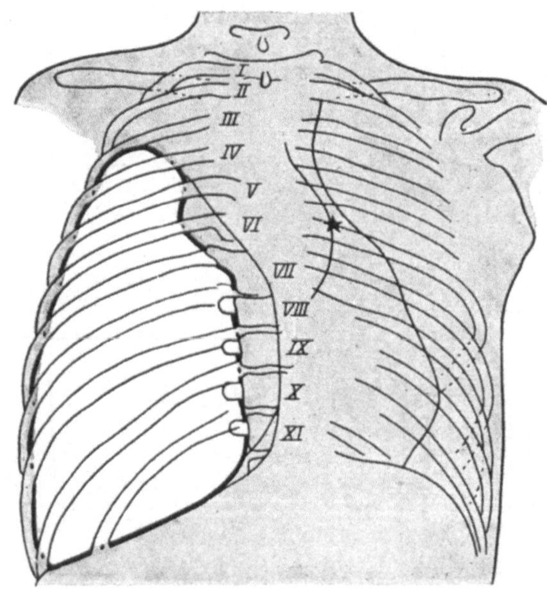

Abb. 37. Herr B. Großer basaler rechtsseitiger Pneumothorax unter hohem Druck. Zwerchfell abgeflacht, tiefstehend. Herz nach links verdrängt, Wirbelsäule vom 6. Brustwirbel ab dadurch großenteils frei sichtbar. Bei * vordere Überblähung (Mediastinalhernie). Ganze rechte Thoraxhälfte gebläht. Oben die Lunge breit adhärent. Lunge hier von unten her etwas eingedellt.

Merkwürdigerweise wird auch von gänzlich negativ ausgefallenen Pneumothoraxoperationen gelegentlich auffallend günstige Beeinflussung des Befindens schwerer Phthisiker gesehen. Dies kann auf einer vorübergehenden Ruhigerstellung der operierten Seite durch den Wundschmerz beruhen. So wurden z. B. bei einem Kranken mit abundanter Blutung an ca. 15 Stellen Punktionsversuche gemacht. Die vielen Stiche ins Schwartengewebe gaben ein schmerzhaftes Atemhindernis ab; die Blutung stand. Es muß auch als möglich bezeichnet werden, daß durch die Schnittoperation eine serologische Umstimmung von günstiger Wirkung hervorgerufen wird. Es ist aber ferner zu bedenken, daß auch psychische Einflüsse allein bei den so suggestiblen Lungenkranken auffallende Änderungen im Allgemeinbefinden zur Folge haben können.

Kleine, lokale Pneumothoraxblasen vom Umfang weniger ccm bis einiger hundert ccm sind in der Regel ohne einen therapeutischen Einfluß. Wenn es sich zeigt, daß sie sich trotz Anwendung hohen und durch häufige Nachfüllungen konstant hoch gehaltenen Druckes nicht vergrößern lassen, sind sie als mißlungene Versuche aufzugeben. Die möglichst gleichmäßige Erhaltung hohen Druckes ist zur Sprengung von Verwachsungen ein wesentliches Erfordernis, die beständigen Druckschwankungen während der Respiration üben dann eine Art Massage auf die Adhäsionen aus; sinkt nun aber der Druck von Nachfüllung zu Nachfüllung stärker ab, so vermindert dies den Lösungsmechanismus. FORLANINI empfiehlt daher tägliche Nachfüllungen in diesen Fällen, SAUGMAN steht auch vor zweimaligen Einblasungen pro Tag nicht zurück. In seltenen Fällen kann es vorkommen, daß mehrere kleine Pneumothoraxblasen von verschiedenen Punktionsstellen aus erzeugt werden können, die sich im Laufe der Kur durch zunehmende Lösung von Adhäsionen vereinigen lassen. Dieses Verfahren ist jedoch ziemlich schmerzhaft und bedingt für den Patienten eine starke therapeutische Inanspruchnahme. Man tut gut, derartige Versuche nicht allzulange fortzusetzen, wenn sie nicht bald zu einem günstigen Resultat führen.

Ausnahmsweise sieht man auch infolge von ganz kleinen Pneumothoraxblasen, ja sogar von lokalem, subfaszialem Emphysem günstige Wirkungen, Besserung des

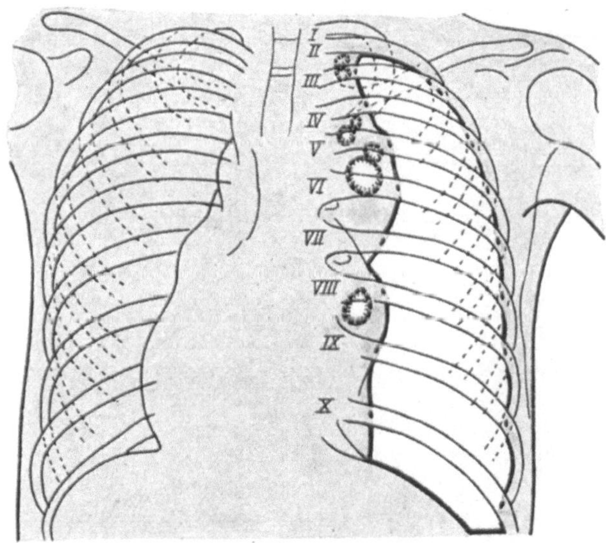

Abb. 38. Herr R. Nahezu totaler linksseitiger Pneumothorax. Linke Lunge infolge der Größe der Krankheitsherde nicht völlig kollabiert. In ihr noch zahlreiche ausgespannte, starrwandige, rundliche Kavernen sichtbar. Herz und Mittelfell nach rechts verlagert.

Fiebers und des übrigen Allgemeinbefindens, Abnahme des Sputums und der Bazillen. Dies ist ganz besonders dann der Fall, wenn die zu behandelnde Lunge schon maximal geschrumpft ist, wenn daher jede, noch so geringe Volumbeschränkung die vorhandene Heilungstendenz unterstützt. Der Effekt ist ein ganz ähnlicher, wie bei den lokalen Rippenresektionen, wie sie früher von C. SPENGLER und von TURBAN empfohlen wurden. Die Wirkung ist meistens nur eine temporäre, doch kann man die kleine Blase in diesen Fällen unterhalten, solange sie sich als nützlich erweist. Vor allem geben gerade derartige Beobachtungen wichtige Hinweise für größere operative Eingriffe in den betreffenden Fällen.

Der ideale Fall des künstlichen Pneumothorax besteht in einer völligen Ablösung der kranken Lunge von der Thoraxwand, in einem völligen Kollaps des kranken Organes. Dies wird bei Lungentuberkulose und bei Bronchiektasien nur außerordentlich selten erreicht. Frische tuberkulöse Aussaaten und akute käsige Pneumonien lassen zunächst den Pleuraspalt frei; man sieht dann die kollabierte Lunge als einen milzförmigen Körper in der Hilushöhe hinten an der Wirbelsäule liegen. Doch treten diese Erkrankungen gewöhnlich sekundär nach einer Spitzenaffektion auf, die ihrerseits schon zu lokalen Adhäsionen geführt hat. Die Fälle

von schwerer, chronischer Phthise sind fast ausnahmslos mit adhäsiver Pleuritis
verknüpft. Ihre Prädilektionsstellen sind das Gebiet der Spitzen und hier wieder
Stellen etwas unterhalb der obersten Spitze, namentlich am Rücken, dann die basale,
diaphragmatische Fläche der Lunge. Doch können auch alle übrigen Stellen der
Pleura, sowohl an der Peripherie, wie an der mediastinalen Partie und an den inter-
lobären Spalten Verklebungen zeigen; jeder Fall hat in dieser Hinsicht sein besonderes Gepräge, die Kollapslunge hat jedesmal ihre besondere Form. Es gibt
partielle Pneumothoraces im Spitzenabschnitt mit völliger Verwachsung der
basalen Partien und umgekehrt partielle basale mit völliger Ausspannung der apikalen Lungenteile, ferner laterale dorsale, laterale apikale und taschenförmige Formen.
Beim großen, im ganzen Thoraxraum ausgebreiteten partiellen Pneumothorax stellen
die an der Spitze breit adhärenten, unten freien, die zwischen Spitze und Diaphragma
wurstförmig ausgespannten, die an der Basis breit verwachsenen, durch schmale

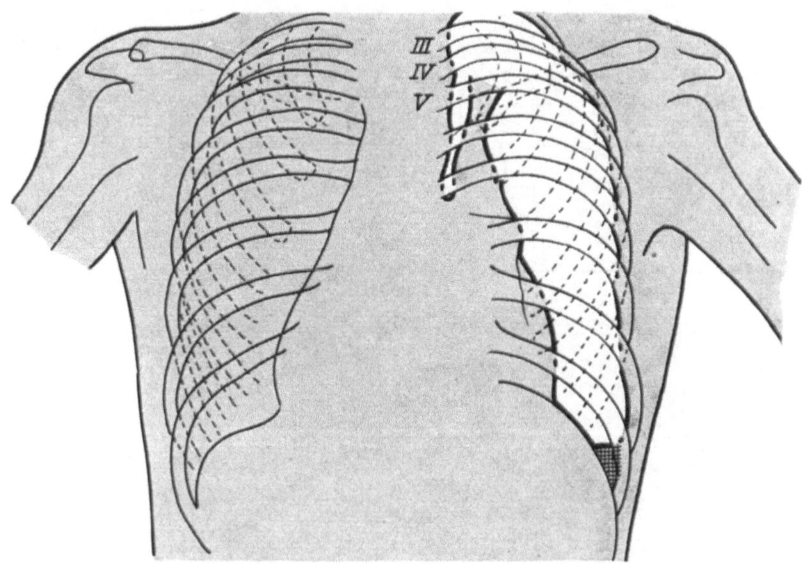

Abb. 39. Frl. O. Großer linksseitiger Pneumothorax mit beginnendem Exsudat im Rezessus.
HO in Höhe der 5. Rippe nahe am Angulus costae Adhärenz. Lunge auch unten am Zwerchfell
adhärent, zwischen beiden Verklebungen ausgespannt. Linke Seite im ganzen etwas gebläht.

Spitzenadhäsionen nach oben zuckerhutartig ausgezogenen Kollapslungen gewisse
Typen dar. Seltenere Formen sind die am Rücken komplett adhärenten, vorne völlig
freien, etwa den halben Thorax ausfüllenden, die durch laterale Adhärenzen in den
mittleren Partien des Thorax quer ausgespannten, die durch gleichmäßig in verschiedenen Richtungen verlaufende Stränge sternförmig kollabierten oder die in unregel-
mäßig gestaltete, segelförmige Blätter und Septen zerteilten Lungen. Die Form,
welche das behandelte Organ im Pneumothorax annimmt, hängt außer von den
Adhäsionen vor allem noch von der Lokalisation, Dichte und Ausdehnung der krankhaften Veränderungen ab. Kompakte Käseherde, dichte Bindegewebenarben, massige
pneumonische Infiltrate, starrwandige Kavernen etc. hindern natürlich den Kollaps,
die Volumverminderung der betreffenden Partien, sie halten sogar einer Kompression
durch positiven Druck stand.

     Aufgabe der Pneumothoraxtherapie ist es, ohne Schädigung und ohne Gefahr
für den Kranken denjenigen Zustand des Pneumothorax zu erreichen, in welchem
alles lufthaltige Lungengewebe möglichst kollabiert oder komprimiert ist. Zu diesem
Zwecke werden nach der Erstoperation zuerst alle 2—3, später alle 3—4 Tage und

im weiteren Verlaufe in zunehmend längeren Intervallen die Nachfüllungen vorgenommen. Jede Nachfüllung hat in dieser Periode der Behandlung nicht nur den Zweck, den inzwischen resorbierten Stickstoff zu ersetzen, sie hat vielmehr darüber hinaus sein Volumen zu vergrößern. Die Gasmenge dieser Einfüllungen soll zwischen 200—500 ccm schwanken. Die Anwendung größerer Quantitäten empfiehlt sich wegen der damit verknüpften allzu großen Verschiebungen der Mediastinalorgane, besonders des Herzens und des zu großen Druckes auf das Zwerchfell nicht. Der Druck ist von Fall zu Fall außerordentlich verschieden. Bei komplettem oder beinahe komplettem Pneumothorax wird ein völliger Lungenkollaps schon bei negativem Druck, der nur im Exspirium leicht positiv wird, erreicht. Bildet die vordere obere schwache ·Stelle des Mediastinums einen Teil der Pneumothoraxwand und ist sie sehr dehnbar, so kann schon bei negativen Druckwerten eine mächtige Mediastinalhernie sich entwickeln und damit sind einer Steigerung des Druckes enge Grenzen gezogen. Ebenso kann bei beweglichem Mediastinum eine starke Verschiebung

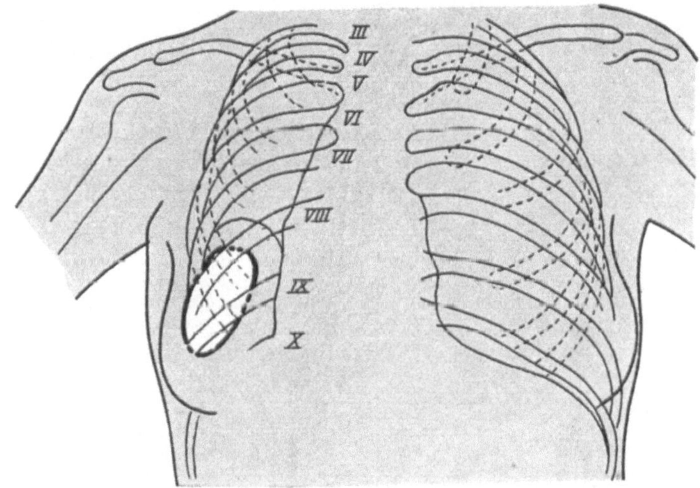

Abb. 40. Herr Sch. Rechtsseitiger, basaler kleiner, die Lunge eindellender, therapeutisch nicht wirksamer Pneumothorax. Beträchtliche Schrumpfung der rechten kranken Seite. Herz trotz des Pneumothorax noch nach rechts in die geschrumpfte Thoraxhälfte verzogen.

des Herzens und damit verbundene Einengung der anderen Lunge schon bei negativen Werten eine Grenze der Drucksteigerung abgeben. Handelt es sich dagegen um einen rein basalen oder rein lateralen partiellen Pneumothorax, so können Drucke von 30 cm H_2O und mehr ohne Beschwerden ertragen werden. KELLER hat Drucke bis 80 cm H_2O angewandt. Hierbei wird zweifellos eine lokale Lungenkompression hervorgerufen; das an den Pneumothorax angrenzende Gewebe wird in die durch Adhäsion ausgespannten Lungenpartien abgedrängt, es können z. B. Kavernen durch Einstülpung der einen Wand so wesentlich entspannt und verkleinert werden. Sehr hohe Drucke sind aber wegen der Gefahr des Einreißens der Kavernenwand zu vermeiden (vgl. Kapitel Perforation). In Fällen mit strangförmigen basalen oder apikalen Verwachsungen wird mit Drucken in der Nähe von 0 meistens die optimale Verkleinerung des Organs erreicht, höhere Drucke sind bei seitlichen Verwachsungen, durch welche das Mediastinum wie durch ein queres Band fixiert ist, erlaubt und vorteilhaft. In jedem Falle entscheidet der Grad des erreichten Kollapses einerseits die Toleranz von Mediastinum, Herz, kontralateraler Lunge, Zwerchfell und Abdominalorganen anderseits, ob durch weitere Drucksteigerung der Pneumothorax zu vergrößern ist oder nicht. Häufig genug muß der Nutzeffekt des Pneumothorax ein sehr relativer bleiben, weil die Nachbarorgane eine weitere Drucksteigerung nicht gestatten.

Diese Grenze wird der Pneumothoraxtherapie in letzter Linie stets durch das Vorhandensein von Pleuraadhäsionen gesetzt; diese Adhäsionen hindern kranke Lungenpartien am Kollaps, sie können nicht gelöst werden, weil sie einem Drucke standhalten, der für die Nachbarorgane schon Schädigungen bedingt. Die künstliche Lösung und Dehnung dieser Verwachsungen ist daher stets ein wichtiges Objekt der Pneumothoraxtherapie gewesen.

Wir haben oben gesehen, daß außer der absoluten Höhe des Druckes vor allem die Konstanz desselben von großer Bedeutung bei der Sprengung von Verwachsungen ist. Häufige, kleine Nachfüllungen sind daher indiziert, sobald eine Drucksteigerung nicht mehr angeht. KELLER hat den Vorschlag gemacht, pulsierende Drucke anzuwenden, deren Effekt ein ganz ähnlicher ist wie derjenige der rhythmischen Atembewegungen. Durch die genannten Maßnahmen sieht man häufig die Lösung von

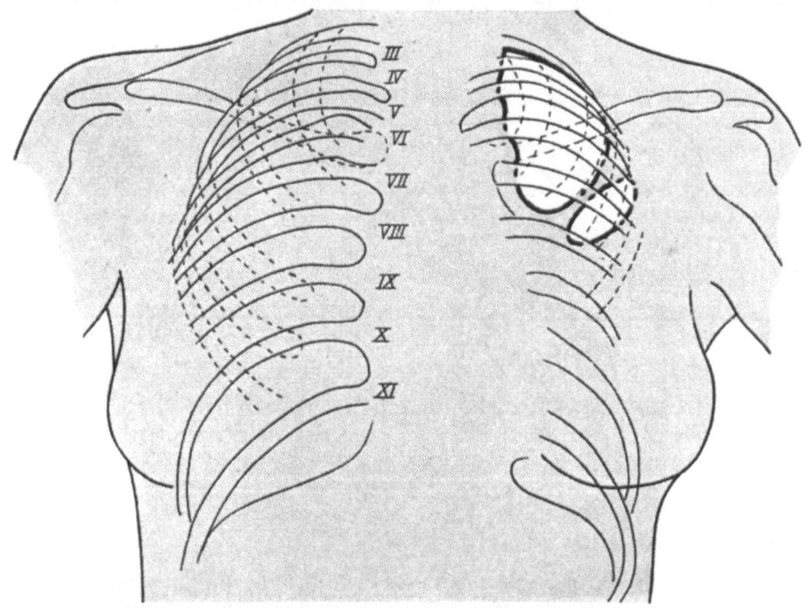

Abb. 41. Frl. St. Oberer buchtiger, linksseitiger „Spitzen"pneumothorax. Lunge in den unteren adhärenten Partien sehr stark geschrumpft, mit außergewöhnlich starker Rippensenkung. Linke Lunge infolgedessen trotz der Adhärenzen komprimiert, mit gutem Heilerfolg.

Verwachsungen und die Dehnung von Adhäsionssträngen vor sich gehen. Der Kranke selbst kann sie als pleuritische Schmerzen wahrnehmen. Erfolgen solche Lösungen plötzlich während einer Nachfüllung, so macht sich ein Absinken des intrathorakalen Druckes bemerkbar, durch die Vergrößerung des Volumens sinkt die Spannung im Pneumothorax. Wenn ein partieller, unter hohem Druck stehender Pneumothorax durch Ablösung plötzlich groß, komplett wird, so kann trotz der Druckverminderung der Druck für die nunmehr bestehenden Verhältnisse zu groß sein, das Mediastinum vermag ihn nicht zu tragen.

WEISS erwähnt folgenden Fall, der an die oben gegebenen Beispiele schädlicher Druckwirkung anklingt:

Bei einem rechtsseitigen Pneumothorax mit gut kollabierten Unter- und Mittellappen und adhärenter Spitze wird durch Drucksteigerung bis 4 und 11 cm H_2O eine Lösung der Verwachsung versucht. Zwei Tage nach der Nachfüllung klagt der Patient über heftige Schmerzen hinter dem oberen Sternum, über Druck nach dem Halse hin und Schluckbeschwerden; er ist dabei sehr unruhig, blaß, zyanotisch, ängstlich, der Puls und die Atmung sind sehr frequent. Die Durchleuchtung ergibt Ablösung der rechten Spitze und starke Überdehnung des Mediastinums. Durch eine Stickstoffentnahme tritt rasche Erleichterung ein.

Eine genaue Kontrolle der Kranken ist während der Lösungsversuche ganz besonders angezeigt.

Die festen Pleuraverklebungen sind als Reste entzündlicher Vorgänge in der Regel bindegewebig organisiert. Der Gedanke liegt nahe, sie durch örtliche oder entfernte Fibrolysineinspritzungen zur Erweichung zu bringen. Solche Versuche sind von BRAUER u. a. angestellt worden, mußten aber wieder verlassen werden, weil das Fibrolysin seine Wirkung nicht elektiv an den Verwachsungsstellen, sondern auch in den narbigen Partien der Lungen in Form gefährlicher Erweichungen ausübt.

JAKOBAEUS schlug vor, Verwachsungsstränge nach Eröffnung des Pneumothorax mit dem Thermokauter zu durchtrennen und zu versenken. SAUGMAN ließ in einem Fall nach doppelter Unterbindung einen Strang scharf durchtrennen. Die Unterbindung war jedoch nicht solid und der Patient verblutete sich in den Pneumothorax hinein. Derartige Versuche sind erst ganz vereinzelt vorgenommen worden,

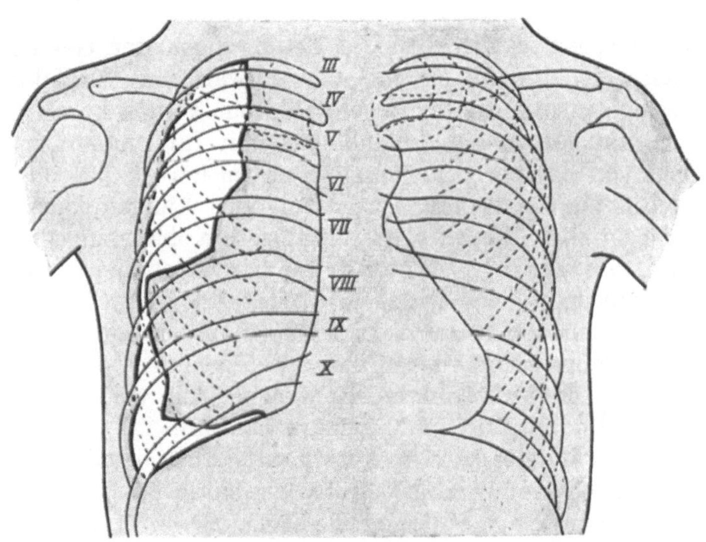

Abb. 42. Herr L. Großer rechtsseitiger Pneumothorax mit breiten, hauptsächlich hinteren Verwachsungen. War therapeutisch von guter Wirkung, da die Lunge von vorn her gegen die hintere Brustwand komprimiert wurde.

und die chirurgischen Methoden der Lösung von Verwachsungen und Durchtrennung von Strängen bedürfen noch weiterer Ausarbeitung. Es besteht hier noch eine empfindliche Lücke in der Pneumothoraxtherapie.

Bei breiteren Adhäsionen kranker, kollapsbedürftiger Lungenpartien kommen Rippenplastiken, intrapleurale und extrapleurale Ablösungen und Paraffinplomben in Frage. Dies ist ganz besonders bei Spitzenadhäsionen der Fall, wo in der Regel die Verklebungen im Verhältnis zum Volumen der Lunge groß sind, wo daher Kavernen ausgespannt bleiben. Mit Rücksicht auf die Form des Pneumothorax, den Zustand der Pleura und des Mediastinums, den Sitz der hauptsächlichen Herde ist in jedem Falle die Methode besonders zu wählen. Plastische Operationen und Plomben zur Vervollständigung des Kollapses bei partiellem Pneumothorax sind von SAUERBRUCH in einer Reihe von Fällen mit Erfolg ausgeführt worden.

II.

Hat der Pneumothorax sein optimales Volumen erreicht, was oft sehr lange dauert, in der Regel jedoch schon nach einigen Wochen erzielt ist, so ist die Dosierung der Nachfüllungen eine leichte Sache. Man kann mit großer Sicherheit damit rechnen, daß beim gleichen Druck nun auch Volumen und Konfiguration des Pneumothorax in der Regel die gleichen sind. Nur im Laufe längerer Zeiträume, die sich nach Monaten bemessen, ändert sich im trockenen Pneumothorax die Elastizität von Lunge, Pleura und Mediastinum und damit der Druck bei gleichem Volumen.

Die Häufigkeit der Nachfüllungen richtet sich in dieser Zeit nach dem Tempo der Gasresorption. Sie sollen stets vorgenommen werden, bevor sich irgendwelche Zeichen einer schädlichen Wiederausdehnung der Lunge, vermehrte Sekretion, vermehrtes Rasseln oder gar Fieberbewegungen mit stärkeren Störungen des Allgemeinbefindens einstellen. Oft haben die Kranken selbst ein ganz gutes Gefühl dafür, wann die Zeit zur Nachfüllung gekommen ist. Bei ganz großem Pneumothorax kann man in der ersten Zeit dieser Epoche 2—3, später 4—6 Wochen mit der Nachfüllung zuwarten und sie wird einen Umfang von 400—700 ccm erreichen. Bei kleinerem Pneumothorax ist die Zeit im ganzen eher etwas kürzer und die einzufüllenden Gasmengen betragen da nur 100—400 ccm.

Wir haben im theoretischen Teil die Bedingungen der Gasresorption kennen gelernt und haben gesehen, daß sie mit der schwartigen Verdickung der Pleura, die sich im Laufe des Pneumothorax regelmäßig einstellt, sukzessiv abnimmt. Die Möglichkeit, Nachfüllungen in zunehmend größeren Intervallen zu machen, hängt jedoch nicht allein von der verminderten Gasresorption ab. Noch wesentlicher ist dabei das durch die bindegewebige Verdickung der Lungenpleura und durch die zunehmende Bindegewebsbildung im Innern der Kollapslunge sich einstellende Starrerwerden des Organes. Während die frisch kollabierte Lunge einem negativen Zuge noch leicht folgt, sich wieder ausdehnt, bleibt die in Heilung begriffene Lunge noch bei weitgehenden Druckveränderungen auf ihrem Kollapsvolumen und es bedarf schon eines lange andauernden, hochgradigen negativen Zuges, um sie zu dehnen. Die mäßigen Druckschwankungen, welche sich von Nachfüllung zu Nachfüllung einstellen, sind daher nur von geringem Einfluß.

Im Laufe längerer Monate kann sich doch allmählich der Druck ändern, welcher zur Erhaltung eines bestimmten Kollapszustandes nötig ist. In den meisten Fällen wird er mit dem Starrwerden der Lunge niedriger; wo z. B. anfangs ein leicht positiver Nachfüllungsschlußdruck nötig war, genügt in der Folgezeit ein 0-Druck. Dies ist besonders dann der Fall, wenn die schwachen Stellen des Mediastinums langsam nachgeben und sich mehr und mehr ausbauchen, während der Lungenkollaps nicht mehr zunimmt. Auch der entgegengesetzte Fall kommt vor: die Lunge dehnt sich unter dem anfänglich für einen genügenden Kollaps ausreichenden Druck im Laufe der Zeit wieder aus. Vor allem ist dies der Fall, wenn ein Patient seinen Aufenthaltsort mit einem tiefer gelegenen vertauscht. Es sind daher stets in mehrwöchigen Intervallen genaue Untersuchungen des Zustandes des Pneumothorax vor allem am Röntgenschirm vorzunehmen.

Bei einem Ortswechsel ist überdies nicht zu vergessen, daß wegen der Beeinflussung des Druckes im Pneumothorax durch den Barometerstand Kranke, welche aus der Höhe ins Tiefland reisen, dort bald und ausgiebig nachgefüllt werden müssen. Während man umgekehrt bei einem Kranken, der in die Höhe reist, den Druck unmittelbar vor der Reise niedrig halten soll.

Die Symptomatologie des Pneumothorax ist schon vor 30 Jahren von WEIL in klassischer Weise ausgearbeitet worden. Die Pneumothoraxtherapie gestattet aber doch unter Röntgenkontrolle vieles eingehender und genauer zu fassen. Eine gute Übersicht der Symptomatologie hat CARPI gegeben. Hier sollen nur die wesentlichsten Punkte angeführt werden.

Die Inspektion läßt leicht eine Erweiterung der behandelten Thoraxhälfte erkennen und diese Blähung ist namentlich deutlich bei jugendlichen und grazilen Individuen mit zartem Knochen- und Muskelbau. Die Klavikulargruben, die MOHREN-

HEIMsche Grube und die Interkostalräume sind verstrichen, die letzteren können sogar direkt vorgewölbt erscheinen. Bei der vorderen oberen Überblähung macht sich eine Ausfüllung der Interkostalräume auch an den oberen Interkostalräumen neben dem Sternum auf der guten Seite bemerkbar. An Stellen von Verwachsungen sieht man öfters lokale Einziehungen in einzelnen Interkostalräumen.

Die Pneumothoraxseite schleppt beim Atmen nach, ein völliger Atemstillstand, wie er beim spontanen Pneumothorax beobachtet wird, ist jedoch selten. Das Nachschleppen wird durch die verstärkte Atmung der anderen Seite verdeutlicht. Von dieser Regel gibt es aber doch Ausnahmen: die Pneumothoraxseite kann verstärkte Atmung zeigen, ferner kann die gute Seite durch Emphysembildung so stark gebläht werden, daß die Inspektion unsicher wird.

In den späteren Stadien machen sich die Pleuraschrumpfungen durch Thoraxeinziehungen stark bemerkbar. Ebenso der negative Druck in der Periode der Wiederausdehnung der Lunge.

Durch Inspektion und Palpation sind auch die Lageveränderungen des Herzens z. T. zu erkennen. Bei fixiertem Mediastinum wird das Herz nur von der Thoraxwand abgedrängt, der Spitzenstoß verschwindet, dasselbe ist der Fall, wenn das Herz durch relativ geringe Verschiebung nach rechts mit der Spitze hinter das Sternum zu liegen kommt. Bei starker Herzverdrängung kann der „Spitzenstoß" rechts vom Sternum sogar bis in die rechte Mammillarlinie zu sehen sein. Es handelt sich dann aber in der Regel nicht mehr um einen scharf umgrenzten Spitzenstoß, sondern um verbreitete Erschütterungen. Durch Vornüberneigen des Patienten ist dieser Iktus deutlicher zur Anschauung zu bringen. Die Verschiebung des Herzens nach links bei rechtsseitigem Pneumothorax läßt dagegen den zirkumskripten Spitzenstoß nach links außen bis in die vordere Axillarlinie und oft auch in den 4. Interkostalraum hinaufwandern.

Das LITTENsche Phänomen verschwindet in allen Fällen, wo ein basaler Pneumothorax besteht.

Die Palpation ergibt eine Vermehrung der elastischen Resistenz über der Pneumothoraxseite, bei großem Pneumothorax fehlt der Stimmfremitus. Ist die Gasblase gegenüber einer adhärenten Lungenpartie scharf abgegrenzt, so läßt sich die Grenze mit diesem Symptom bestimmen, Verwachsungen vermitteln lokal die Stimmfibration nach der Thoraxwand hin, doch findet immer eine gewisse Ausbreitung statt, die eine scharfe Umgrenzung der Verwachsungen unmöglich macht. Bei zahlreichen Adhärenzen wird das Bild hierdurch unklar, man findet dann in großen Bezirken abgeschwächten Stimmfremitus. Von größerer Bedeutung ist die Palpation des Stimmfremitus bei der Wiederausdehnung der Lunge am Ende der Kur. Sie zeigt hier die Stellen an, wo die Lunge die Thoraxwand wieder berührt.

Über kleinen Gasansammlungen, beruhen sie auf Pneumothorax, oberflächlichem oder tiefem Emphysem, gibt die Perkussion hohen tympanitischen Schall. Über einem großen Pneumothorax dagegen hört man den nicht tympanitischen überlauten Schall, den Schachtelton. Trotz dieses charakteristischen Schalles kann die Beurteilung der Grenzen eines Pneumothorax doch eine recht schwierige Sache sein, so gegen den Magen hin und besonders gegen eine emphysematös geblähte gute Lunge. Die Schallfelder des Pneumothorax erscheinen, wenn er groß ist, überall erweitert, das Spitzenfeld ist sehr breit, der untere Rand erreicht die Spitze des Komplementärraumes, ja er kann sogar tiefer stehen, auf der linken Seite kann dadurch die Milzdämpfung, rechts die Leberdämpfung verkleinert erscheinen. Der untere Rand der Leber tritt oft tiefer. Sehr wichtig ist die Bestimmung der vorderen medianen Grenze, die oft schon im Beginn den Sternalrand der anderen Seite erreicht und ihn im weiteren Verlaufe um 2, 4 und mehr cm überschreitet. Vordere Überblähungen machen sich als bogenförmige Schallgrenze bemerkbar. Die Grenzbestimmung hat stets mit leiser Perkussion zu geschehen, da laute

Perkussion den Pneumothorax zu groß erscheinen läßt durch Erschütterung der Gasblase von der Umgebung her. Im Zweifelsfalle leistet die Auskultationsperkussion hier gute Dienste. Auf der Schallfortleitung beruht auch die Zone überlauten Schalles auf der gesunden Seite im Interskapularraum bei großem Pneumothorax, auf welche HAMBURGER aufmerksam gemacht hat.

Die Herzdämpfung verschwindet bei linksseitigem Pneumothorax schon bei der 1. Einfüllung, der Recessus pleuropericardiacus wird mit Gas angefüllt und erweitert sich. Es ist dies oft genug das erste Zeichen der gelungenen Operation, das Herz kann dabei noch in seiner Lage verharren, nur ist es von der Thoraxwand durch Gas getrennt. Bei stärkerer Verschiebung tritt zuerst eine Dämpfung über dem unteren Sternum, dann rechts vom Sternum auf und schließlich ergibt die Perkussion rechts vom Sternum eine ähnliche Dämpfungsfigur, wie vordem links, nur ist die Herzdämpfung nicht so intensiv und häufig nicht so scharf begrenzt. Bei rechtsseitigem Pneumothorax wandert die Herzdämpfung in ähnlicher Weise nach links, und zwar ebenfalls oft als erstes Zeichen des gelungenen Pneumothorax. Die Dämpfung bleibt bei dieser Wanderung zwar unvermindert an Intensität, sie wird aber kleiner, was FORLANINI auf eine Überlagerung des Herzens durch den linken Lungenrand zurückführt.

Eine wichtige Untersuchungsmethode ist die Prüfung des metallischen Höhlenschalles mit der HEUBNERschen Stäbchenplessimeterperkussion. Für die Erzeugung des Schalles kann man sich eines Fingerhutes bedienen, mit welchem man den Nagel des Zeigefingers beklopft (SPENGLER). Die Auskultation geschieht entweder direkt mit dem Ohr bei geschlossenem anderen Ohr oder nach der Empfehlung SAUGMANS mit einem BIANCHISchen Phonendoskop mit offenem Ventil. Bei großem Pneumothorax gestattet die Methode eine ziemlich genaue Abgrenzung der Gasansammlung, auch hier sind die Perkussionsstöße leise zu führen, da sonst die Grenzen zu weit gefunden werden. Eigentümlicherweise fehlt die Metallie beim künstlichen Pneumothorax häufig, besonders in Fällen, wo zahlreiche Verwachsungsstränge und Lungenblätter den Pneumothorax durchziehen und man gewinnt den Eindruck, daß es weniger die Stränge als hauptsächlich die mit ihnen im Zusammenhang stehenden Unebenheiten der Pleura sind, welche die Entstehung des Höhlenschalles hindern. Nach Gaseinfüllungen unter höherem Druck ist die Metallie häufig vorhanden in Fällen, wo sie vor der Nachfüllung bei weniger glatter Pleura fehlte. Am regelmäßigsten und schönsten findet man sie über den vorderen Überblähungen und Hernien, wo offenbar durch die ganz glatte Pleura die Bedingungen besonders günstige sind. Man kann mit dieser Methode sogar das respiratorische Größer- und Kleinerwerden einer Überblähung gut feststellen, während Auskultation und Perkussion für sich allein dies nicht gestatten. Die Metallie ist bei zart gebautem, elastischem Thorax besonders deutlich. Das Zeichen hat differentialdiagnostisch sehr großen Wert, da es über dem Thorax nur noch bei übergroßen Kavernen und bei der Zwerchfellhernie gefunden wird.

Die Auskultation der Herztöne zeigt allerlei wichtige Veränderungen. Bei der Abdrängung des Herzens von der Thoraxwand werden sie sehr leise, sie können bei ausgesprochener Verlagerung des Herzens nach rechts sogar ganz ferne, fast unhörbar klingen. Bei Verschiebung des Herzens nach links sind diese Veränderungen weniger deutlich, metallischer Klang der Herztöne kommt bei künstlichem Pneumothorax nur sehr selten zur Wahrnehmung und dann am ehesten bei großem, ziemlich gespanntem, linksseitigem Pneumothorax. Über Herzklappengeräusche, welche im Laufe der Pneumothoraxkur nicht so selten auftreten, wird im klinischen Teile berichtet.

Auskultation. Das Atemgeräusch über großen Gasansammlungen erscheint außerordentlich abgeschwächt. Es ist dies bedingt durch die schlechte Fortleitung und die geringen Bewegungen der Kollapslunge. Bei völligem Lungenkollaps muß man annehmen, daß das vernehmbare Geräusch von der Trachea und von der anderen

Lunge fortgeleitet wird. Bei großem Pneumothorax und den übrigen Bedingungen der Metallie hat dieses Geräusch einen metallisch-amphorischen Beiklang, der auch dem Husten und Rasseln zukommt.

Das Geräusch des fallenden Tropfens ist sehr verbreitet. Wie die Röntgenkontrolle lehrt, beruht es aber sicher nur ausnahmsweise auf Tropfen, die sich lösen. In der Regel entsteht es durch die metallische Verstärkung von Rasselgeräuschen oder pleuritischen Schallerscheinungen bei der Dehnung von Strängen, von Pleuraverdickungen u. dgl.

Auch über der Überblähung hat das Atemgeräusch den leise hauchenden Charakter[1]). An den Stellen breiter Adhäsion ist der auskultatorische Befund zunächst nur wenig verändert, wenn auch das Rasseln oft bald abnimmt und einen trockeneren Charakter bekommt. Gelingt mit zunehmendem Pneumothorax der Kollaps oder die Kompressionen dieser Partien, so wird das Atmen leiser oder rein bronchial, und die Rhonchi können mehr oder weniger verschwinden. An Stellen, wo Stränge bestehen, ist das Atemgeräusch dauernd etwas lauter zu hören.

Sehr häufig hört man bei großem Pneumothorax über der Spitze ein leises, etwas unreines Atmen, welches unterhalb der Clavicula bronchialer, nach unten zunehmend leiser wird und mehr und mehr metallischen Beiklang hat. Diese Verteilung dürfte auf rein physikalischen Bedingungen beruhen.

Die Forderung nach einem vollkommenen, auskultatorischen Silentium, die FORLANINI für einen wirksamen künstlichen Pneumothorax aufstellt, ist nur ausnahmsweise zu erfüllen. Es ist dies aber auch keineswegs nötig, denn eine sehr große Zahl von Atemgeräuschen und Nebengeräuschen können zustande kommen, ohne daß in der Kollapslunge irgendwie noch aktive tuberkulöse Vorgänge sich abspielen. Überdies kommen hier die fortgeleiteten Schallphänomene in Betracht.

Es können nämlich nicht nur von der schwer kranken Lunge stark klingende Rasselgeräusche auf die gute Seite hinübergeleitet werden, sondern es können auch Geräusche, die ihren Ursprung in der guten Lunge haben, über dem Pneumothorax zu hören sein, wo sie dann durch die Resonanz einen ganz anderen Klangcharakter erhalten. Eine derartige Fortleitung kommt namentlich in den vorderen unteren und in den hinteren medianen Partien in Betracht.

Gelegentlich machen sich bei Pneumothoraxpatienten sehr laute, sogar à distance hörbare, knallähnliche Geräusche bemerkbar, die durch ihre ungewöhnliche Lautheit den Patienten erschrecken und den Arzt in diagnostische Verlegenheit bringen können. Sie kommen dann zustande, wenn sich im Exspirium breitere Flächen der Kollapslunge oder einzelne Blätter derselben der Thoraxwand anlegen, um im Inspirium plötzlich und ruckweise abgezogen zu werden. Bei der raschen Trennung der adhärierenden Pleuraflächen entsteht der Knall in ähnlicher Weise, wie wenn aneinandergepreßte Lippen plötzlich auseinandergerissen werden. Im Pneumothorax wird dieses Geräusch oft noch verstärkt, bei stärkerer Füllung verschwindet es dagegen meist.

Röntgenuntersuchung. Die Durchleuchtung und die photographischen Aufnahmen des Thorax am Pneumothoraxkranken verdienen die allergrößte Aufmerksamkeit. Gestattet die physikalische Untersuchung mit ziemlich großer Genauigkeit, die periphere Ausdehnung des Pneumothorax, seine Oberfläche an der Thoraxwand festzustellen, so sagt sie doch über seine Tiefenausdehnung und sein Volumen nur wenig oder nichts aus. Man ist auf indirekte Schlüsse in dieser Beziehung angewiesen und ist bezüglich des Kollapszustandes der Lunge groben Überraschungen und Täuschungen ausgesetzt. Hier tritt die Röntgenuntersuchung helfend ein, und es kann heute als sichere Erfahrungstatsache erklärt werden, daß ohne

---

[1]) Diese starke Abschwächung erlaubt gegenüber dem verschärften Atmen der gesunden geblähten Lunge eine ebenso rasche und leichte wie genaue Abgrenzung dieser Überblähungstaschen. RANKE.

guten Röntgenapparat die Durchführung der Pneumothoraxkur auf große Schwierigkeiten stößt. Vieles, was durch ermüdende und mit Rücksicht auf den Zustand des Kranken oft schädliche Untersuchungen nur unsicher vermutet werden kann, ergibt sich auf dem Leuchtschirm oder der Röntgenplatte im ersten Anblick.

Zur Bestimmung der rein quantitativen Verhältnisse ist die Röntgenphotographie die Methode der Wahl, und zwar wird man in der Regel die dorsoventrale Strahlenrichtung wählen, da so die Lage des Herzens und der übrigen Mediastinalorgane, sowie die häufige vordere Überblähung am besten zur Darstellung gelangt. Bei partiellem oder flächenhaft beschränktem Pneumothorax wird die Platte am besten an die dem Pneumothorax benachbarte Fläche gelegt. Ventrodorsale Aufnahmen geben häufig eine wertvolle Ergänzung zu den dorsoventralen Photographien ab. Viele Details, wie die Tiefenlage des Herzens, die sagittale Ausdehnung einer vorderen Überblähung, die hintere untere Überblähung u. dgl. kann nur in frontaler oder in schiefer Strahlenrichtung zur deutlichen Anschauung gebracht werden.

Manche Veränderungen, welche sich im Laufe der Monate und Jahre im Innern der Kollapslunge vollziehen, wie das völlige Verschwinden von Kavernen, die Verkalkung tuberkulöser Herde u. dgl. können überhaupt nur mit dem Röntgenverfahren festgestellt werden. Es ist jedoch zu bemerken, daß der Bereich des Verfahrens in dieser Beziehung ziemlich eng begrenzt ist, da in der Kollapslunge Details meist schwer zu erkennen sind.

Die stereoskopische Röntgenaufnahme ist zur genauen Erkennung der Lage und Form der Kollapslunge, des Verlaufes der Adhäsionsstränge, der Form etwa ausgespannt gebliebener Kavernen etc. von ganz besonderem Wert.

Für die dynamischen Verhältnisse bedient man sich der Durchleuchtung oder eventuell einer Serie von Röntgenaufnahmen. Das Augenmerk ist hier in erster Linie auf die Kollapslunge zu richten. Ihre aktiven Bewegungen, Ausdehnung und Aufhellung im Inspirium, ihre Verkleinerung beim Exspirium, Husten und Pressen sind festzustellen. Dann aber auch die passiven Bewegungen der Lunge, die durch Herz und Mediastinum mitgeteilt werden, sowie vor allem die respiratorischen Bewegungen des Mediastinums und seiner Organe, wobei zuerst die Richtung dieser Bewegungen, ob normal oder paradox, dann ihre Intensität und ihre Lokalisation zu beachten ist. Die Bewegungen des Herzens, seine respiratorische Verschiebung, seine Drehung um die Längsachse, die eventuelle Hemmung dieser Bewegungen durch pleuroperikardiale Stränge sind festzustellen. Die Durchleuchtung hat vor allem die Zwerchfellbewegungen aufzuklären. Diese können normal sein, zeigen aber häufiger den „paradoxen" Typus oder endlich einen wellenförmigen Ablauf mit verschiedener Richtung in den einzelnen Abschnitten. Im Beginne der Pneumothoraxtherapie vermag nur die Durchleuchtung eine kleinere Gasblase scharf zu lokalisieren, man zeichnet dann ihren Umfang auf der Thoraxwand auf, um die beste Stelle für die Punktion wählen zu können. Eine Durchleuchtung vor und nach der Nachfüllung läßt deutlich erkennen, in welcher Weise der Pneumothorax sich weiter entwickelt. Bei schwierigeren Verhältnissen darf man nicht versäumen, auch die schiefen Durchleuchtungsrichtungen zu Rate zu ziehen.

Übriges klinisches Verhalten des Pneumothoraxpatienten.

Die Art, wie die einzelnen Kranken den ersten Eingriff und die Nachfüllungen ertragen, ist außerordentlich verschieden. Viele spüren überhaupt subjektiv keinen Unterschied und müssen erst an Hand von Röntgenphotographien vom Vorhandensein ihres Pneumothorax überzeugt werden, während andere mit starken Beschwerden reagieren, die in mancher Beziehung an das schwere Bild des natürlichen Pneumothorax erinnern.

Die Temperatur zeigt in der Regel nach dem ersten Eingriff ein- bis mehrtägige Steigerung, auch bei Kranken, welche vorher fieberfrei waren. Dieses Operationsfieber stellt sich ganz besonders dann ein, wenn die Ersteinfüllung voluminös bemessen wurde, und es sofort zu einem erheblichen Lungenkollaps kommt. Durch sehr vorsichtige Dosierung bei der Stichmethode kann es auf ein Minimum eingeschränkt oder gar vermieden werden. Ganz ähnliche vorübergehende Fieberreaktionen werden durch die folgenden Nachfüllungen erzeugt, wenn hierbei der Kollaps um einen erheblichen Betrag vermehrt wird; einzelne Kranke reagieren während langer Zeit auf jede Punktion mit Fieber. Der Typus dieser Anstiege und ihre Begleitsymptome, rascher Puls, Schweiße, nervöse Störungen erinnern durchaus an die Reaktion bei hohen Tuberkulingaben. Man kann sich leicht vorstellen, daß durch den plötzlichen Kollaps toxinhaltige Lymphe aus der Lunge herausgepreßt und in den Kreislauf geworfen wird. Untersuchungen des Blutes auf Präzipitingehalt, die NAEGELI in der SAUERBRUCHschen Klinik bei ähnlichen Reaktionen plastisch Operierter ausgeführt hat, könnten vielleicht diese Auffassung stützen. Für die Kollapslunge sind derartige Reaktionen ohne schädliche Folgen, dagegen können inaktive Herde in der anderen Lunge oder in ferneren Organen aufgestört werden, wie man es bei zu großen Tuberkulininjektionen erlebt. Die Punktions-

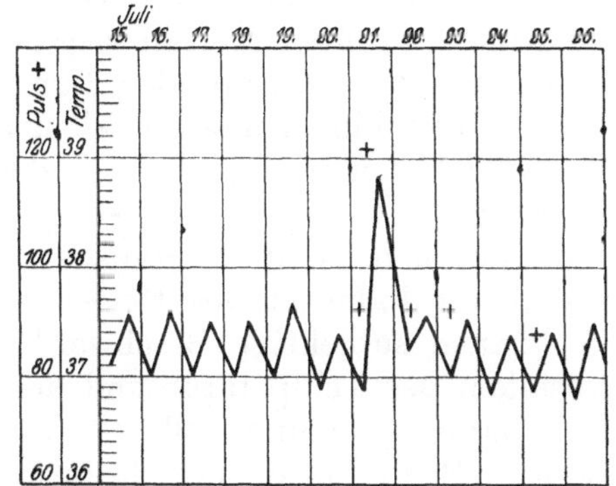

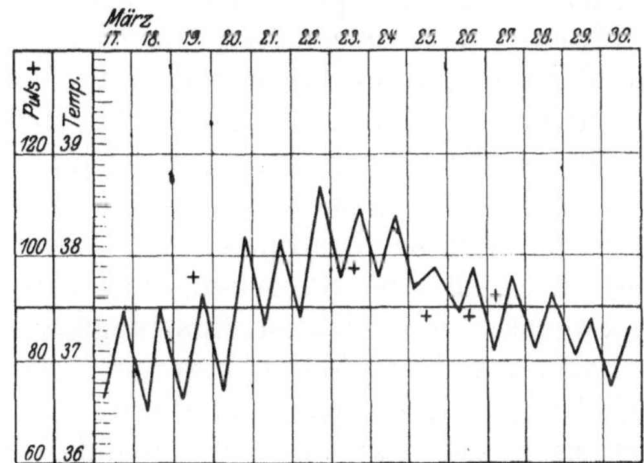

Abb. 43 und 44. Kurz dauerndes Punktionsfieber.

reaktionen sind daher nach Möglichkeit zu vermeiden. Die genaue Dosierbarkeit der Einfüllung durch die Stichmethode bekommt von diesem Gesichtspunkt aus einen besonderen Wert. Hat sich bei der Operation Hautemphysem gebildet, so kann dasselbe die Temperatur erhöhen und unterhalten, ebenso kann Druck auf die Thoraxorgane an und für sich Fieber erregen. Die erschwerte Expektoration, das Stagnieren von Sekret in den Bronchien, die Anstrengung des Hustens können ihrerseits zu den Temperatursteigerungen beitragen.

Bei fieberfreien Kranken wird in der Regel die Temperaturkurve durch den Eingriff nur vorübergehend gestört. Die obenstehende Kurve gibt ein Beispiel kurz dauernden Punktionsfiebers bei einem afebrilen Falle (Abb. 43 und 44).

Fiebernde stellen sich nach Ablauf der Reaktion in günstigen Fällen tiefer ein; nach jeder weiteren Nachfüllung sinkt die Temperatur um einen weiteren Betrag und im Laufe weniger Tage bis mehrerer Wochen oder sogar Monate tritt vollständige Entfieberung ein.

Die Temperatursenkung direkt nach der Ersteinfüllung war in einem Falle von kollapsähnlichen Erscheinungen begleitet, die auf Morphium und Kokain zu beziehen sind.

Es gibt nun aber auch Fälle, in denen die Entfieberung sehr lange auf sich warten läßt. Man sieht dies besonders bei kompakten, käsigen Pneumonien, bei frischen Aussaaten nach Blutungen und namentlich bei Kavernen, die durch Adhäsionen am völligen Kollaps gehindert werden. Man darf sich da durch das andauernde Fieber nicht verleiten lassen, den Druck mehr und mehr zu steigern oder den Pneumothorax als unwirksam aufzugeben, man hat vielmehr bei Nachfüllungen unter optimalem Druck ruhig abzuwarten, bis die durch den erreichten Kollaps angeregte Heilungstendenz sich geltend macht. Bei konsequenter, geduldiger Durchführung kann der Pneumothorax auch unter den geschilderten Verhältnissen sehr erfreuliche Resultate zeitigen. Hier dürfen die übrigen entfiebernden Maßnahmen, Ruhe, Höhenluft, lange Zeit fortgesetzte kleine Gaben von Fiebermitteln, eventuell Tuberkulin nicht vergessen werden. Bei gutem Lungenkollaps und Abwesenheit von Komplikationen kann man jedoch eine rasche Entfieberung mit Sicherheit erwarten und SAUGMAN erklärt mit Recht, daß in diesen Fällen das Weiterbestehen des Fiebers immer auf eine andere Fieberquelle hindeutet, die gesucht und gefunden werden muß, wobei stets auf die andere Lunge zu achten ist.

Herz und Zirkulation zeigen bei unkompliziert verlaufendem Pneumothorax in der Regel keine besonderen Verhältnisse. Wenn sich der Pneumothorax langsam entwickelt, wird die Arbeit des Herzens kaum, oder dann doch nur ganz gradatim vermehrt. Sehr starke seitliche Verlagerungen des Organes, die stets mit einer Drehung verbunden sind, werden auffallend leicht ertragen. Den Obduktionsfällen von CARLSTRÖM und WEISS, in denen eine Dilatation und Hypertrophie des rechten Ventrikels gefunden wurde, stehen anatomische Befunde von GRÄTZ, v. MURALT u. a. gegenüber, die keine Veränderungen am rechten Herzen zeigten. Die Fälle von CARLSTRÖM und WEISS hatten auch auf der kontralateralen Lunge ausgedehnte Herde, es lagen daher besonders große Stromhindernisse im kleinen Kreislaufe vor. Röntgenologisch läßt sich in der Regel keine Vergrößerung des Herzens, speziell nicht des rechten Abschnittes erkennen.

Im Beginne der Pneumothoraxkur findet sich mit den Temperaturanstiegen meistens auch eine Steigerung der Pulsfrequenz und der Labilität des Pulses bei Lagewechsel und leichten Anstrengungen. Dabei können subjektive Beschwerden in Form von Herzklopfen bestehen. Mit dem Absinken der Temperatur und dem Aufschwunge des Allgemeinbefindens wird der Puls dann ruhig und voll und verliert seine Labilität mit zunehmender Körperübung. Begreiflicherweise bedürfen Herzen, die durch eine jahrelang bestehende Phthise muskelgeschädigt sind, zu ihrer Erholung oft langer Zeit. Man kann jedoch gerade durch den Pneumothorax überraschende Besserungen degenerierter Herzen erleben; die Ausschaltung der schwer kranken Lunge macht sich da deutlich bemerkbar (SCHÖNHOLZER). Ein dauerndes Hochbleiben des Pulses ohne besondere anatomische Ursache weist meistens auf das Fortbestehen toxischer Einflüsse hin und trübt die Prognose.

Der Blutdruck im großen Kreislauf wurde von WEIL, SACKUR, CARPI und v. MURALT an einer großen Anzahl von Fällen vor und nach der Erstpunktion, vor und nach den Nachfüllungen bestimmt. Irgend ein charakteristisches Verhalten konnte bei diesen Untersuchungen nicht gefunden werden, speziell zeigte sich keine infolge des Kollapses auftretende Senkung des Blutdruckes, die auf eine Erschwerung der Lungenzirkulation zurückschließen ließe.

Einige seltenere Störungen, die am Zirkulationsapparat im Zusammenhang mit der Pneumothoraxtherapie vorkommen, bedürfen besonderer Erwähnung.

Bei der Eröffnung des Thorax durch die Schnittmethode sieht man ganz ähnlich wie beim chirurgischen und traumatischen Pneumothorax hier und da ein hochgradiges Langsamwerden des Pulses, der qualitativ den Charakter des Druckpulses hat. Frequenzen von 50—40 (L. SPENGLER), ja selbst von 30 (v. MURALT) sind zur Beobachtung gelangt. Dieses Phänomen kann rasch abklingen, kann aber auch stundenlang anhalten, ohne daß das Befinden des Kranken ernstlich beeinträchtigt würde. Nach experimentellen Untersuchungen von WALTHER ist die Pulsverlangsamung auf eine Reflexwirkung des Vagus zurückzuführen, die an den sensiblen Nervenendigungen am Bronchialbaum ihren Ausgangspunkt nimmt. Die

Blutdrucksteigerung beruht auf einer Reizung des Vasomotorenzentrums durch die vermehrte CO_2. Bei Erstpunktionen durch Stich wurde das Phänomen bisher nicht beschrieben.

In vereinzelten Fällen machen sich im Verlaufe der Pneumothoraxbehandlung Geräusche am Herzen bemerkbar. Man hört sie häufiger über der Basis als über der Spitze, namentlich an der Pulmonalis sind sie mit Vorliebe lokalisiert; meistens sind sie systolisch, seltener diastolisch. Sie treten gelegentlich nach Nachfüllungen auf, um mit der Abnahme des Druckes vor den Nachfüllungen wieder zu verschwinden. Durch Lagewechsel werden sie nicht beeinflußt. Die betreffenden Fälle weisen meistens starke Herzverlagerungen und Verziehungen auf. Mit dem Verschwinden des Pneumothorax verlieren sich diese Geräusche wieder; sie werden überhaupt oft nur bei genauer Überwachung des Patienten vorübergehend gefunden. All dies macht es wahrscheinlich, daß es sich um relative Klappeninsuffizienzen handelt, die durch mechanische Deformationen des Herzens selbst oder der Gefäße zustande kommen. Die relativ dünnwandige Pulmonalarterie ist diesen Formveränderungen im stärksten Maße ausgesetzt.

Als ein seltenes Vorkommnis sei noch das Auftreten von Perikarditis erwähnt. Saugman berichtet über einen Fall, wo ein trockener Pneumothorax die Perikarditis verursachte, in einem Fall v. Muralts trat sie gleichzeitig mit einem Pleuraexsudat auf.

Hochgradige Herzverlagerungen können auch Ungleichheit der beiden Radialpulse zur Folge haben. Wird z. B. der Arcus aortae durch eine extreme Rechtsstellung des Herzens gestreckt, so ist es begreiflich, daß sich die Pulswelle direkter nach dem linken Arme als nach dem rechten fortpflanzt.

Am auffallendsten sind, abgesehen von den Temperaturen, die Wirkungen des Pneumothorax auf die Symptome von seiten des Respirationsapparates.

Meistens besteht im Beginne der Behandlung mehr oder weniger prononcierte Dyspnoe, die sich beim Husten, Sprechen, nach dem Essen und bei Bewegungen steigert. Nur selten kommt es bis zur Orthopnoe. In günstig verlaufenden Fällen tritt bald Besserung des Symptoms ein, die Atmung wird den neuen Verhältnissen angepaßt, die Patienten gewöhnen sich und üben sich ein. Ist der definitive Dauerzustand des Pneumothorax erreicht, so ist die Dyspnoe meistens geringer als vor dem ersten Eingriff. Die Dyspnoe ist durchaus nicht parallel der Größe des Pneumothorax. Ein partieller Pneumothorax mit positivem Druck verursacht in der Regel stärkere Atembeschwerden als ein kompletter, da er offenbar den Atemmechanismus stärker stört. Oft steht die Dyspnoe in direkter Abhängigkeit von Schmerzempfindungen an den Stellen von Verwachsungen, die alle Grade bis zur eigentlichen Pleurodynie annehmen können, oder von diffusem Druckgefühl im Thorax, das die Patienten als unangenehmes Gefühl des Vollseins, des Aufgeblasenseins beschreiben. Die Dyspnoe hängt auch von dem Volumen des in der Kollapslunge vorhandenen noch funktionstüchtigen Lungengewebes ab. Wurde viel gesundes Gewebe ausgeschaltet, so ist sie größer. Von wesentlichem Einfluß auf die Dyspnoe ist ferner die Höhe über Meer. Je geringer die vorhandene Atemfläche ist, um so mehr macht sich der abnehmende Sauerstoffpartialdruck in der Höhe bemerkbar. Pneumothoraxpatienten, deren gute Lunge in ihrer Atmung stark beschränkt ist, können sich daher unter Umständen im Tiefland wohler fühlen als im Gebirge.

Der Dyspnoe entsprechend ist gewöhnlich die Respirationsfrequenz vorübergehend oder dauernd etwas erhöht. Die spirometrischen Untersuchungen von Saugman und Heitman an Pneumothoraxpatienten lehrten, daß die Reserveluft sehr vermindert ist. Die Inspirationsfähigkeit bleibt nach endgültiger Ausbildung des Pneumothorax in ziemlich voller Ausdehnung bewahrt, dagegen wird die Exspiration vermindert, indem die tiefste Ausatmung nahezu mit der einfachen zusammenfällt. Durch Zunahme der Kapazität der gesunden Lunge kann im Laufe der Behandlung allmählich ein Ausgleich stattfinden. Im Gegensatz zur Dyspnoe nimmt die Zyanose trotz gesteigerter Atemfrequenz in der Regel schon nach Ablauf der Operationsreaktion ab, die Kranken bekommen bald ein besseres Aussehen. Durch die Atemmechanik und die Zirkulationsverhältnisse im kleinen Kreislauf kann diese Erscheinung nicht genügend erklärt werden. Die Zyanose Lungenkranker beruht wohl weitgehend auf toxischen Einflüssen, nicht nur auf mechanischer Behinderung der Arterialisierung des Blutes. Die toxische Komponente wird durch den Pneumothorax bald ausgeschaltet.

Husten und Auswurf, welche in der Regel vor Einleitung des Verfahrens reichlich vorhanden sind, erfahren zunächst eine Vermehrung. Die kranke Lunge wird gewissermaßen wie ein nasser Schwamm ausgepreßt, die beweglichen Massen werden aus den Zerfallsherden und den kleinen Bronchien in die gröberen Luftwege geschoben. Die Expektoration ist jedoch erschwert, da die luftarme, von der Thoraxwand abgelöste Lunge sich bei Hustenstößen nur wenig verkleinert, kein genügender Luftstrom zur Herausbeförderung der Massen da ist. Die gleichen Verhältnisse kann man beobachten, wenn sich im weiteren Verlaufe eine akute Bronchitis in den Bronchialstümpfen der Kollapslunge etabliert. In beiden Fällen ist der Hustenreiz recht quälend, es kommt leicht zum Erbrechen. Dieser Zustand dauert in der Regel nicht lange, er kann sich aber nach den nächsten Einfüllungen jeweilen in verminderter Auflage wiederholen. Bei günstigem Verlauf nehmen Husten und Auswurf rasch ab.

Patienten mit ganz geringen Auswurfmengen kann dieses unangenehme Stadium erspart bleiben, der Auswurf nimmt von Anfang an ab und verschwindet bald.

Der Charakter des Auswurfs durchläuft nach der Operation in rascher Folge die Stadien, die er sonst bei einer heilenden Phthise passiert; das eitrige Sputum wird eitrig-schleimig, schleimig-eitrig, dann rein schleimig, zuerst verschwinden in der Regel die elastischen Fasern, die Tuberkelbazillen nehmen ab, zeigen mehr und mehr degenerierte Formen und verschwinden endlich ganz. Wenn sich keine nach ZIEHL färbbaren Stäbchen mehr finden, kann man oft während einiger Zeit noch die MUCHschen Stäbchen und zuletzt noch isolierte MUCHsche Granula darstellen.

Bei partiellem Kollaps, namentlich bei ungenügender Verkleinerung von Kavernen, kann ein bestimmter Restbetrag von Sputum bestehen bleiben, dessen Natur aber in der Regel harmloser ist als vor dem Pneumothorax. Das Gesamtresultat der Therapie kann dennoch ein befriedigendes sein, sieht man doch auch sonst Phthisiker ganz leistungsfähig werden, obwohl sie dauernd ein bazillenhaltiges Morgensputum produzieren.

In seltenen Fällen hat der Pneumothorax auf die Sputummenge einen ungünstigen Einfluß, sie nimmt mit wachsendem Drucke zu. Wir sahen dies bei einer Patientin, deren noch nicht bindegewebig abgegrenzte Kavernen infolge von Verwachsungen durch den Pneumothorax in sehr unglücklicher Weise gezerrt wurden. Die Sputummenge stieg mit wachsendem Druck bis auf das Fünffache und der Pneumothorax mußte aufgegeben werden.

Bei der Beurteilung des Auswurfes sowohl, wie der übrigen Symptome von seiten der Respiration ist der Zustand der anderen Lunge genau zu beachten. Ein Rest von Sputum kann aus kleinen Herden dieser Seite stammen. Da die nicht kollabierte Lunge nur ausnahmsweise ganz gesund, in vielen Fällen auch nicht von aktiven Herden ganz frei ist, muß sie dauernd und genau überwacht werden. Tuberkulöse Herde können einmal durch die schon erwähnte Tuberkulinreaktion bei den Einfüllungen, dann aber auch durch die vergrößerten Atembewegungen, welche ein Verschleppen infektiöser Substanzen von Alveole zu Alveole oder auf dem Lymphwege begünstigen, geschädigt und vergrößert werden. Die stärkere inspiratorische Dehnung und exspiratorische Verkleinerung dieser Lunge ist über allen Zweifel erhaben. Sie kommt durch die verstärkten Thoraxwand- und Zwerchfellbewegungen, ganz besonders aber noch durch die beim geschlossenen Pneumothorax einer normalsinnigen Lungenlüftung direkt günstigen Mediastinalbewegungen zustande. Die Lunge zeigt sich oft perkutorisch vergrößert, die gut beweglichen

Lungenränder sind tiefer getreten, das Atemgeräusch ist sehr laut, scharf, hat sogar puerilen Charakter. Im Stadium des Eingehens des Pneumothorax können geradezu enorme Überblähungen und Verziehungen nach der Pneumothoraxseite mit gewaltiger Volumzunahme vorkommen. SAUERBRUCHS Versuche an Hunden, denen eine Lunge exstirpiert wurde, zeigten, daß die andere den ganzen Thoraxraum ausfüllen kann. In Obduktionsfällen findet man das Organ meist vergrößert, die Alveolen in einzelnen Abschnitten emphysematös erweitert. Zweifellos ist auch die Blutzirkulation in dieser Lunge verstärkt, die vermehrten Atembewegungen wirken stromverstärkend und vermutlich ist die von kompakten Herden durchsetzte, später bindegewebig indurierte Kollapslunge im ganzen genommen doch ein so starkes Zirkulationshindernis, daß mehr als die Hälfte des gesamten kleinen Kreislaufes durch die gute Lunge strömt. Diese Deutung wird durch die röntgenologischen Erfahrungen gestützt, die Blutgefäßzeichnung in der guten Lunge ist nach Anlegung des Pneumothorax viel ausgeprägter, man kann sogar deutliche Pulsationen am Hilus wahrnehmen. So entsteht eine aktive Hyperämie der guten Lunge.

Es ist von ASCOLI der Vorschlag gemacht worden, Herde der besseren Lunge durch Anlegung eines gleichzeitigen zweiten Pneumothorax mit ganz geringer Pression auch unter die günstigen Verhältnisse des Lungenkollapses zu bringen. Dieser doppelseitige Pneumothorax mit niedrigem Druck würde gerade die erwähnten Vorteile aufheben. Ob er je zur Ausführung gelangt ist und mit welchem Resultat, ist nicht bekannt.

Dagegen sind von FORLANINI einzelne Fälle erfolgreich sukzessive auf beiden Seiten mit Pneumothorax behandelt worden.

Es ist hervorzuheben, daß die Gefahr der Aspiration von Sputummassen in die gute Lunge bei den Gaseinfüllungen beim künstlichen Pneumothorax im Gegensatz zur Thorakoplastik sehr gering ist. SCHMIDT und FORLANINI erwähnen in den ersten Publikationen dieses Vorkommnis, die meisten erfahrenen Autoren haben es nie erlebt (SPENGLER, BRAUER, WEISS, SAUGMAN). Am leichtesten können sich Aspirationen dann einstellen, wenn der künstliche Pneumothorax zur Stillung einer abundanten Hämoptyse während der Blutung eingeleitet wird. Das Fehlen dieser Komplikation beruht beim Pneumothorax zweifellos auf dem Erhaltensein der normalen Thoraxfiguration und Bewegungen auf der Pneumothoraxseite, auf der damit zusammenhängenden normalen Lüftung der guten Lunge, auf dem Fehlen der paradoxen Mediastinalbewegungen (vgl. Abb. 30—35). Die richtige Expektoration bleibt damit garantiert. Auch bei den Paraffinplomben fehlen, soweit die bisherigen Erfahrungen reichen, aus den gleichen Gründen die Aspirationen.

Bei der physikalisch-diagnostischen Beurteilung der guten Lunge ist noch auf einige Punkte aufmerksam zu machen, die zu Täuschungen Anlaß geben können.

Bei Verlagerung des Herzens, sei es nach links oder nach rechts, hört man über den seitlich ans Herz grenzenden Lungenpartien bei leicht gedämpftem, gelegentlich auch etwas tympanitischem Perkussionsschall neben pleuritischen Knistergeräuschen häufig feines bis mittleres, tonloses Rasseln. Es kann den Charakter von Entfaltungsgeräuschen haben, wie bei tiefen Atemzügen über mangelhaft gelüfteten Spitzen. Dann handelt es sich wohl um eine reine Druckwirkung des verlagerten Herzens auf die betreffende Lungenpartie. Die Geräusche können aber auch gröber und feuchter, das Atemgeräusch ausgesprochen unreiner werden, es kann sich Schnurren, Ächzen und Pfeifen beimischen. Nunmehr liegt wohl eine Stauungsbronchitis durch lokale Druckwirkung vor. Möglicherweise handelt es sich in einzelnen Fällen um die Akzentuierung präexistierender oder um das Aufschießen frischer tuberkulöser Herde. Genaue Untersuchung bei verschiedenen Drucken läßt aber meistens deutlich erkennen, daß diese Veränderungen vorübergehend, völlig reparabel und nicht spezifisch sind [1]).

---

[1]) Lokale Atelektasen der anderen Lunge kommen namentlich hinten unten nahe der Wirbelsäule auch bei Pneumothoraxexsudaten vor. Sie verschwinden mit der Entleerung des Exsudates, sind also ebenfalls nicht spezifisch. RANKE.

Ganz ähnliche Symptome kommen oft vorne oben an der Grenze einer Mediastinalüberblähung zur Beobachtung.

Wenn durch den Lungenkollaps im großen ganzen die symmetrisch fortgeleiteten Rasselgeräusche zum Verschwinden gebracht werden, so ist doch zu beachten, daß unter Umständen neue fortgeleitete Phänomene in die Erscheinung treten können. So ist es möglich, daß durch starke Verlagerung z. B. die linke kollabierte Lunge rechts am Sternum Rasseln produziert. Ferner können von der Stelle der häufigsten Adhäsionen, hinten oben bei der Spina scapulae Rasselgeräusche, die früher nur lokal zu hören waren, nunmehr aber durch den Resonanzboden des Pneumothorax verstärkt sind, auf der anderen Seite gehört werden und so eine Verschlimmerung vortäuschen. Die wahren Rezidive in der guten Lunge zeigen sich in der Regel zunächst in einem Unruhigerwerden der schon vorhandenen Herde, zahlreicher, grobblasiger und feuchter werden der Rasselgeräusche und häufig auch in Infiltrationen, die vom Hilus ausgehen. Das erste Symptom einer Schädigung besteht oft in einer trockenen Pleuritis der guten Seite. Die Verschlimmerungen stellen sich häufig ganz schleichend, selbst ohne die geringsten Fieberbewegungen ein, ihre Progredienz ist manchmal eine auffallend rapide und man kann sich des Eindruckes nicht erwehren, daß der Pneumothorax, wenn einmal der Stein ins Rollen gekommen ist, besonders ungünstig auf die andere Seite wirkt. Die verstärkte Atmung und die reduzierte Atemfläche sind nun direkt schädliche Faktoren. In anderen Fällen geben Exsudatbildung im Pneumothorax, eine Bronchitis u. dgl. den Anstoß zum Unruhigwerden der besseren Lunge. Allgemeine Schonung, Druckverminderung und eventuell Eingehenlassen des Pneumothorax sind die zur Behandlung in Frage kommenden Maßnahmen.

Der allgemeine Ernährungszustand und die Gewichtskurve der Pneumothoraxpatienten zeigen recht verschiedenes Verhalten. Mit dem Verschwinden des Fiebers und der übrigen toxischen Symptome sind die Bedingungen für einen normalen Stoffwechsel und eine gute Assimilation natürlich verbessert. Toxischdyspeptische Magendarmstörungen, Appetitlosigkeit, Erbrechen treten oft rasch zurück. Anderseits kommt nun eine neue Wirkung zur Geltung; das durch den Pneumothorax verdrängte Zwerchfell drückt auf den Magen, und zwar um so mehr, je stärker der Druck gehalten wird. Ein partieller, basaler Pneumothorax, namentlich der linken Seite verursacht so hervorstechende Magenstörungen, Appetitmangel, Gefühl der Schwere, des Liegenbleibens der Speisen, sogar Erbrechen. Im Laufe der Zeit gewöhnt sich der Magen an die Situation, die Verdauung wird wieder normal. Heruntergekommene Phthisiker nehmen beim Pneumothorax, besonders wenn der Druck auf den Magen fehlt, oft überraschend an Gewicht zu und blühen förmlich auf. Ebenso häufig findet man jedoch, namentlich im Beginne der Therapie Gewichtsverluste, besonders bei gutgenährten Personen und es kommt dann vor, daß sie überhaupt erst nach Eingehen des Pneumothorax ihr Anfangsgewicht wieder erreichen. Dennoch kann der nunmehrige Ernährungszustand einen normalen Eindruck machen. Man hat es unter den gebesserten Allgemeinbedingungen nicht mehr mit aufgedunsenen, künstlich gemästeten Phthisikern, sondern mit gesundem Gewebetonus zu tun.

Die Darmverdauung wird bei gesunden Organen vom Pneumothorax in der Regel nicht beeinflußt. Beobachtungen von hämorrhagischer Diarrhöe in der Operationsreaktionszeit sind vereinzelt (KELLER, v. MURALT). Stellen sich Diarrhöen ein, so besteht immer der Verdacht, daß eine bisher latent verlaufene Darmtuberkulose manifest geworden ist. Leider ist diese Beobachtung nicht zu selten und alle Autoren stimmen darin überein, daß Darmtuberkulose fast sicher durch den Pneumothorax ungünstig beeinflußt wird.

Die Urinausscheidung ist im Beginne der Behandlung öfters vermindert (SAUGMAN). Toxische Albuminurien erfahren meistens eine günstige Beeinflussung, sie können abnehmen und verschwinden. Auch Nephritiden leichteren Grades werden oft günstig beeinflußt, doch sieht man hier gelegentlich das Gegenteil. Dasselbe ist von der Amyloidniere zu sagen.

Sehr wichtig ist das Verhalten der Diazoreaktion. Ist bei einem Phthisiker einmal eine deutliche Diazoreaktion vorhanden, so ist seine Prognose mit Sicherheit schlecht, er wird im besten Falle Remissionen von einiger Dauer erwarten können. Durch den künstlichen Pneumothorax kann jedoch die Diazoreaktion zum Verschwinden gebracht werden. Eine große Anzahl Kranker mit positiver Diazoreaktion ist durch Pneumothorax nicht nur dauernd diazofrei, sondern dauernd geheilt worden. Diese Beobachtung lehrt am sichersten den völlig umstimmenden, direkt lebensrettenden Einfluß der Pneumothoraxtherapie schätzen.

PIGGER hat in 5 Fällen den opsonischen Index vor und während der Pneumothoraxkur bestimmt. In Fällen, wo die vollständige Kompression der Lunge gelang und keine tuberkulösen Komplikationen eintraten, blieb nach anfänglichem Hin- und Herschwanken der opsonische Index dauernd über die Norm erhöht und er erfuhr auch hier noch durch die Stickstoffnachfüllungen eine vorübergehende Steigerung. Die Kurve entsprach in günstigen Fällen vollkommen dem von WRIGHT für eine Heilung geforderten Verhalten. CARPI hat diese Untersuchungen bestätigt.

Hand in Hand mit allen schon beschriebenen Veränderungen des Befindens treten beim Pneumothorax die Symptome der toxischen Psychoneurose rasch in den Hintergrund, so die Schweiße, die Schlafstörungen, Menstruationsanomalien, die Erregungszustände, die erhöhte Erregbarkeit der Muskeln (ORSzÁG), die pathologisch veränderte Stimmung etc. Als neue nervöse Symptome können sich durch den einseitigen Druck auf den Halssympathikus vorübergehend gleichseitige Hemikranie und Pupillenerweiterung, sowie einseitige Hauthyperämie am Kopfe einstellen. In mehreren Fällen sahen wir diese Erscheinungen in Form vorübergehender Anfälle nach jeder Nachfüllung eintreten. In ähnlicher Weise kann der Pneumothorax auf den gleichseitigen Nervus recurrens drücken, es kommt zur dauernden oder mit jeder Nachfüllung exazerbierenden Rekurrensparese. Einmal wurde eine ebenso periodisch auftretende Phrenikusneuralgie beobachtet. Diesen selteneren Symptomen kommt jedoch im ganzen Bilde des künstlichen Pneumothorax keine größere Bedeutung zu.

Im Vordergrunde steht vielmehr eine überraschende Umwandlung der ganzen Persönlichkeit, wie man sie wohl auch sonst bei günstigem Kurverlaufe sieht, die aber durch die Schnelligkeit, mit der sie sich vollzieht, ganz besonders frappiert. Solche Kranke können sich selbst über den merkwürdigen Umschwung, über das wie durch ein Wunder wieder erlangte Gefühl der Gesundheit und Lebenskraft nicht genug freuen. Es ist oft recht schwer, sie davon zu überzeugen, daß sie noch sehr pflege- und schonungsbedürftig sind und sie vor Unvorsichtigkeiten und schädlichen Unternehmungen, wie beruflichen Anstrengungen, Verlobungen etc. abzuhalten. Gute Dauerresultate bei Pneumothorax hängen sehr davon ab, daß die Kranken nicht zu früh sich selbst überlassen werden; durch ihr gutes und oft blühendes Aussehen kommen sie und andere allzu leicht in die Versuchung, den Erfolg durch zu große Leistungen aufs Spiel zu setzen. Die Klage, daß sich die Kranken in diesem Zustand sogar den Nachfüllungen entziehen, wird in der Literatur oft laut.

Komplikationen des künstlichen Pneumothorax.

Es ist unmöglich, beim künstlichen Pneumothorax eine scharfe Grenze zu ziehen zwischen Vorgängen, die noch in das normale pathologisch-physiologische Bild des Pneumothorax gehören und den Vorkommnissen, die schon ausgesprochen den Charakter einer Komplikation haben. Geht man z. B. davon aus, daß der komplette Pneumothorax den normalen Fall darstellt, so sind schon die Pleuraadhäsionen und

die mit ihnen im Zusammenhang stehenden Erscheinungen als Komplikationen zu
betrachten. Ebenso fragt es sich, welcher Grad der Nachgiebigkeit des Mediastinums
und des Diaphragma als normal zu postulieren ist. Damit ist in weitestem Maße
der Einfluß verbunden, den der Pneumothorax auf die andere Lunge, auf die Zirkulationsorgane, auf den Magen und die übrigen Abdominalorgane ausübt.

Als Komplikationen werden hier nur solche Zustände besprochen, die ein Novum bringen und dadurch dem Krankheitsbild ein wesentlich anderes Gepräge geben,
die prognostisch von erheblicher Bedeutung sind und besondere therapeutische
Überlegungen erfordern.

Die Komplikationen, welche mit dem operativen Eingriff als solchem verknüpft sind, wurden anderen Ortes behandelt.

1. Die Mediastinalhernie.

Im allgemeinen Teil sind die beiden schwachen Stellen des Mediastinums, die
vordere obere und die hintere untere beschrieben worden. An beiden Stellen kann das
Mediastinum der zwischen beiden Thoraxhälften bestehenden Druckdifferenz nachgeben, es wölbt sich nach der gesunden Seite hin vor.

Im Bereiche der hinteren, unteren Stelle kommt es nur selten zu erheblichen Überblähungen, da die räumlichen Verhältnisse für solche hier keine günstigen
sind. Die Mediastinaltasche drängt hier direkt gegen die Masse der guten Lunge
an und findet an ihr einen gewissen Widerstand. Die Überblähungen in diesem
Gebiete verursachen in der Regel keine erheblichen Beschwerden und Beein-
trächtigungen des therapeutischen Erfolges, sie stellen mehr einen zufälligen
Befund dar.

Anders verhält es sich mit der vorderen oberen Überblähung. Hier findet
das sich vorwölbende Mediastinum einen präformierten Raum, in welchem es sich
weiter entwickeln kann, zunächst in dem lockeren substernalen Bindegewebe, dann
aber weiter im Pleuraspalt der gesunden Lunge. Zunächst ist die Überblähung im
Leuchtschirm als eine feinkonturierte rundliche Vorwölbung nach der guten Seite
in der oberen Partie des Sternums im Exspirium sichtbar, im Inspirium flacht sie
sich ab und verschwindet am Sternalrand. Schon bei negativen Druckwerten im
Pneumothorax kann die Überblähung rasch wachsen, kann sich bruchsackartig
nach oben, unten und seitlich ausdehnen und die ganze Vorderfläche der guten Lunge
bis in die Axillarlinie hinaus im Exspirium bedecken, während sie sich im Inspirium
stets verkleinert. Geringere Grade der Überblähung werden oft ohne Beschwerden
ertragen; doch sind hier und namentlich bei den hernienförmigen Ausbuchtungen
Druckgefühl auf der affizierten Seite, Beklemmungen am Halse, das Gefühl, es sei
im Innern etwas gerissen, auch Reizhusten und vor allem vermehrte Dyspnoe ganz
gewöhnliche Erscheinungen. Wenn sich auch bei frontaler Durchleuchtung stets
feststellen läßt, daß die Hernie einen geringen Tiefendurchmesser von nur wenigen
Zentimetern besitzt, so wird doch zweifellos die Atemfläche der guten Lunge dadurch empfindlich reduziert und ihre respiratorische Entfaltung gehemmt. Die
Schädigung macht sich häufig durch das Auftreten frischer tuberkulöser Prozesse im
Bereiche der Überblähung bemerkbar.

Ob ein Einreißen dieser Überblähungen möglich ist, erscheint noch strittig. Weiss berichtet über einen Patienten, dessen rechtsseitiger Pneumothorax eine Überblähung nach links
zeigte, welcher nach einer körperlichen Anstrengung — Zuschnüren der Schuhe in stark gebückter
Stellung — zunehmend dyspnoischer wurde. Die Untersuchung deckte nun einen linksseitigen
Pneumothorax auf, der diese Lunge etwa zur Hälfte komprimierte. Bei der Anstrengung hatte
der Kranke vorne in der Brust ein Knacken verspürt. Entlastung des linken Pneumothorax
wirkte günstig, die Rißstelle im Mediastinum, welche der Autor annimmt, heilte. Der Fall ist
differentialdiagnostisch nicht ganz klar. Ob wirklich ein Einreißen des Mediastinums, ob nicht
vielmehr ein spontaner Pneumothorax links vorlag, hätte durch gleichzeitige Druckbestimmung
auf beiden Seiten festgestellt werden müssen. Das Vorkommnis ist jedenfalls sehr selten.

Sobald es sich zeigt, daß die gute Lunge durch eine Überblähung geschädigt wird, ist der Druck im Pneumothorax so weit zu reduzieren, bis diese Beeinflussung verschwindet. Es kann dies sehr schwierig sein, da die einmal mobilisierte Mediastinalstelle sich nicht elastisch retrahiert und deshalb schon bei ganz kleiner Druckdifferenz ihre Verlagerung beibehält. Erträgt die gute Lunge aber die Überblähung gut, so hat sie an und für sich keine nachteiligen Folgen und bedarf keiner weiteren Behandlung.

2. Die Pneumothoraxpleuritis.

Das Auftreten eines Pleuraergusses im Pneumothorax stellt nach dem übereinstimmenden Urteil aller Pneumothoraxtherapeuten eine außerordentlich häufige Komplikation dar. Die Zahlen der einzelnen Autoren schwanken zwischen 30 und $50^0/_0$ (FAGIUOLI, FAVA, FORLANINI, v. MURALT, SAUGMAN, ZINK), einzelne geben

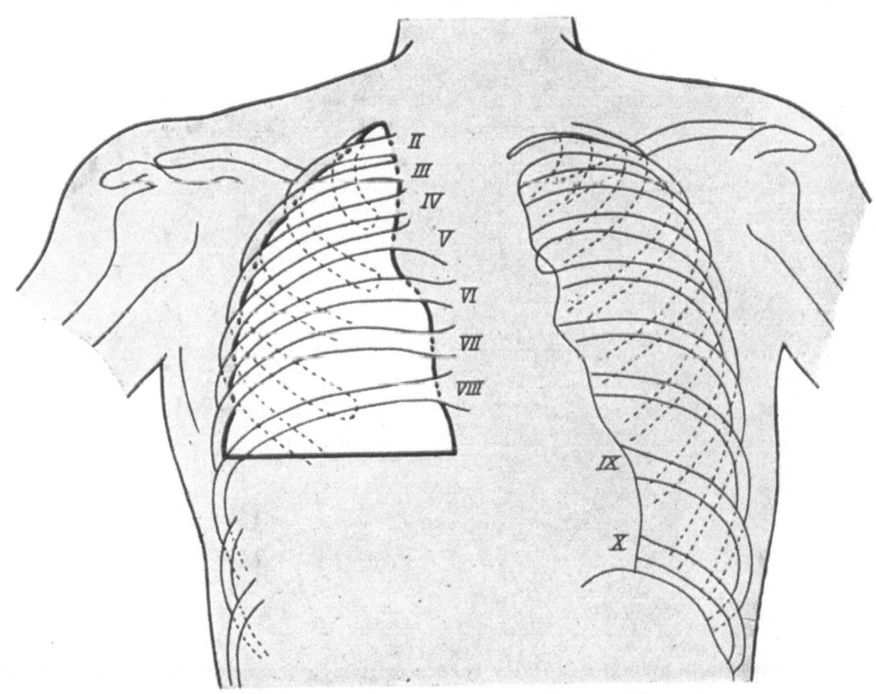

Abb. 45. Herr D. Großes Exsudat in totalem rechtsseitigem Pneumothorax. Starke Verdrängung des Herzens. Rechte obere Thoraxhälfte geschrumpft, obere Rippen stark gesenkt, untere durch das Exsudat ausgespannt erhalten.

sogar $70^0/_0$ (DUMAREST, MURARD) und mehr an. Bei Autoren, die nur einen ganz geringen Prozentsatz angeben (SCHMIDT), handelt es sich in der Regel um Statistiken von noch nicht zu Ende behandeltem Material. Nur die Zahlen von BRAUER und SPENGLER sind etwas niedriger. FAVA berichtet, er habe in dem großen Material seines Lehrers FORLANINI nur ganz wenige Fälle beobachtet, in denen nach langer Behandlung die Pleura nicht unter mehr oder weniger entzündlichen Reaktionserscheinungen eine Flüssigkeitsansammlung gezeigt hätte.

Diese große Gleichmäßigkeit im Auftreten von Pleuraexsudaten bei künstlichem Pneumothorax erscheint für die Ergründung ihrer Pathogenese wichtig und es ist zu betonen, daß man deshalb wohl innere Ursachen in erster Linie beschuldigen muß und daß die vorwiegende Wirksamkeit äußerer Faktoren, wie z. B. der Infektion bei der Operation und den Nachfüllungen unwahrscheinlich ist.

Eine statistische Gegenüberstellung der nach der Stichmethode und nach der Schnittmethode angelegten Pneumothoraces ergab in den Untersuchungen von

v. Muralt, daß die Operationsmethode auf die spätere Entstehung des Exsudats ohne nennenswerten Einfluß ist. Dies geht auch daraus hervor, daß die Exsudate nach der Schnittmethode durchschnittlich 4,7 Monate nach der Operation, diejenigen nach der Stichmethode durchschnittlich nach 4,5 Monaten aufgetreten sind und daß die Verteilung auf entsprechende Zeitintervalle bei beiden Methoden eine ganz ähnliche ist.

Einen deutlichen Einfluß auf das spätere Eintreten eines Exsudats hat dagegen die Schwere der Fälle. Mittelschwere und chronische Erkrankungen verlaufen relativ häufiger ohne Exsudat als sehr schwere und namentlich als akute Formen bei käsigen Pneumonien und virulentem Zerfall.

Bei den ausgesprochen schweren progredienten Fällen pflegt die Pleuritis im Durchschnitt auch früher, also kürzere Zeit nach der Operation in die Erscheinung zu treten als bei den mittelschweren Fällen, und es sind bei der ersteren Gruppe namentlich die großen, später trüb und eitrig werdenden Exsudate beobachtet worden.

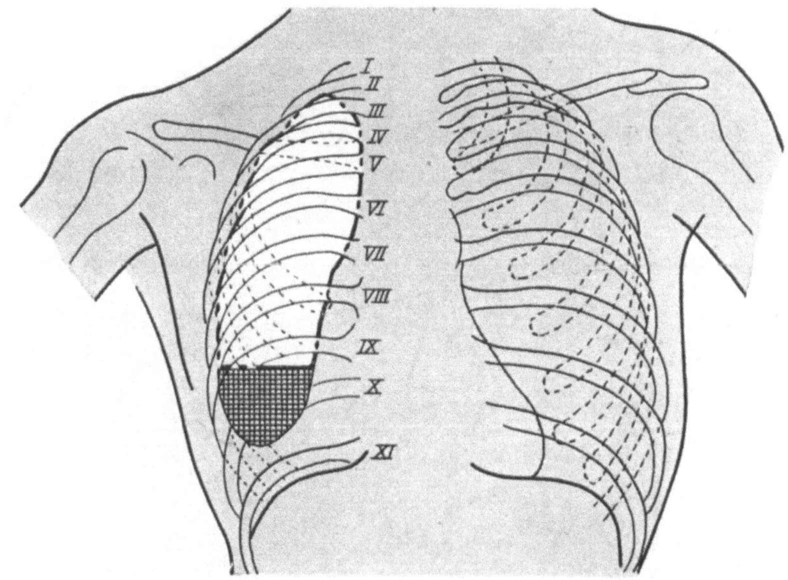

Abb. 46. Frl. W. Ursprünglich nahezu totaler rechtsseitiger Pneumothorax. Allmähliche Wiederausdehnung der unteren Lungenteile unter dem Exsudat infolge des Schwartenzuges.

Die mittelschweren Fälle erkranken dagegen durchschnittlich später, in einzelnen Fällen erst über ein Jahr nach der Operation, und diese Exsudate sind vorwiegend klein und serös. Die verschieden große Frequenz der Exsudate in den einzelnen Statistiken erklärt sich zur Genüge aus den Unterschieden im Material. Je weiter die Indikation zum künstlichen Pneumothorax auch auf leichtere Fälle ausgedehnt wird, wie z. B. in der Statistik von Zink, um so seltener wird der Pleuraerguß.

Über die letzte Ursache dieser Pleuraergüsse, über ihre ätiologische Natur ist von jeher viel diskutiert worden. Zur Erklärung ihrer großen Häufigkeit sind jedenfalls besondere Momente nötig. Es ist ganz auffallend, daß im Hochgebirge, wo die gewöhnliche seröse Pleuritis nach übereinstimmendem Urteil verschiedener Autoren eine große Seltenheit ist, die Pneumothoraxpleuritis nicht weniger häufig vorkommt als im Tiefland.

Einmal ist zu beachten, daß einerseits durch das Bestehen des Pneumothorax die Pleura außerstand gesetzt ist, eine tuberkulöse Infektion durch Verklebung ihrer beiden Blätter zum Abschluß zu bringen, vielmehr können sich tuberkulöse Herde auf der Pleura frei weiter entwickeln und ausdehnen (Grätz). Die Entstehung solcher Pleuraherde wird durch die Dehnung der Pleura in der Nähe von Adhäsionen und durch das Einreißen von Verwachsungssträngen zweifellos häufig begünstigt. Dann ist aber vor allem zu beachten, daß die Pleura durch den beständigen Kontakt mit Gas dauernd in einen unphysiologischen Zustand versetzt wird, der, wie KAUFMANN an Hunden nachweisen konnte, auch eine anatomische Änderung der Serosa zur Folge hat und der sich funktionell in einer abnehmenden Fähigkeit der Gasresorption, sowie in der vermehrten Neigung zur Bildung von Pleuraadhäsionen dokumentiert.

Schon NÖTZEL wies nach, daß die große natürliche Resistenz der Pleura gegen Infektionen durch ihre operative Eröffnung wesentlich abgeschwächt wird. TIEGEL glaubte hierfür die unvermeidlichen Insulte des Pleuraepithels verantwortlich machen zu müssen. Durch die Tierversuche von KOENIGER ist auf die ganze Frage Licht geworfen worden. Er konnte zeigen, daß die Pleura von Kaninchen für eine Staphylokokkeninfektion viel empfänglicher war, wenn ein Pneumothorax bestand, und zwar war die Begünstigung der Infektion um so stärker, je größer der Pneumothorax war. Sie blieb aus, wenn er klein war und trat bei mittlerer Größe des Pneumothorax deutlich hervor. Die Erfahrungen am Menschen stimmen insofern mit diesen experimentellen Resultaten überein, als die Exsudate bei großem Pneumothorax häufiger sind als bei kleinem und daß auch der nicht tuberkulöse Pneumothorax, z. B. bei Bronchiektasien, zur Exsudation neigt (BRAUER). Die Höhe des Druckes ist dabei von untergeordneter Bedeutung.

Die mikroskopische und bakteriologische Untersuchung der Exsudate ergibt, wenn man für einmal von den eine besondere Kategorie darstellenden heißen, mischinfizierten Ergüssen absieht, daß sie entweder ganz steril sind oder Tuberkelbazillen enthalten. Bei längere Zeit bestehenden Exsudaten werden sie fast nie vermißt, wenn auch der Infektionsversuch am Tiere herangezogen wird (SAUGMAN, v. MURALT u. a.). Überdies finden sich zunächst im Sediment vorwiegend Lymphozyten und erst im späteren Verlauf nehmen die polynukleären Formen überhand. Mehrfach wird ausgesprochene Eosinophilie dieser Ergüsse erwähnt, deren Bedeutung jedoch noch zu wenig aufgeklärt ist. Man kommt demnach zur Annahme, daß die durch den Pneumothorax gegen Infektion geschwächte Pleura besonders leicht von der Lunge aus tuberkulös infiziert wird und daß sie anderseits wieder durch die unphysiologischen Bedingungen eine besondere Disposition zur Exsudation zeigt. Daneben kommt wohl auch eine individuelle Disposition zu Exsudaten in Betracht, da man exsudative Pleuritis bei den Pneumothorax-Exsudatfällen häufiger in der Anamnese findet als beim trockenen Pneumothorax.

Wie schon FORLANINI hervorhob, ist es sehr häufig eine Erkältung oder eine Überanstrengung, die die Exsudatbildung auslöst. In den Übergangsjahreszeiten, besonders im März und April, ist denn auch das Auftreten der Exsudate meist ein gehäuftes, man kann von richtigen Pleuritisepidemien sprechen. Oft zeigt sich die Erkältung zunächst als Katarrh der oberen Luftwege, als Rheumatismus u. dgl. In den Fällen, in welchen solche äußeren Ursachen nicht nachweisbar waren, handelte es sich meistens um sehr schwer Kranke, bei denen man annehmen mußte, daß die Ursache von der Lunge allein ausgehe. Die Zeit des Beginnes nach der Erstoperation variiert in den weitesten Grenzen, immerhin ist ein Auftreten der Pleuritis in den ersten Monaten der Behandlung häufiger.

Die Exsudate können in drei Gruppen klassifiziert werden:

a) Rein seröse Ergüsse, die klein bleiben, nur geringe Tendenz zum Steigen aufweisen und meistens im Laufe von wenigen Wochen bis Monaten verschwinden.

b) Ergüsse, die wie a) beginnen, aber stärkere Neigung zum Steigen besitzen und diesen Charakter lange Zeit behalten. Zuerst sind sie serös, lymphozytär, und Tuberkelbazillen sind gar nicht oder nur im Tierversuch nachzuweisen. Später werden sie trüb, polynukleär, Tuberkelbazillen sind im Sediment häufiger und können direkt in Unmengen vorhanden sein. Dagegen finden sich keine anderen virulenten Mikroorganismen. Diese Exsudate können sich über Jahre hinziehen und enthalten in den späteren Stadien massenhaft Zelldetritus.

c) Heiße, mischinfizierte Exsudate, welche durch akute Infektion der Pleura von außen (Wund- oder Stichinfekion) oder von der Lunge her durch Perforation einer Kaverne oder durch akute Allgemeininfektion bei Angina, Influenza etc. entstehen. Die Exsudate a) und b) können durch Infektion in c) übergehen.

Ergüsse, welche als reine Transsudate aufzufassen wären, kommen nicht zur Beobachtung (MAYER, v. MURALT). Dies ist ausdrücklich zu erwähnen, da man in der Literatur immer noch hie und da auf die Angabe stößt, die Flüssigkeitsergüsse seien durch die Blutstauung in der Kollapslunge verursacht. Gegen diese Erklärung spricht schon von vornherein der Umstand, daß die Ergüsse nicht in der ersten Zeit, wo die Zirkulationsänderung am ausgesprochensten ist, sondern zu ganz gelegentlichen Zeiten im weiteren Verlauf des Pneumothorax auftreten. Auch sieht man bei Versuchstieren, die unter den nötigen antiseptischen Kautelen behandelt werden, keine Transsudate. Es ist ja überhaupt physiologisch ganz unwahrscheinlich, daß eine richtige Blutstauung in der Kollapslunge zustande kommt. Nach den CLOËTTAschen Untersuchungen handelt es sich vielmehr um eine Erleichterung der Zirkulation vermöge Verkürzung und Erweiterung der Gefäße. FAGIUOLI und MAYER haben bei ihren Exsudaten regelmäßig hohen Eiweißgehalt und hohes spezifisches Gewicht gefunden, was ebenfalls für die entzündliche Natur der Ergüsse spricht. Im gleichen Sinne ist das schon erwähnte Fehlen einer ätiologischen Wirkung hohen Druckes im Pneumothorax zu deuten.

Besonders zu beschreiben ist die in der Literatur wenig beachtete trockene Pneumothorax-Pleuritis.

Sehr häufig ist sie der Vorläufer des Exsudats; sie kann aber auch als trockene Pleuritis zum Abschluß kommen. Dumpfe Druckschmerzen auf der Pneumothoraxseite, intensiver Schmerz bei Druck auf die Interkostalräume, typische Zwerchfellschmerzen, leichte unregelmäßige Temperaturstörungen, Reizhusten, vermehrte Dyspnoe sind ihre subjektiven Symptome. Bei partiellem Pneumothorax mit mobilen Lungenblättern, die dem Thorax nahe anliegen, oder mit schmalen Gastaschen hört man gelegentlich pleuritisches Reiben, das bei Lagewechsel oder nach Nachfüllungen verschwinden kann. Im Röntgenbild sieht man entweder nichts oder man kann leichte feine Unebenheiten am Zwerchfell und ein Stumpfwerden des Sinus costo-diaphragmaticus erkennen.

Auch die exsudative Pleuritis beginnt oft ganz schleichend, ohne alle subjektiven Störungen oder Beschwerden, ohne das geringste Fieber, das Exsudat bildet einen ganz zufälligen Befund, der Patient äußert gelegentlich, er höre bei Bewegungen eigentümliche, wie plätschernde Geräusche im Innern. Die Untersuchung läßt nun unter Umständen schon ein erhebliches Exsudat feststellen.

Schon häufiger sind Formen, die sich mit leichtem Unwohlsein, Temperatursteigerungen um einige Zehntel, Appetitstörung, Kopfweh, unruhigem Schlaf, leichtem Schwitzen, lokalem, dumpfem Druck, der häufig zu tief lokalisiert wird und abdominelle Störungen vortäuschen kann, trockenem Husten u. dgl., kurz mit Beschwerden, wie sie sich bei der trockenen Pleuritis bemerkbar machen. Diese Symptome können längere Zeit anhalten, mehrfach exazerbieren und remissionieren.

Endlich gibt es akute Formen, welche die eben beschriebenen Symptome nicht oder nur als Prodome zeigen und mit rasch und hoch ansteigendem Fieber einsetzen. Mischinfizierte Exsudate beginnen mit Schüttelfrost und haben septisches Fieber als Charakteristikum (Abb. 47). Der Verlauf des Fiebers in den hochfiebernden Fällen ist ein der gewöhnlichen Pleuritis ganz ähnlicher, die Temperatur bleibt während einiger Tage bis Wochen auf der Höhe, um langsam und lytisch, zuerst nur mit Morgenremissionen auf die Norm abzusinken. Ein subfebriles Stadium kann

sich während vieler Wochen anschließen. Im Durchschnitt dauert jedoch bei der Pneumothoraxpleuritis das Fieberstadium länger als bei der gewöhnlichen serösen Pleuritis; für die richtige Beurteilung therapeutischer Maßnahmen ist diese Regel wichtig. Das Exsudat ist mit dem Einsetzen des Fiebers gewöhnlich schon nachzu-
weisen. Während der ganzen Fieberzeit besteht gewöhnlich andauernd vermehrte Dyspnoe, und zwar auch bei wesentlich herabgesetztem Druck in der Pneumo-thoraxblase. Die Entfieberung, welche häufig mit Schweißen einhergeht, ist ganz unabhängig von der Resorption des Ex-sudates; man sieht sogar nicht selten, daß es in der Entfieberungszeit weiter ansteigt. Öfters gibt das akute Stadium den Anstoß zu einer Verschlimmerung der anderen Seite, die dann progredient bleiben und das Fieber unterhalten kann. Man hat daher beim Ausbleiben einer Entfieberung sorgfältig nach anderen Fieberquellen zu

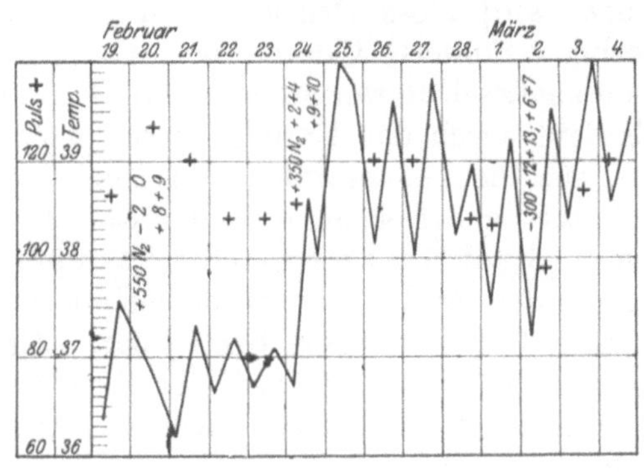

Abb. 47.

suchen. Zwischen den afebrilen und den hoch fieberhaften Formen gibt es alle möglichen Übergänge.

Noch ist zu bemerken, daß einzelne Fälle von rezidivierender Pleuritis beschrieben worden sind (WEISS, SAUGMAN, BRAUER und SPENGLER).

Die Diurese ist im akuten Stadium vermindert; die Diazoreaktion ist nach JANSSEN bei der Pneumothoraxpleuritis negativ, während sie bei der gewöhnlichen oft vorhanden ist.

Als weitere, charakteristische Zeichen der Pneumothoraxpleuritis, die oft schon vor dem Fieberanstieg, sogar bei trockener Pleuritis zu finden sind, seien noch hervorgehoben:

1. Die sonst schmerzlos ertragenen Nachfüllungsstiche werden vom Patienten als schmerzhaft angegeben; die Punktion erzeugt pleurodynische Empfindungen.

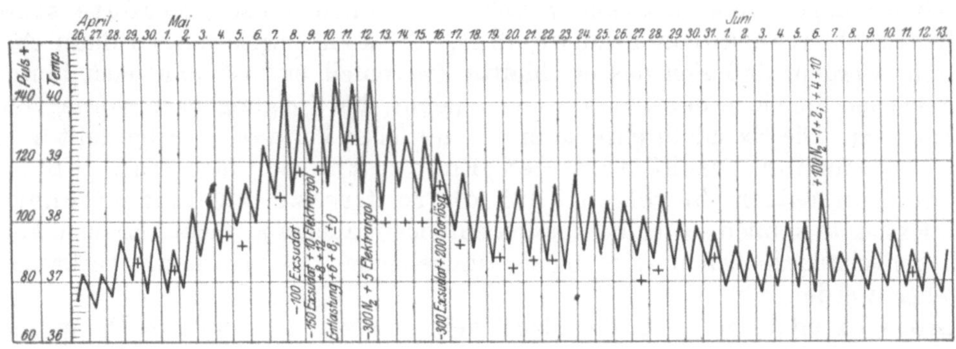

Abb. 48.

2. Die Metallie über dem Pneumothorax, die vorher vorhanden war, kann verschwinden; die rauhe Pleuraoberfläche hindert ihr Zustandekommen (SAUGMAN).

3. Es zeigt sich eine leichte Reizung der Herde der anderen Seite, eventuell auch kapilläre Bronchitis in den hinteren unteren Partien.

4. Die Druckverhältnisse im Pneumothorax ändern sich (vgl. Abb. 47 u. 48). Der Druck kann absinken, wenn die bisher intakte Pleura infolge der akuten Entzündung nachgiebiger wird, wenn namentlich die schwachen Stellen

infolge der entzündlichen Verminderung der Elastizität der Druckdifferenz nachgeben. Viel häufiger ist aber ein Ansteigen des Druckes. Wie sich rechnerisch leicht
zeigen läßt, genügt eine Flüssigkeitsmenge von ca. 1 %/₀ des Volumens des Pneumothorax, um den Druck um einige cm Wasser zu erhöhen. Es sind dies Flüssigkeitsmengen, die einer physikalischen Diagnose noch völlig entgehen können. Unterstützt wird diese Drucksteigerung eventuell durch den Umstand, daß eine schon
narbig veränderte Pleura durch die akute Entzündung rigider wird. Man kann dies
manometrisch daran erkennen, daß der Druck bei der Nachfüllung rascher ansteigt,
als dem durch das Exsudat verkleinerten Volumen entsprechen würde.

    5. Die Gasresorption im Pneumothorax wird vermindert. Die Entzündung
hat stets eine Degeneration der Endothelien mit Desquamation derselben zur Folge;
die v. RECKLINGHAUSENschen Lymphstomata der Pleura werden verstopft, die
Verminderung der Resorption macht sich bei nicht steigendem Exsudat durch langsamere Druckabnahme bemerkbar. Gerade das Symptom der verminderten Resorption ist auch bei trockener Pleuritis zu finden.

    Die physikalischen Zeichen eines Pneumothoraxexsudates bedürfen einiger
näherer Präzision:

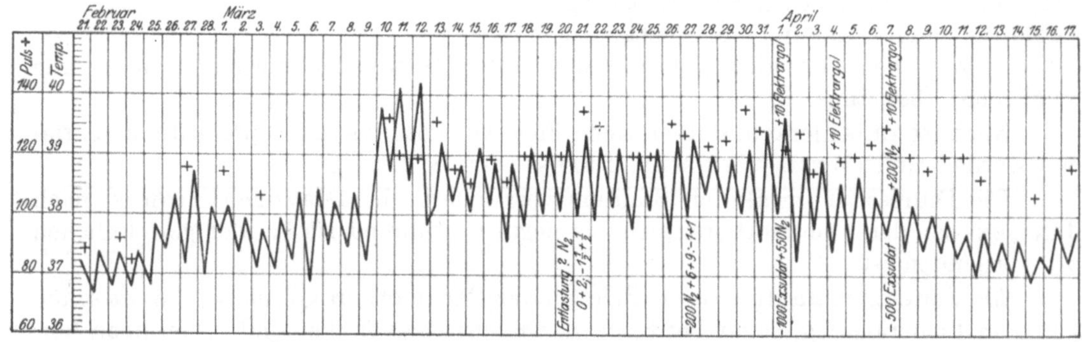

Abb. 49.

    Perkussorisch ist eine Dämpfung mit horizontalem Niveau feststellbar,
die sich bei Lagewechsel ausgiebig verschiebt. Beginnende Exsudate sind so
am besten hinten unten nachweisbar. Sie können gelegentlich dadurch vorgetäuscht werden, daß sich das erschlaffte Zwerchfell bei Neigung nach hinten in
einem kleinen Bereiche der Thoraxwand anlehnt, bei Neigung nach vorne von ihr
entfernt wird. Die Exsudatgrenze kann nur mit leiser Perkussion festgestellt werden,
laute Perkussion erschüttert den Pneumothorax mit und läßt, wie
Röntgenkontrollen beweisen, die obere Grenze zu tief erscheinen;
kleine Exsudate können so der Perkussion entgehen, auch abgesackte Ergüsse können
durch die schallaufhellende Wirkung des umgebenden Pneumothorax perkussorisch
übersehen werden.

    Große Exsudate geben in der Regel keine einheitliche absolute Dämpfung im
ganzen Bereiche ihres Umfanges. Man findet vielmehr da und dort hellere, etwas
tympanitisch schallende Bezirke, die den Stellen der Pleuraadhäsionen und Verwachsungssträngen der Lunge entsprechen (BÄUMLER). Bei Punktionen sind
diese Stellen sorgfältig zu vermeiden. Besonders häufig findet sich bei Exsudaten, die bis in die Mitte der Skapula oder noch höher reichen, eine solche Aufhellung im Interskapularraum neben der Wirbelsäule, an der Stelle, die in der Regel
von einem Teile der Kollapslunge eingenommen wird. Die Beziehungen dieser Auf-
hellungen zum GARLANDschen Dreieck sind schwer zu beurteilen, da hier außer
der Schallfortleitung von der anderen Seite her die Wirkung der Kollapslunge, die
vermöge ihres geringen Luftgehaltes tympanitischen Schall geben kann, in Betracht

kommt. Als sicher kann dagegen hingestellt werden, daß bei mittleren und großen Pneumothoraxexsudaten ein RAUCHFUSSsches Dämpfungsdreieck auf der kontralateralen Seite mit der Basis am Zwerchfell und entsprechender, symmetrischer Aufhellungszone über der basalen, der Wirbelsäule anliegenden Partie des Exsudates gefunden wird und daß die hypersonore Zone (HAMBURGER), die der Pneumothorax auf der anderen Seite im Interskapularraum hervorruft, im Niveau des Exsudates verschwindet. Wird eine vordere oder eine hintere Überblähung ganz oder teilweise von einem Exsudat ausgefüllt, so können sich sehr komplizierte Dämpfungsfiguren ergeben, deren exakte Deutung ohne Röntgenkontrolle fast unmöglich ist.

Auskultatorisch macht sich das Exsudat durch das Verschwinden der metallischen Phänomene an den Stellen der Flüssigkeitsansammlung bemerkbar, doch ist die Grenze nicht immer scharf. Atemgeräusche und Rasselgeräusche sind dann, wenn noch atmende Kollapslunge in das Exsudat eintaucht, über der Dämpfungszone wieder deutlicher zu hören als zur Zeit des trockenen Pneumothorax, offenbar, weil die Flüssigkeit die Schallerscheinungen besser fortleitet als der Gasmantel. Die Prüfung des Pektoralfremitus, der über großen Luft- und Flüssigkeitsansammlungen fehlt, wird durch lokale Verwachsungen, die die Stimmerschütterungen nach der Thoraxwand fortleiten, oft unsicher gestaltet.

Zur Entstehung des Sukkussionsgeräusches ist stets eine gewisse Menge von Flüssigkeit und von Luft nötig. Bei ganz kleinen und bei ganz großen Exsudaten mit kleiner Gasblase fehlt es. Um es hervorzurufen, bedient man sich am besten ganz kurzer Schüttelbewegungen bei direkter Auskultation mit dem Ohr.

Häufig läßt schon die einfache Inspektion an einer bei der Atmung ziemlich starr bleibenden Vortreibung des unteren Thoraxabschnittes die ungefähre Höhe des Exsudates erkennen.

Die größten Dienste bei der Diagnose und Beobachtung der Pneumothoraxexsudate leistet das Röntgenverfahren. Schon ganz kleine Randexsudate geben sich als Ausfüllung des Sinus costodiaphragmaticus deutlich zu erkennen und SAUGMAN nimmt sogar an, die große Häufigkeit der Pneumothoraxexsudate beruhe zum Teil bloß auf ihrer leichten Diagnostizierbarkeit. Tatsächlich sieht man unmittelbar nach der Erstpunktion hie und da kleine Exsudatmengen, die vorher wohl flächenhaft verteilt waren und so der Untersuchung entgingen. In der Durchleuchtung ist der Flüssigkeitsspiegel stets als horizontale Begrenzungslinie des dunklen Exsudatschattens zu erkennen, dessen Niveau in den meisten Fällen keine ausgesprochenen respiratorischen Bewegungen ausführt. Sind Bewegungen vorhanden, so können sie normalsinnig — Absteigen im Inspirium, Ansteigen im Exspirium — oder paradox sein. KIENBÖCK hat das nach ihm benannte Zwerchfellphänomen an Exsudatfällen zuerst studiert. Paradoxe Bewegungen des Exsudatspiegels sind aber durchaus nicht immer ein Ausdruck paradoxer Zwerchfellbewegungen. Sie können auch bei normal gerichteter Aktion des Diaphragma dann zustande kommen, wenn die inspiratorische Verschiebung des Mediastinums den Pneumothorax um einen größeren Betrag verkleinert als die Volumvermehrung durch die inspiratorische Zwerchfellsenkung beträgt. Paradoxe Zwerchfellbewegung durch Hochsaugung im Inspirium kann aber mit der Mediastinalbewegung verknüpft sein, und in diesem Falle ist das KIENBÖCKsche Phänomen sehr ausgeprägt. — Der Exsudatspiegel läßt oft herzpulsatorische Wellenbewegung erkennen, die bei linksseitigen Ergüssen und erregter Herzaktion das Bild einer sturmbewegten See annehmen.

Nur mit der Röntgenuntersuchung deutlich zu erkennen sind die mehrkammerigen, etagenförmig angeordneten Exsudate, die oft die wunderlichsten Formen annehmen. Sie kommen dadurch zustande, daß Exsudatflüssigkeit sich in Taschen und Mulden von Lungenblättern, die durch Verwachsungen quer im Thorax ausgespannt sind, ansammelt.

Ganz kleine Reste von Gas bei ganz großen Exsudaten entgehen oft den anderen Untersuchungsmethoden. Radiologisch sind sie noch zu erkennen, besonders wenn sie durch Neigung des Patienten in die seitlichen Partien des Thorax verschoben werden.

Die Probepunktion kommt bei der Pneumothoraxpleuritis nur zur Feststellung des Charakters des Ergusses in Anwendung.

Der klinische Verlauf der verschiedenen Arten von Exsudaten, ihr Einfluß auf den Effekt des Pneumothorax und die nötigen therapeutischen Maßnahmen gehen ziemlich weit auseinander. Die oben unterschiedenen Formen sollen daher gesondert besprochen werden.

Die kleinen serösen Exsudate stellen in der Regel eine nur vorübergehende Erscheinung dar, sie werden ohne besonderes Eingreifen im Laufe von Wochen oder wenigen Monaten wieder resorbiert. Es fällt aber schon bei dieser Gruppe auf, daß die Resorption im Verhältnis zur Größe des Ergusses auffallend viel Zeit in Anspruch nimmt. Trotz ihrer scheinbaren Harmlosigkeit führen sie eine dauernde Veränderung der Pleura herbei, indem sie ihre Resorptionsfähigkeit für Gas und die Elastizität herabsetzen. Die Therapie beschränkt sich auf genaue Ausgleichung des Druckes unter Kontrolle des Exsudates auch vor dem Röntgenschirm.

Während der Entzündung, besonders bei großem Pneumothorax, kann positiver Druck mehr Beschwerden verursachen als der gleiche Druck vor dem Exsudat. Eine Druckherabsetzung auf ungefähr 0 kann direkt entnellernd wirken. Die verminderte Resorption gestattet eine Einschränkung der Nachfüllungen. Durch das Auftreten schwieliger Pleuritis wird anderseits die Anwendung höherer Druckwerte ermöglicht, ohne die Gefahr schädlicher Überblähungen oder lästigen Druckes auf die Baucheingeweide. Diesen zweifellosen Vorteilen steht ein oft beobachteter, recht ungünstiger Einfluß auch kleiner Exsudate gegenüber. Sie haben eine ausgesprochene Tendenz, rasch eintretende und fortschreitende Verklebungen an allen Berührungsstellen der Pleurablätter zu erzeugen. Dies ist ganz besonders bei partiellen, abgesackten, taschenförmigen und buchtigen Pneumothoraces der Fall. In den schmalen Ecken und Taschen bilden sich Gerinnsel, die während der Resorption des Exsudates oft ganz überraschend schnell eine gewisse Wiederausdehnung der kranken Lunge oder einzelner Lungenpartien bewirken. In diesen Fällen kommt es sehr darauf an, den Druck höher zu halten; er wird auch besser vertragen als bei großem Pneumothorax. Wegen der Gefahr der plastischen Verklebungen kommen in solchen Fällen Exsudatpunktionen in Betracht, doch sind dieselben keineswegs immer leicht auszuführen, da die Nadel in den schmalen Taschen schon nach wenigen Tagen auf Gerinnsel und Schwarten stößt. Aus den gleichen Gründen können auch Stickstoffeinfüllungen recht schwierig, ja unmöglich sein.

Der Effekt des künstlichen Pneumothorax kann so vollständig kompromittiert werden, denn es gelingt nur sehr selten, diese Verklebungen durch Gasdruck wieder zu lösen.

Die großen oder langsam groß werdenden Exsudate haben noch ausgesprochener einen sehr torpiden Verlauf. Auch nach Ablauf der Fieberperiode steigen sie noch lange Zeit an, um im besten Falle nach $^1/_2$ bis 1 ganzen Jahr spontan wieder zu verschwinden. Sie können sehr lange Zeit rein serös mit lymphozytärer Formel bleiben. Bei langer Dauer (1 Jahr und mehr) werden sie aber stets trüb von grünlichgelber Farbe, zeigen mehr und mehr Beimischung polynukleärer Lymphozyten, die schließlich degenerieren und zerfallen und einen mit der Eindickung des Exsudates mehr und mehr kompakt werdenden Detritus darstellen. Die Konzentration des Exsudates an zelligen Elementen kann übrigens im Verlauf weitgehend wechseln. Man sieht Ergüsse langsam dicker werden und rahmige Konsistenz annehmen, um sich nach und nach wieder aufzuhellen und mehr serös-trübe Qualität zu bekommen. Wie sich bei größeren Punktionen zeigt, sind sie oft im Thorax sedimentiert: die oberen Schichten sind dünnflüssiger, klarer, nach unten nehmen

Detritus und Fibrinbeimengungen zu. Diese Exsudate lassen bei tuberkulösen Pneumothoraxpatienten alle ausnahmslos nach einiger Zeit Tuberkelbazillen auffinden. Sie können zunächst sehr spärlich sein, nur im Tierexperiment hervortreten. Oft bekommt man aber den Eindruck, daß sie in dem Exsudate wie auf einem guten Nährboden üppig wachsen; man findet sie im Probepunktat in Unmengen und in Anordnungen, die an künstliche Kulturen erinnern.

So unschuldig diese Bazillendepots oft sind, so kommt es von ihnen aus doch einmal zu tuberkulösen Metastasen, zu Nieren- oder Darmtuberkulose.

Ist einmal das akute Stadium der Pleuritis abgelaufen, so wird das Allgemeinbefinden des Kranken durch den Erguß an und für sich nur wenig gestört. Der Übergang von seröser zu eitriger Beschaffenheit vollzieht sich ohne die geringsten klinischen Anzeichen. Ein Druckgefühl auf der Exsudatseite ist oft das einzige subjektive Symptom. Bei rasch steigenden, eitrigen Exsudaten kommen jedoch nicht ganz selten Nierenschädigungen, Albuminurie und ausgesprochene Amyloidniere vor.

Der Einfluß auf den therapeutischen Effekt des Pneumothorax ist während des chronischen Stadiums — die Schädigungen während der akuten Periode wurden früher erwähnt — ein sehr mannigfaltiger. Die meisten Autoren stellen die schädlichen Wirkungen der großen Exsudate in den Vordergrund und beklagen die Häufigkeit dieser Komplikation als die größte Schattenseite der Pneumothoraxtherapie.

Was für die kleinen Exsudate galt, ist für die großen in verstärktem Maße festzustellen, sie vermindern die Stickstoffresorption, führen nicht nur zu starrer, sondern zu schwartig verdickter Pleura und verunmöglichen damit die weitere Förderung des Lungenkollapses. Durch die starr verdickte Lungenpleura wird das kollabierte Organ gewissermaßen in seiner Form fixiert; es wird auch seine Wiederausdehnung in hohem Grade erschwert. Spät im Verlaufe der Behandlung auftretende Exsudate können so direkt dazu benützt werden, den Pneumothorax nun langsam eingehen zu lassen. Überdies ist beim Exsudat die Verteilung der kollaps- resp. kompressionerzeugenden Kräfte eine etwas andere als beim trockenen Pneumothorax. Hier ist der Druck auf die kranke Lunge überall der gleiche, es ist der elastisch wirkende Druck des Gases. Dort nimmt der Druck vom Niveau des Flüssigkeitsspiegels nach unten zu entsprechend der Höhe der Exsudatsäule, die unteren Lungenpartien werden stärker komprimiert als die oberen; es ist der starre Druck der unelastischen Flüssigkeit. Der unvermeidliche Lagewechsel des Patienten vermag nur bis zu einem gewissen Grade diese zumeist ungünstigen Verhältnisse auszugleichen. Meistens wird übrigens die Form der Kollapslunge durch die neue Druckverteilung nicht wesentlich geändert. Von Vorteil kann sie dann sein, wenn die basalen Lungenpartien einer besonders starken, mechanischen Beeinflussung bedürfen. Man sieht als Illustration dieser Wirkung gelegentlich, daß basale Adhäsionen unter dem Drucke des Exsudates gedehnt und gelöst werden. Erfordern aber gerade die apikalen Partien besondere Kompression, so ist die mechanische Wirkung großer Exsudate meist eine ungünstige. Besonders Kavernen in den oberen Partien werden nun durch die Pleuraverdickung vollends am Kollaps gehindert. Druckwerte von 30, 40 und mehr Zentimeter Wasser haben keinen komprimierenden Effekt mehr und werden auch von den Nachbarorganen glatt ertragen. Unter solchen Umständen kommt es besonders gerne zu Blutungen aus Kavernen, denen man therapeutisch kaum beikommen kann.

Die zunehmende schwartige Verdickung der Pleura läßt sich bei den Punktionen verfolgen, die Nadel stößt auf einen immer dickeren und härteren Widerstand und muß tiefer eingestochen werden.

Durch die starken Pleuraschwarten können ferner die Nachbarorgane in Mitleidenschaft gezogen werden. So wird, bei linksseitigem Pneumothorax vornehmlich, das Herz in Schwartengewebe wie eingemauert, seine Tätigkeit erfährt eine erhebliche Erschwerung. Das Zwerchfell kann durch dicke Auflagerungen fixiert werden.

Haben die Schwarten längere Zeit bestanden, so kommt es zu gewaltigen sekundären Schrumpfungen in ihnen, die sich am Skelett durch starke Annäherung oder sogar Überlagerung der Rippen, tiefe Einziehungen, Senkung der Schulter, nach der Pneumothoraxseite konkaver Skoliose, Verschmälerung der ganzen Thoraxhälfte und verstärktem Nachschleppen ausdrückt.

Mit der gleichen Gewalt, wie am Skelett, wirkt der Schrumpfungszug der Schwarte auch an der Kollapslunge und man kann dann gelegentlich sehen, wie sich die Lunge unter dem Exsudat wieder ausdehnt (vergl. Abb. 46). Das Niveau des Exsudates bleibt zwar unverändert, der Exsudatschatten ist aber an einzelnen Stellen weniger tief und der Perkussionsschall hellt sich in unregelmäßigen Zonen auf. Die Unterhaltung hohen, positiven Druckes im Pneumothorax ist nicht imstande, diese Ausdehnung zu hindern. Man wird an die Gewalt narbiger Schrumpfungen der Haut z. B. nach Verbrennungen erinnert, die dauernde Stellungsanomalien in Gelenken bewirken können. Ist nun die dem Narbenzug ausgesetzte Lungenpartie noch nicht geheilt, so kann durch zu frühe lokale Entfaltung Schaden entstehen.

Die Exsudate können noch eine andere, sehr auffallende Wirkung ausüben.

Beispiel: Bei einem jungen Herrn, der einen günstig wirkenden Pneumothorax und ein während 8 Monaten bestehendes Exsudat gehabt hat, wird nach völliger Resorption des letzteren durch Schwartenschrumpfung die vorher gut kollabierte Lungenbasis wieder ausgedehnt trotz Unterhaltung positiven Druckes im Pneumothorax. In der gezerrten Partie entwickelt sich ein sehr aktiver Prozeß mit Zerfall, es bildet sich an Stellen, die vor dem Pneumothorax nur leicht krank waren, eine große Kaverne, die durch keinen Druck beeinflußt werden kann. Durch eine lokale Rippenplastik wird sie zum Kollaps gebracht. Obwohl vor dieser Operation der Pneumothoraxdruck auf 0 gesetzt wurde, steigt er durch weitere Schwartenschrumpfung in 2 Wochen auf + 2 bis + 8.

In den letzten Jahren hat KOENIGER nachgewiesen, daß die exsudative Pleuritis auf serologisch-immunisatorischem Wege einen günstigen Einfluß auf den ganzen Organismus und auf die tuberkulösen Herde nicht nur der gleichseitigen Lunge, sondern der anderen Lunge und anderer Organe ausüben kann. Es findet dabei gewissermaßen eine allgemeine Umstimmung des Organismus statt. Diese Wirkung läßt sich nun gar nicht selten auch bei der Pneumothoraxpleuritis, und zwar häufiger bei den unter b) als bei den unter a) erwähnten Formen feststellen (v. MURALT). Die folgende Krankengeschichte illustriert dieses Verhalten:

Nach der Anlegung des künstlichen Pneumothorax im September 1910 war die hohe hektische Temperatur subfebril geworden und hatte sich vom November 1910 bis in den April 1911 subfebril gehalten. Im April 1911 folgte ein Temperaturanstieg bis 40 und dann typische Entfieberung im Laufe von 4—5 Wochen. Während dieser Zeit hatte sich ein Exsudat entwickelt und war bis zum Angulus scapulae angestiegen. In den Monaten Juni und Juli blieb die Temperatur sehr tief, zum Teil sogar subnormal, die Herzaktion wurde sehr gut, 60—80, das Gewicht begann schon im Mai zu steigen und erreichte im weiteren Verlauf eine früher nie dagewesene Höhe. Schon im Mai verschwanden die Tuberkelbazillen aus dem Auswurf, der in der Folgezeit ganz gleichmäßig aus etwas Rachenschleim bestand. Der gute Zustand hielt bis zum Verschwinden des Exsudates im Dezember und nachher dauernd an. Besonders eindrucksvoll war das ganz überraschende Gefühl des Wohlbefindens und der Gesundheit, wie man es etwa im 2. Teil der Rekonvaleszenz nach einer akuten Infektionskrankheit findet, und wie es für jede rasche Besserung des Prozesses beim Phthisiker charakteristisch ist.

Von chirurgischer Seite (GELPKE) wurden ähnliche günstige Wirkungen beschrieben, die von tuberkulösen Peritonealergüssen ausgehen. Diese Beobachtungen erinnern an die GILBERTsche Autoserotherapie, die bei den Pneumothoraxexsudaten mehrfach und zum Teil mit Erfolg versucht worden ist (BURNAND). Serologische Untersuchungen an Patienten mit Pneumothoraxexsudaten ergeben, daß sowohl der Erguß, wie das Blutserum Antikörper enthalten (MURALT). MAYER fand mehrfach nur im Exsudat Antikörper, und zwar auch dann, wenn keine Tuberkelbazillen nachzuweisen waren. Es handelt sich wahrscheinlich bei dieser günstigen Einwirkung der Exsudate um einen ähnlichen Vorgang wie bei den GILBERTschen Injektionen, nur wirkt hier das Serum durch langsame Resorption während langer Zeiträume kontinuierlich. Diese Beobachtungen erklären es, daß viele Pneumothoraxtherapeuten gerade unter Exsudatfällen ihre glänzendsten Resultate haben.

Auch für die großen tuberkulösen Exsudate und Empyeme ist wie für die kleinen Ergüsse im Prinzip konservatives Verfahren als Norm zu empfehlen. Während der initialen Periode, in welcher sie rasch steigen, beschränkt man sich darauf, den Druck, wo nötig auch durch Gasentnahme aus dem Pneumothorax, auf ca. 0 auszugleichen (vgl. Abb. 47 und 48) und auf allgemeine antiphlogistische Maßnahmen, wie Wickel, trockene Schröpfköpfe u. dgl. Besteht hohes Fieber, so hat eine Probepunktion festzustellen, ob der Erguß nicht mischinfiziert ist. In seltenen Fällen werden Kapseldiplokokken gefunden, die wieder verschwinden können und der Verlauf ist dann durchaus derjenige eines rein tuberkulösen Exsudates (SAUGMAN, v. MURALT). Bei dem meist protrahierten Fieberverlauf darf man die Geduld nicht verlieren, man muß durch gute, leicht verdauliche Nahrung, eventuell durch Stimulantien, den Kräftezustand des Patienten hochzuhalten suchen. Antitoxische oder antiseptische Injektionen in das Exsudat, wie Chinin, Kollargol, Elektrargol, Argentum nitricum, Jodoformpräparate u. dgl. werden in der Literatur vielfach empfohlen, sie haben jedoch nie einen richtigen Nutzen. Wohl kommt es hier und da vor, daß auf Chinin oder Elektrargoleinspritzungen die Temperatur kurze Zeit etwas tiefer war, der Gesamtverlauf der Kurve wird aber nicht beeinflußt, und es handelt sich wohl nur um eine Fiebermittelwirkung. Die Temperaturen steigen gelegentlich kurz nach solchen Injektionen an, wahrscheinlich durch Exsudatresorption vom Stichkanal aus.

Man kann sich rein theoretisch eine Wirkung der genannten Mittel auf ein rein tuberkulöses Exsudat nicht vorstellen, da das Leben und die Weiterentwicklung der Tuberkelbazillen in den Pleuraherden durch die stark verdünnten Antiseptika sicher nicht gestört wird.

Man kommt in der Regel während der ganzen Fieberperiode ohne Punktion des Exsudates aus, ja eine Verminderung des Exsudates kann sogar eine Exazerbation aller Erscheinungen hervorrufen. Klingt das Fieber auch nach 2—3 Monaten nicht ab und liegt keine Mischinfektion vor, so ist dasselbe in der Regel nicht mehr auf den Erguß, sondern auf die tuberkulösen Herde in den Lungen oder in anderen Organen zu beziehen. Immerhin ist in diesen Fällen eine Exsudatpunktion berechtigt und sie kann gelegentlich eine Entfieberung herbeiführen.

Mit der konservativen Behandlung im fieberhaften Stadium macht man auch insofern die besten Erfahrungen, als es gerade die unberührten Exsudate sind, welche nachher die serologisch-immunisatorische Wirkung auf den tuberkulösen Organismus am deutlichsten zeigen. Wer die merkwürdige Umstimmung hat beobachten können, wird sich dieses Vorteiles nicht durch Eingriffe begeben wollen, die doch keinen Nutzen bringen.

Ist der Patient fieberfrei geworden, so darf das bloße Vorhandensein eines Exsudates erst recht nicht veranlassen, chirurgisch einzugreifen, auch wenn es im Probepunktat häßlich graugrün aussieht und massenhaft Tuberkelbazillen enthält. Man muß sich vielmehr an den zunächst paradoxen Gedanken gewöhnen, daß der Patient in der pathologischen Flüssigkeitsansammlung einen höchst wichtigen Sekundanten im Kampfe gegen die Krankheit mit sich trägt. Man muß lernen, den tuberkulösen Pyopneumothorax so gut wie den trockenen Pneumothorax als einen pathologisch-physiologischen Zustand zu betrachten.

Natürlich ist auch jetzt der Druck im Pneumothorax von Zeit zu Zeit zu regeln, doch ist er nicht mehr so ängstlich niedrig zu halten wie in der Fieberperiode, und er darf im Laufe der Wochen auch Schwankungen in größeren Breiten durchmachen, kurz die Punktionen können weniger häufig sein. Man wird bei denselben den Druck nun wieder so dosieren, daß die kranke Lunge optimal komprimiert ist, ohne daß Herz und gesunde Lunge durch den Druck geschädigt werden. Sehr große Exsudate können durch den hydrostatischen Druck ungünstig auf den Magen oder auf das Herz wirken. Dies ist ganz besonders bei rechtsseitigen Exsudaten der Fall, welche die dünnwandige rechte Herzhälfte stark belasten. Es kommt dann leicht zu Stauungserscheinungen im großen und kleinen Kreislauf, Leberschwellung, leichten Ödemen, Stauungsbronchitis, Herzpalpitationen und Dyspnoe. In solchen Fällen ist das Exsudat durch Punktion zu verkleinern, je nachdem unter entsprechender Nachfüllung von Gas, aber nicht völlig auszuräumen, da man bei völliger Entleerung der Thoraxhöhle rasche Verschlechterung des Allgemeinbefindens erleben kann. Solche Punktionen sind häufig von vorübergehenden Fieberanstiegen begleitet. Von Ausspülungen der Pleurahöhle mit dünnem Jodwasser, von $^1/_2$—$1^0/_0$ iger Lysoformlösung und ähnlichem sieht man nur selten einen Nutzen. Wenn man die großen tuberkulösen Exsudate so konservativ behandelt, so verschwinden sie entweder ganz langsam im Laufe von $^3/_4$—$1^1/_2$ Jahren durch Resorption oder sie werden allmählich dicker, es entstehen massige Pleuraauflagerungen, und nach Jahr und Tag endet der ganze Prozeß damit, daß eine kompakte Schwartenmasse die stark eingeengte Lunge umgibt. Dies ist im ganzen ein günstiger Ausgang, denn in-

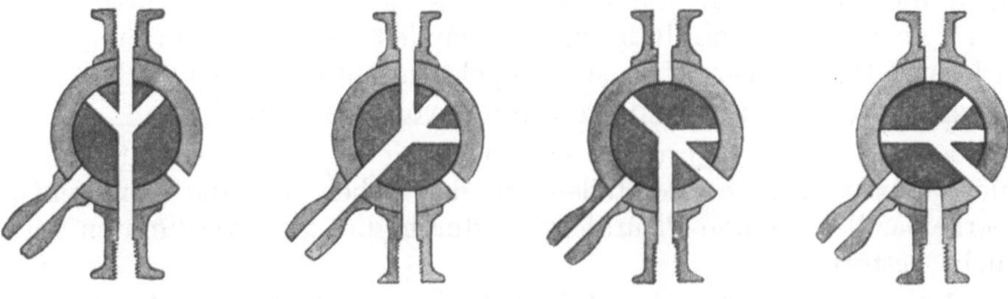

Abb. 50.

zwischen ist auch die Lunge ausgeheilt. Die Fälle, in welchen diese großen, schließlich zu plastischen Schwartenmassen führenden Exsudate vorkommen, sind alle so schwer lungenkrank, daß durch die konservative Exsudatbehandlung kein nennenswerter Betrag funktionstüchtigen Lungengewebes geopfert wird. Die vorzeitige Wiederausdehnung der Lunge durch die Schwartenschrumpfung gehört wohl zu den seltenen Ausnahmen und darf das Prinzip der konservativen Behandlung nicht umstoßen. Es ist auch fraglich, ob eine andere Behandlung dieses unerwünschte Ereignis verhindern könnte, denn Schwarten und Schwartenbildung bleiben nach jedem Exudat zurück. Einer vorzeitigen Wiederausdehnung der Lunge muß natürlich durch andere einengende Maßnahmen, Plastik, Phrenikotomie, Plombe begegnet werden.

Die Technik der Exsudatpunktion beim künstlichen Pneumothorax weicht von derjenigen gewöhnlicher Exsudate dadurch ab, daß mit der Flüssigkeitsentleerung stets eine Gasnachfüllung verbunden ist. Am einfachsten vollzieht sich der Eingriff mit einem Instrument, das der Forlaninischen Sicherheitsspritze nachgebildet ist (Abb. 25, S. 35). Zwischen Spritze und Kanüle ist ein Vierweghahn eingeschaltet, der gestattet, die Nadel resp. das Exsudat mit der Spritze oder mit einem im spitzen Winkel zu dieser angesetzten Schlauch in Verbindung zu setzen (Abb. 50). Die Spritze kann während der Operation entfernt und durch einen zweiten Schlauch ersetzt werden. Diese Punktionsnadeln oder Troikarts geben gelegentlich Anlaß zur Entwicklung gefährlicher Thoraxfisteln (BRAUER, WEISS, MURARD). Die Nadel wird in Verbindung mit der Spritze in einen geeigneten, tiefen Interkostalraum eingestoßen; man überzeugt sich mit der Spritze, daß die Nadelspitze im Exsudat ist und stellt nun den Vierweghahn auf den mit Wasser gefüllten Schlauch *a*. Das Exsudat fließt alsbald durch die Heberwirkung der Flüssigkeitssäule in den nach unten hängenden Schlauch ruhig aus.

Dieses Verfahren ist außerordentlich sicher und gleichzeitig schonender als die Aspiration durch einen POTAIN schen oder DIEULAFOI schen Apparat. Inzwischen wurde der mit dem Stickstoffapparat verbundene Schlauch an das Spritzenende des Vierweghahnes gebracht. Sind 100—200 ccm Exsudat abgeflossen, so wird eine gewisse Menge Stickstoff zum Einfließen gebracht, der Druck im Pneumothorax also durch Gas wieder ausgeglichen. Eine genaue Druckbestimmung ist allerdings erst dann möglich, wenn die Nadelspitze durch reichlichen Abfluß von Exsudat oder durch Umlagern des Kranken in die Gasblase mündet. Es empfiehlt sich, so von Stufe zu Stufe das Exsudat durch Gas zu ersetzen, da bei längerem Zuwarten der Abfluß des Ergusses durch den immer negativer werdenden Druck gehemmt wird und der Kranke unter einem höchst unangenehmen Gefühl der Leere in der Brust zu husten beginnt, dyspnoisch wird und bedrohliche Herzbeschwerden, sogar Schwindel und Ohnmacht zeigen kann. Da die starre Lunge sich nicht ausdehnt, wirkt der rasch entstehende negative Druck auf die Brustwand, das Mediastinum, das Zwerchfell und das Herz.

Man ist oft erstaunt, welche Flüssigkeitsmengen abpunktiert werden können, 3 und 4 Liter sind keine Seltenheit.

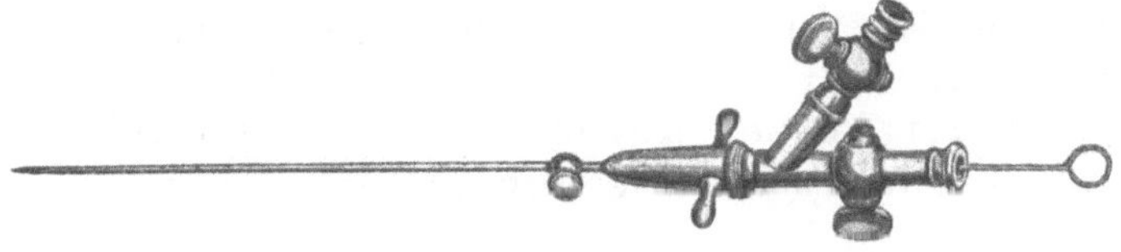

Abb. 51.

Eigentümlicherweise bedarf es zum Ausgleich des Druckes stets eines geringeren Volumens von Gas als der Menge der entnommenen Flüssigkeit entspricht, in der Regel genügen $^2/_3$—$^3/_4$. Auch wenn man die Ausdehnung des Gases durch Erwärmung in Rechnung zieht, bleibt noch ein Minus an Gas. Eine genügende Erklärung dieser vielfach beobachteten Tatsache ist bisher nicht gegeben worden. Man wird aber wohl an Wirkungen der Schwere auf die Wandungen, vor allem das Zwerchfell denken müssen.

Ausspülungen der Pleurahöhle mit antiseptischen Lösungen können mit dem gleichen Instrumentarium vorgenommen werden. Schlauch B wird zu diesem Zwecke statt mit dem Gasapparat mit einer WULF schen Flasche in Verbindung gebracht, die in steriler Weise mit der Spüllösung beschickt ist. Eine einfachere Nadel, die dem gleichen Zwecke dient, ist in Abb. 51 abgebildet.

Um eine Infektion des Stichkanals mit Exsudat beim Zurückziehen der Nadel zu vermeiden, empfiehlt es sich, entweder so lange zu punktieren, bis die Nadelspitze im Gas steckt und die Nadel ausgeblasen werden kann oder nach dem Vorgange L. SPENGLERS im Momente der Entfernung der Nadel eine antiseptische Lösung, Jodoformglyzerin oder dgl. durch sie zu spritzen.

SAUGMAN und HOLMGREN empfehlen, die Exsudatpunktion und die Stickstoffnachfüllung gleichzeitig durch zwei getrennte Nadeln vorzunehmen, deren eine in der Pneumothoraxblase steckt. Damit ist einmal die Möglichkeit gegeben, den Druck im Pneumothorax jederzeit genau zu bestimmen, ferner kann durch Gasüberdruck das Exsudat gewissermaßen ausgeblasen werden. FORLANINI hat einen komplizierten Apparat konstruiert, mit welchem die Manipulation der Exsudatpunktion, Ausspülung und Nachfüllung besorgt werden können. Er hat jedoch gegenüber den beschriebenen Methoden keinen Vorteil.

Beim tuberkulösen Empyem ist die Anlegung einer Thorakotomie ein Kunstfehler. Ebenso wenig kommen Dauerdrainagen nach BÜHLAU oder PERTHES in Frage, da durch diese Methoden auf die Vorteile des Pneumothorax Verzicht geleistet wird.

Die mischinfizierten Exsudate sind bei richtiger Technik und peinlicher Aseptik aller Punktionen eine relativ seltene Komplikation. Sie kommen bei größeren Lungenverletzungen durch die Nadel, bei Infektion der Pleurahöhle von außen während der Punktion und bei Übergreifen anders lokalisierter Infektionen wie Influenza, Angina, Furunkeln etc. auf die Pleurahöhle zustande. Das klinische Krankheitsbild ist nun nicht mehr dasjenige der tuberkulösen Pleuritis, man hat es mit heißen Empyemen und allen ihren schweren Erscheinungen, hohen septischen Temperaturen, Schüttelfrösten, Erbrechen, Schweißen, Herzschädigung, rapider Körperabnahme und Kräfteverfall zu tun. Für die ohnehin geschwächten Phthisiker ist diese Komplikation direkt lebensgefährlich und sie bedarf daher rascher und energischer chirurgischer Behandlung. Nur die Pneumokokkeninfektion kann ohne schwere Erscheinungen ablaufen und kann bei abwartendem Verhalten oder einfacher Entleerung verschwinden (SAUGMAN, v. MURALT, BRAUER, SPENGLER). Bei Staphylokokken- und Streptokokkeninfektion ist zunächst durch wiederholte und ausgiebige Punktion mit anschließenden reichlichen antiseptischen Ausspülungen eine Sterilisation des Pneumothorax in bezug auf die Mischinfektion anzustreben. Nach den ersten Punktionen steigen diese Ergüsse in der Regel sehr rasch wieder an. Tritt nicht bald Besserung ein, so ist nach dem Vorschlag von L. SPENGLER durch Punktion das Exsudat stark zu reduzieren und eine Plastik anzuschließen. Erst nachher ist der Abszeß durch eine Thorakotomie zu öffnen. Auf diese Weise wird eine Infektion der großen Plastikwunde vermieden.

3. Die Perforation der Kollapslunge.

Durch die Eröffnung der Kollapslunge nach dem künstlichen Pneumothorax hin wird der künstliche in einen natürlichen Pneumothorax verwandelt. Im Unterschied gegen den spontanen Pneumothorax liegen jedoch hier die Verhältnisse zu einem sekundären Schlusse der Lungenfistel sehr ungünstig. Beim natürlichen Pneumothorax bildet sich die Fistel an der ausgespannten Lunge, die während des folgenden Kollapses durch die Verkleinerung der Lunge sich verengt und häufig genug schon im Beginne verschlossen wird. Anders die Perforationsstelle der Kollapslunge im künstlichen Pneumothorax. Sie bleibt starr geöffnet und dies um so mehr, je intensiver die Lungenpleura durch lange bestehenden Pneumothorax oder durch Exsudat verdickt wurde und das Lungengewebe durch bindegewebige Induration seine Elastizität verloren hatte, ja das Loch kann sogar gezerrt werden, wenn im Pneumothorax vor dem Durchbruch positiver Druck herrschte, der sich nun auf Atmosphärendruck ausgleicht und so eine Dehnung der Kollapslunge bewirkt. Das Ereignis bedeutet aus diesem Grunde stets eine höchst ernste Komplikation, die in den allermeisten Fällen tödlich endet. Nur ausnahmsweise liegen die Dinge so, daß nach dem Durchbruch die Lunge weiter kollabieren kann, ohne daß die Perforation die Form eines Ventiles besitzt (Fall von SAUGMANN). Bildet sich ein Spannungspneumothorax, so entwickeln sich die geschilderten lebensbedrohlichen Symptome und ist rascheste Hilfe nötig.

Die Perforation kommt entweder dadurch zustande, daß der tuberkulöse Prozeß an einer Stelle, gewöhnlich in der Wand einer nichtkollabierten Kaverne, fortschreitet und durchbricht. Zerrungen eines Adhäsionsstranges oder die sprengende Kraft hohen positiven Druckes können das fatale Ereignis beschleunigen. Durch die Lungenfistel wird hier die Pleura infiziert. Oder ein schon bestehendes Empyem bahnt sich den Weg nach der Lunge im Sinne des Empyema necessitatis (Fall von VAN DEN BERGH). Lungenverletzungen durch die Punktionsnadel dürfen nur unter ganz besonders ungünstigen Verhältnissen zu einem nach innen offenen Pneumothorax führen, und wenn BARD dieses Ereignis sogar für die gewöhnlichste Ätiologie der Pneumothoraxexsudate hält, so widersprechen einer solchen Deutung die täglichen manometrischen Beobachtungen am Krankenbett, sowie das Fehlen von Wasserpfeifengeräuschen in all diesen Fällen. Der Druck im Seropneumothorax schwankt mit der Resorption nach der negativen, bei den Nachfüllungen nach der positiven Seite und bleibt nicht konstant, wie im weit offenen Pneumothorax. Die Unmöglichkeit, den Druck durch noch so große Gaseinfüllungen zu steigern oder durch Gasentnahme zu vermindern, ist das diagnostisch wichtigste Zeichen der Perforation, die im Röntgenbild nicht zu erkennen ist und nur dann auskultatorische Erscheinungen in Form eines Stenosengeräusches macht, wenn sie nahe an der Thoraxwand gelegen ist. Daneben kann die Parfümprobe gute Dienste leisten; in das Exsudat eingespritzte riechende Substanzen, z. B. Jodoform, werden in der Atemluft wahrgenommen.

Das Krankheitsbild ist nun ein sehr schweres mit allen Erscheinungen der septischen oder gar jauchigen Pleuritis und rapider Kachexie. Therapeutisch kann man versuchen, durch Umlagerung des Kranken die Perforationsstelle mit Exsudat zu bespülen, in der Hoffnung, daß Fibringerinnsel sie verschließen. Auswaschung und Sterilisation der Pleurahöhle haben keinen bleibenden Erfolg, da von der Lunge her stets eine erneute Infektion erfolgt. Wirksam kann hier nur eine ausgedehnte SCHEDEsche Plastik sein, die den Lungendefekt deckt. Um dabei schwere Wundinfektion zu verhüten, empfiehlt L. SPENGLER neuerdings, auch für solche Fälle zuerst die Plastik auszuführen und erst nach Verheilung der Operationswunde das Empyem, das man durch Punktion wohl verkleinern kann, durch Thorakotomie breit zu öffnen. Mit dieser Methode gelang es ihm, die Prognose der Komplikation zu verbessern. Die Operation muß jedoch zu einer Zeit vorgenommen werden, da der Patient noch über genügende Kräfte verfügt.

4. Komplikationen außerhalb des Pneumothorax.

Über die Wirkungen des Pneumothorax auf die Kollapslunge und die andere Lunge ist im Kapitel der klinischen Symptome berichtet worden. Es sind hier jedoch noch einige Zustände zu erwähnen, welche die Bedeutung einer Komplikation annehmen.

Bei ungenügendem Kollaps infolge von Adhäsionen kann es vorkommen, daß mit dem Fortschreiten des tuberkulösen Prozesses sich Hämoptoen aus der Kollapslunge ereignen. Man steht hier therapeutisch vor einer sehr schwierigen Frage. In der Regel hat der Druck sein individuelles Optimum erreicht, er kann mit Rücksicht auf die Nachbarorgane nicht oder nur wenig gesteigert werden. Man hat sich auch zu fragen, ob eine Drucksteigerung durch Zerrung der blutenden Partie nicht geradezu schädlich wirkt. Eine Herabsetzung des Druckes wird ebenfalls die Lunge dehnen und kann die Blutung fördern. Da der im speziellen Falle wirksame Mechanismus nie völlig durchschaut werden kann, bleibt nichts anderes übrig, als durch kleine Druckvariationen nach oben und nach unten nach der besten Lage zu suchen. Solche Blutungen können wochen- und monatelang jeder Therapie trotzen und man wird zu erwägen haben, ob nicht ein plastischer Eingriff angezeigt ist. Überdies ist die Expektoration des Blutes oft sehr erschwert.

Auf der guten Lunge kommt es, abgesehen von den früher erwähnten tuberkulösen Schüben, nicht so selten zu Bronchialkatarrhen, die sich stets durch mehr oder weniger bedrohliche Dyspnoe bemerkbar machen. Zur Erleichterung der Respiration ist der Druck im Pneumothorax niedrig zu halten, wenn er positiv ist, auf 0 herabzusetzen. Auch ist der Kranke sehr sorgfältig im Bett zu behandeln, da eine Bronchitis den Anstoß zu einer Verschlimmerung auf der guten Seite oder zur Entstehung eines Pneumothoraxexsudates geben kann. Bei der Regulierung des Druckes kann es sich gelegentlich zeigen, daß mit Herabsetzung desselben die Zeichen der Bronchitis sofort verschwinden, mit Drucksteigerung wiederkehren. Das ist namentlich bei rechtsseitigem Pneumothorax der Fall, und es handelt sich dann sicher um einen Stauungskatarrh.

Pneumonie in der guten Lunge ist wohl die schwerste Komplikation des künstlichen Pneumothorax. Durch sie wird, auch wenn sie sich auf einen Lappen oder Teile eines solchen beschränkt, die Atemfläche in lebensbedrohender Weise verkleinert. Ein sofortiges Eingehenlassen des Pneumothorax ist das erste Gebot. Dieses Vorgehen ist jedoch nur dann von Erfolg, wenn die Kollapslunge noch elastisch und weich ist und einem relativ geringen negativen Zuge folgen kann, also kurze Zeit nach Anlegung des Pneumothorax. In späteren Zeiten und namentlich nach überstandener Pleuritis gelingt eine rasche Wiederentfaltung der Lunge nicht, ein forcierter negativer Druck hat den alleinigen Effekt, die Dyspnoe zu steigern. Diese Pneumonien verlaufen trotz sorgfältiger stimulierender Therapie und Sauerstoffinhalationen meist tödlich [1].

Das Auftreten anderer tuberkulöser Komplikationen während der Kur des künstlichen Pneumothorax bedeutet in der Regel ein Signum mali ominis. Es beweist, daß eine genügende Festigung des Organismus und Umstimmung seiner immunisatorischen Abwehrwerkstätten nicht stattgefunden hat. Nur diejenigen lokalen Reizerscheinungen und Rezidive, welche sich gleich in der allerersten Zeit einstellen, unter dem Einfluß der früher beschriebenen Giftüberschwemmung, sind etwas günstiger zu beurteilen.

Prognostisch am trübsten ist, wie schon erwähnt, die unter dem Pneumothorax einsetzende oder manifest werdende Darmtuberkulose. Nach neueren anatomischen Statistiken ist bei schwerer Lungentuberkulose eine Beteiligung des Darmes viel häufiger, als sich klinisch feststellen läßt. Klinisch sichere Darmtuberkulose ist anatomisch meistens schon recht schwer. Es wird sich daher in der Regel um ein Manifestwerden, um eine Exazerbation okkulter Darmgeschwüre handeln. Oft setzen die Beschwerden sehr bald nach Anlegung des Pneumothorax ein und führen zu langsamer Entkräftung. Über Besserungen und Heilungen wird nur sehr selten berichtet.

Weniger aussichtslose, aber doch auch sehr ernste Komplikationen stellen tuberkulöse Erkrankungen des Urogenitalapparates und der Knochen dar. Ihr Verlauf ist ohnehin ein mehr chronischer und tangiert das Leben nicht so direkt wie die Darmtuberkulose.

Bei frisch aufschießenden Herden an den oberen Luftwegen, also Trachea und Larynx, aber auch im Mittelohr kommen, so sehr auch diese Lokalisationen von einer tief unterminierten Resistenz zeugen, öfters unter der durch den Pneumothorax bedingten langsamen Hebung des Allgemeinbefindens gelegentlich Heilungen vor.

Alle anderen akuten und chronischen Organerkrankungen werden in ihrem Verlauf und in ihrer Prognose durch das Bestehen eines gut ausgebildeten und günstig wirkenden Pneumothorax nicht wesentlich beeinflußt. Bei akuten Infektionen besteht dagegen die Gefahr, daß die Pneumothoraxpleura miterkrankt. Im übrigen ist man oft erstaunt, wie leicht Pneumothoraxpatienten akute Störungen

---

[1] Günstiger Verlauf ist aber doch nicht ausgeschlossen. Eine kruppöse Pneumonie des linken Oberlappens bei ein Jahr bestehendem totalen rechtsseitigen Pneumothorax kritisierte am 7. Tag ohne eine Schädigung zu hinterlassen und obwohl eine Wiederentfaltung der rechten Lunge in nennenswertem Grade nicht gelungen war.						RANKE.

überwinden. Bei chronischen Leiden wird natürlicherweise die Gesamtprognose entsprechend der Bedeutung der Krankheit getrübt.

Mehrfach wird das Auftreten von Schwangerschaft während des Bestehens von Pneumothorax erwähnt und es hat den Anschein, als ob dieser physiologische Zustand an und für sich mit dem Bestehen des Pneumothorax in keinem besonderen Mißverhältnisse sei. Sind noch aktive Herde vorhanden, so liegen die Verhältnisse nicht anders als bei der Kombination von Tuberkulose und Schwangerschaft überhaupt.

5. Das Eingehenlassen des Pneumothorax.

Über die Frage, wie lange der Pneumothorax unterhalten werden soll, ist in den letzten Jahren viel diskutiert worden. FORLANINI vertrat ursprünglich die Meinung, man sollte die Nachfüllungen ad infinitum fortsetzen, um keine Rezidive

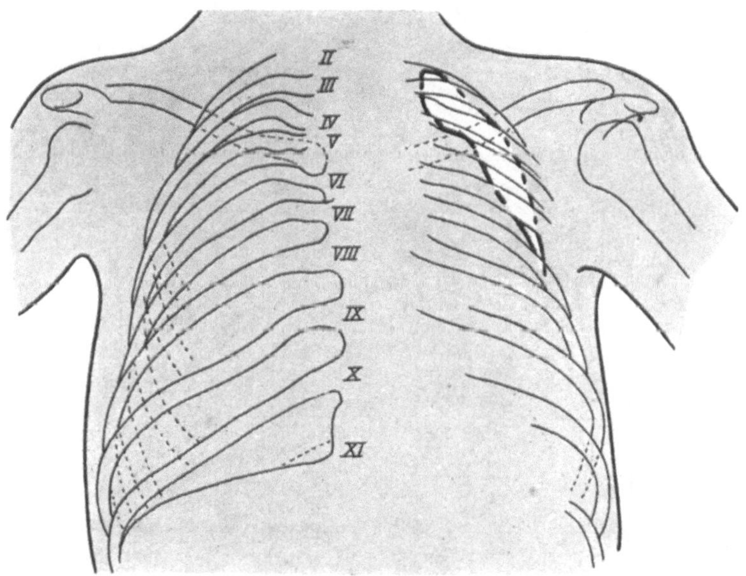

Abb. 52. Herr D. W. Oberer linksseitiger spaltförmiger Pneumothorax als typische Restblase kurz vor völligem Eingehen. Lunge unten wieder überall angelegt. Starke Schrumpfung der erkrankten Seite.

zu riskieren. In den letzten Jahren hat er mehr und mehr die zeitlich beschränkte, ja sogar die auf ein Jahr und weniger eingeengte Kur befürwortet, um das nicht erkrankt gewesene Gewebe wieder zur vollen Funktion bringen zu können. Beide Gesichtspunkte spielen bei der Abmessung der Kurdauer eine hervorragende Rolle, doch ist zweifellos dem ersten, der völligen Ausheilung der Kollapslunge der Vorrang zu geben. Die Erfahrung hat gelehrt, daß in akuten Fällen auf eine sichere Ausheilung mit völliger bindegewebiger Abkapselung der tuberkulösen Herde erst nach einem Jahre, in chronischen erst nach $1^1/_2$—3 Jahren mit Zuversicht zu rechnen ist. Dabei ist vorausgesetzt, daß der Kollaps ein genügender sei, daß Zerfallshöhlen bis zur Berührung ihrer Wandflächen eingeengt, daß käsige Prozesse und Erweichungsherde völlig ruhig gestellt seien. In Fällen von nur relativem Kollaps, wo durch eine gewisse Entspannung der kranken Partien die bindegewebige Schrumpfung bloß angeregt wird, kann eine längere Unterhaltung des Pneumothorax nötig sein. Man wird sich stets nach dem klinischen Verhalten in letzter Linie zu richten haben und in günstig liegenden, das andere Gewebe total komprimierenden Fällen ein Freisein von Fieber, Husten, Sputum und

Tuberkelbazillen während mindestens 1$^1/_2$ Jahren, in relativ wirkenden Fällen einen ganz stationären Zustand bei gutem Allgemeinbefinden während mindestens ebenso langer Zeit verlangen. Es gibt kein einziges diagnostisches Hilfsmittel, das uns einen Einblick gibt, wie weit der Heilungsprozeß in einer klinisch stillen Kollapslunge fortgeschritten ist; wir sind allein auf die allgemeine Erfahrung angewiesen. Die genannten Zeiten entsprechen den Beobachtungen der Großzahl erfahrener Pneumothoraxtherapeuten. SAUGMAN sagt aber mit Recht, daß das Aufgeben des Pneumothorax ein Sprung ins Unsichere ist; man tut daher gut, ihn eher ein Jahr zu lange, als einen Monat zu kurz zu unterhalten, zu viel schadet kaum. Es ist nicht zu übersehen, daß die Pleurablätter infolge der Schädigung durch den lange dauernden trockenen oder exsudativen Pneumothorax nach der Wiederausdehnung der Lunge meistens verkleben, daß also nachher eine Erneuerung des Pneumothorax daher auf große Schwierigkeiten stoßen, oft ganz unmöglich sein kann.

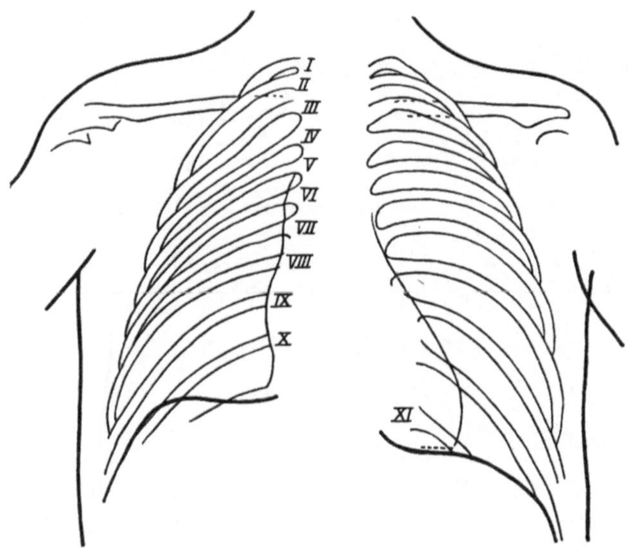

Abb. 53. Herr H. Endstadium nach aufgelassenem rechtsseitigem Pneumothorax. Beide Lungen oben geschrumpft, rechts aber in ganz besonders hohem Grade. Zwerchfell nach oben gezogen. Herz aber nicht verlagert. Habitus phthisicus.

Die Rücksicht auf den gesunden Teil der Kollapslunge tritt dann in den Vordergrund, wenn die andere Lunge wesentlich erkrankt ist, oder wenn sogar der Plan besteht, sekundär auf der anderen Seite einen Pneumothorax zu machen. In derartigen Fällen muß man sich ohnehin öfters mit einem Teilerfolg begnügen, sie überschreiten überhaupt schon den Rahmen der Pneumothoraxindikationen.

Die Entfaltung der Kollapslunge am Ende der Kur hat langsam vor sich zu gehen. Auch wenn die Gasresorption in dieser Epoche schon stark vermindert ist, sollen die Nachfüllungen nicht einfach unterlassen werden. Der Druck ist vielmehr in Intervallen von mehreren Wochen zu prüfen und wenn er sehr hohe negative Werte erreicht, soll er auf 0 oder auf kleine negative Zahlen erhöht werden. Man beobachtet gelegentlich ganz erstaunliche Werte von — 30, — 40 und mehr. Zu hoher negativer Druck erzeugt einmal rasche und belästigende Herzverschiebungen, Zwerchfellaspiration und durch Zug am Brustkorb Atembeschwerden. Dann bringt er ferner nachgiebigere Partien der Lunge in die Gefahr, gezerrt zu werden und frisch zu erkranken. Es ist daher das eventuelle Wiederauftreten von Sputum und vor allem von Tuberkelbazillen genau zu beachten. Leichte Katarrhe oder andauernder quälender Hustenreiz durch Zerrung der Bronchien oder Trachea sind nicht selten. Die narbig geheilte Lunge kann sich nur langsam, nach einem Exsudat nur sehr langsam, entfalten, und ein mittel-starker, möglichst gleichmäßig wirkender negativer Zug schafft die besten Bedingungen. Nachfüllungen in diesem Stadium können unter Umständen sehr schwierig sein wegen unregelmäßiger Gestaltung der Gastaschen und unerwarteter Ausbildung von Adhäsionen.

Gerade hier darf die Gefahr der Gasembolie nicht übersehen werden. Eine genauere klinische Überwachung ist nun auch bei Kranken, die in der zweiten Periode des Pneumothorax längst ambulant behandelt werden konnten, wieder nötig.

Die Symptomatologie der Entfaltungslunge ist überaus wechselvoll. Es gilt hier noch mehr als bei der Pneumothoraxtherapie überhaupt, daß keine 2 Fälle sich völlig gleichen. Je mehr funktionstüchtiges Gewebe eine gewisse Lungenpartie noch enthielt, um so leichter und rascher kommt sie zur Entfaltung. Wohl am häufigsten legt sich der relativ leichter erkrankte Unterlappen zunächst der Thoraxwand an, er kann mit seiner horizontalen Begrenzungslinie und sogar mit passiver Verschieblichkeit ein Exsudat vortäuschen. In anderen Fällen besteht das erste Symptom der Wiederausdehnung in einem Verschwinden der Überblähungen, in einem Angesaugtwerden der Hernien. Oder die Lunge bläht sich zuerst in der Umgebung von Verwachsungssträngen und Flächen und berührt die Brustwand in unregelmäßigen Figuren.

Während der Entfaltungsperiode und oft noch lange nachher, sogar dauernd, findet eine Verschiebung von Mediastinum und Herz in den Pneumothorax hinein statt. War das Herz z. B. bei linksseitigem Pneumothorax bis in die rechte Mammillarlinie verlagert gewesen, so wird es nun so weit nach links gesogen, daß der Spitzenstoß im 5. oder 4. Interkostalraum, in der vorderen Axillarlinie links zu fühlen ist. Der Rand des vorderen Mediastinums ist nun ebensoviel links vom linken Sternalrand zu perkutieren, wie er vorher rechts vom rechten stand, die rechte Lunge zeigt sich vorne mächtig überbläht. Das auf der Höhe des Pneumothorax tiefgetretene und abgeflachte Zwerchfell steht 1—2 Rippen höher als das rechte und ist steil gewölbt, die vorher erweiterten Interkostalräume der linken Seite sind verengt, statt der Blähung sieht man eine starke Schrumpfung der Seite mit tiefen respiratorischen Einziehungen, kurz das völlige Negativ des früheren Zustandes. Nicht selten kommt es zu leichten Skoliosen konvex nach der Pneumothoraxseite (CARPI).

Alle diese Verschiebungen werden, wenn sie sich nur langsam vollziehen, viel besser ertragen als die primären Organverlagerungen durch den Pneumothorax. Herzgeräusche, die sich vorher entwickelt haben, verschwinden. Viele Kranke beginnen erst jetzt, wieder an Gewicht zuzunehmen, der Magen, der die Senkung des Zwerchfells nicht ertragen konnte, wird durch die Hochlagerung nicht im geringsten belästigt.

Bei sehr starrer Pleura und sehr starrem Mediastinum nach langem Exsudat kann die Entfaltung auf sehr große Schwierigkeit stoßen, man sieht hier auch nach Jahr und Tag ohne jede Nachfüllung einen sich stets gleichbleibenden, umschriebenen Pneumothorax, der somit einen stationären Endzustand darstellen kann. Unter den gleichen Bedingungen kann ein Teil des Raumes durch Flüssigkeit ausgefüllt werden, die ohne die geringsten lokalen oder allgemeinen Beschwerden auftritt, und die nun vielleicht als ein Transsudat ex vacuo aufzufassen sein dürfte.

Entsprechend der Lungenentfaltung verändert sich der physikalische Befund; die perkussorischen und auskultatorischen Phänomene sind jedoch oft sehr schwer zu deuten. Die Lunge kann die verschiedensten Schallqualitäten geben und kann durch Tympanie sogar Reste von Pneumothorax vortäuschen. Das Atemgeräusch ist um so stärker verändert, je kranker die betreffenden Partien waren. Man hört über den narbigen Partien scharfes, bronchiales oder dem bronchialen nahestehendes Atemgeräusch, an anderen Stellen leises, leicht unreines, unbestimmtes Atmen. Wiederentfaltete gute Lungenpartien atmen scharf pueril. Wo früher feuchtes Rasseln bestand, sind auch nach der Entfaltung oft auffallend laute und zahlreiche Nebengeräusche wahrzunehmen, die sich durch nichts von dem trocken klingenden Rasseln unterscheiden, das man auch sonst über alten Lungennarben hört. Während der Entfaltungszeit sind diese Geräusche am zahlreichsten und es können sich Zeichen der früher erwähnten Bronchitis beimischen. Ebenso kann während längerer Zeit pleuritisches Reiben zu hören sein. Später wird alles stiller. Über Partien, die nur leicht verändert waren, kann das Rasseln nun ganz fehlen.

Die Röntgenaufnahmen sind nicht immer leicht zu deuten. In den dunklen Schattenpartien ist manchmal das Herz nicht deutlich abgrenzbar. Durch die enormen Verschiebungen kann die Wirbelsäule freigelegt sein, die Trachea erscheint im Bogen oder bajonettförmig abgeknickt. Oft lassen sich in der Lunge scharf begrenzte Kalkherde unterscheiden.

Nach völligem Verschwinden des Pneumothorax ist der definitive Zustand noch nicht erreicht. Im Laufe der folgenden Monate, selbst Jahre, kann die Entfaltung der Lunge noch langsame Fortschritte machen, die sämtlichen Verschiebungen und Retraktionen erfahren dann ganz langsam wieder eine gewisse Rückbildung.

Erfolge.

Wie eklatant der momentane Erfolg des künstlichen Pneumothorax sein kann, wurde im Kapitel „Klinisches Verhalten" gezeigt. In der großen Mehrzahl der Fälle, wo nicht die andere Seite zu krank ist oder andere Komplikationen stören, stellt sich der unmittelbare Erfolg in Form von Entfieberung oder wenigstens wesentlicher Besserung der Kardinalsymptome ein. Nur in seltenen Fällen bleibt das Befinden ohne jede günstige Wendung oder es zeigt sich sogar eine unmittelbare Verschlimmerung, Exazerbation des Fiebers, Vermehrung des Auswurfs und Zunahme der phthisischen Beschwerden. Wie wir gezeigt haben, ist solches bei sehr ungünstigem Sitz der Adhäsionen, durch welche Kavernen gezerrt und gereizt werden, dann aber vor allem bei sofortigem Einsetzen der Komplikationen, Verschlimmerung der anderen Seite, Exsudat, Darmtuberkulose etc., möglich.

Der momentane Erfolg ist in einer Gruppe von Fällen trügerisch und es wäre unrichtig, auf ihn das Werturteil über den künstlichen Pneumothorax zu gründen. Unter dem guten Allgemeinbefinden kann sich unter Umständen ein progressiver Verlauf verstecken, der nach Monaten dann plötzlich zur Katastrophe führt. Oder es können sich nach kürzerem oder längerem relativ gutem Befinden von neuem alle Beschwerden eines fortschreitenden, tuberkulösen Prozesses einstellen. Dies ist ganz besonders dann der Fall, wenn die Indikationsstellung mit Bezug auf die andere Lunge nicht streng genug war oder wenn interkurrente Krankheiten, wie Bronchitis, Angina, Keuchhusten (MURARD), latente Herde der anderen Seite aktivieren. Es kommen jedoch auch Fälle vor, wo ein nur partieller Kollaps die schwer kranke Lunge zunächst wesentlich beruhigt, aber nach einiger Zeit in ungenügend beeinflußten Partien die Tuberkulose weiterzuglimmen beginnt und unter den klinischen Manifestationen eines chronischen Prozesses sogar zu Destruktionen führt. Daß der gute Momentanerfolg durch alle im Kapitel Komplikationen beschriebenen Zustände kompromittiert werden kann, ist ohne weiteres verständlich.

Der Kurerfolg und der Dauererfolg nach Abschluß der ganzen Kur hängt im allgemeinen von einer Anzahl Faktoren ab, die kurz zu besprechen sind.

1. Daß der Erfolg weitgehend von Ausdehnung und Charakter der Erkrankung und vom Zustand der anderen Lunge abhängt, ist der Vollständigkeit halber kurz zu erwähnen.

2. Die Konstitution des Kranken, seine Resistenz gegen die Krankheit spielt natürlich ebenfalls eine große Rolle, besonders bei der Frage einer späteren Wiedererkrankung.

3. Das Fehlen tuberkulöser Komplikationen verbessert die Chancen eines guten Erfolges. Dies gilt besonders für die Darmtuberkulose, während tuberkulöse Erkrankungen der oberen Luftwege, der Knochen oder sogar Urogenitaltuberkulose weniger schwer in die Wagschale fallen.

4. Je größer, je kompletter der Pneumothorax ist, um so besser sind die Chancen eines Dauererfolges. In den Statistiken aller Autoren fallen die günstigsten Resultate auf Fälle mit komplettem oder sehr großem Pneumothorax. Strangförmige Verwachsungen an der Spitze oder am Zwerchfell, also in der Längsrichtung der Lunge, stören weniger als breite Verklebungen oben oder unten. Am ungünstigsten wird das Resultat durch laterale, die Lunge quer im Thorax ausspannende Adhäsionen beeinflußt. Diesen Regeln kommt natürlich nur allgemeine Bedeutung zu; im Einzelfall gibt der Sitz der Hauptherde den Ausschlag.

5. Der trockene Pneumothorax gibt im ganzen etwas bessere Resultate als der mit Exsudat einhergehende. Wenn auch einzelne Exsudatfälle durch die immunisierende Wirkung zu den allerbesten Dauerheilungen führen, so wiegt dies die Schädigungen, die gelegentlich in anderen Fällen durch hohes oder lange bestehendes Fieber, durch zu frühe Verklebungen oder durch schwartige Veränderungen entstehen, nicht vollkommen auf.

6. Je länger ferner die Kur unter den günstigsten Verhältnissen und mit allen übrigen Hilfsmitteln der modernen Phthiseotherapie durchgeführt werden kann, um so besser sind die Chancen. Aus den verschiedenen statistischen Mitteilungen geht deutlich hervor, daß frühe Wiederaufnahme der Arbeit, ambulante Behandlung, schlechte hygienische und klimatische Bedingungen, ungenügende ärztliche Überwachung die Prognose trüben.

Der Grad des erreichten Resultates kann nun so verschieden sein, wie bei den rein hygienisch-diätetischen Kuren oder bei spezifischer Behandlung Lungenkranker.

Eine vollständige Restitutio ad integrum mit völliger Vernarbung aller Krankheitsherde, mit Wiederherstellung normaler Atemfunktion in allen nicht krank gewesenen Partien und Offenbleiben des Pleuraspaltes gehört zu den allergrößten Seltenheiten. Häufiger schon sind die Postulate bezüglich der Krankheitsherde und der übrigen Lunge erfüllt, es bilden sich aber lokale Verklebungen der durch den Pneumothorax veränderten Pleuren bis zur völligen Synechie aus. Hierdurch wird das Dauerresultat nicht ernstlich beeinträchtigt. Bleibt der Patient dauernd frei von Fieber, Auswurf, Bazillen und ist er völlig leistungsfähig, so darf der Erfolg als ein voller bezeichnet werden. Nach lange durchgeführtem gutem Kollaps sind die kranken Partien oft so solid geheilt, daß die Krankheit bei einem Wiederausbruch eher an einer anderen Stelle einsetzt.

Sehr gute, relative Resultate sind dann vorhanden, wenn ein dauernder Gleichgewichtszustand erreicht ist, obgleich inaktive Herde in der Lunge verbleiben, die täglich eine gewisse Sputummenge mit Tuberkelbazillen produzieren. Ebenso zu bewerten sind Fälle, in denen der Versuch, den Pneumothorax aufzugeben, jedesmal an einer Aktivierung kranker Stellen scheitert und wo daher eine Fortsetzung der Nachfüllungen ad infinitum nötig ist, um das gute Befinden und die Arbeitsfähigkeit zu erhalten. Bloß relative Resultate, Besserungen des Allgemeinbefindens und des Lungenleidens, die das Leben des Kranken wesentlich verlängern und ihm eine gewisse Erwerbsfähigkeit wiedergeben, sieht man namentlich bei partiellen Formen des Pneumothorax und in Fällen, die sich zu früh den Nachfüllungen entziehen. Hier wird die Krankheit in ihrem Verlaufe nur gehemmt, die schwere Phthise wird durch den Pneumothorax in eine mildere Form verwandelt.

Von diesen Fällen gibt es alle Übergänge zu Pneumothoraxpatienten, die durch den Kollaps nicht beeinflußt werden und zu solchen, bei denen die Einfüllungen den Anstoß zu rascher Verschlimmerung der anderen Seite, zum Auftreten progredienter tuberkulöser Komplikationen in anderen Organen geben, oder die einen tödlichen Zwischenfall erleiden.

Bei der Beurteilung der Resultate einzelner Autoren sind die obengenannten Faktoren stets mit in Rechnung zu stellen und man wird bei dieser Betrachtungsweise ein gutes Urteil über die Leistungsfähigkeit der Methode erhalten. Unsere eigenen Erfolge an einem mittelschweren bis sehr schweren Krankenmaterial mit häufigem Vorkommen tuberkulöser Komplikationen und mit $50^0/_0$ exudativer Pleuritis, jedoch bei lange dauernder, stationärer Behandlung unter den günstigen Bedingungen der Hochgebirgs- und in vielen Fällen zugleich der Sanatoriumskur sind folgende:

Von 70 Kranken zeigen

Klinische Heilung	$18 = 25,7^0/_0$
Sehr gutes relatives Resultat	$17 = 24,3^0/_0$
Deutliche Besserung	$13 = 18,5^0/_0$
Summa der positiven Erfolge	$48 = 68,5^0/_0$
Unbeeinflußt blieben	$5 = 7,1^0/_0$
Verschlechtert haben sich	$7 = 10\ ^0/_0$
Gestorben sind	$10 = 14,4^0/_0$
Summa der negativen Resultate	$22 = 31,5^0/_0$

Ein Dauerresultat, das schon 1—4 Jahre nach Beendigung der Pneumothoraxkur andauert, weisen von den 18 klinisch geheilten 12 Kranke $= 17,1^0/_0$ auf.

Von den 22 negativen Fällen hatten 11 einen mehr oder weniger lange dauernden Momentanerfolg. Zwei der 10 Verstorbenen waren sogar während mehr als eines Jahres sehr günstig beeinflußt und lebten fast wie Gesunde. Vollkommen negativ sind mithin nur 11 Kranke $= 15,75^0/_0$.

Ähnliche Zahlen teilt Lucius Spengler mit. Von 88 Patienten, über welche er Nachricht erhalten konnte, sind

klinisch geheilt nach Eingehen des Pneumothorax	$23 = 26^0/_0$
noch in Behandlung	$36 = 41^0/_0$
ohne Erfolg	$19 = 21^1/_3^0/_0$
positiven Erfolg haben	$78^1/_3^0/_0$

Noch besser sind die Resultate von Nienhaus-Zink, die zweifellos an einem wesentlich leichteren Material unter ebenso günstigen Bedingungen gewonnen sind.

Von 109 mit Pneumothorax behandelten Tuberkulösen

sind voll erwerbsfähig	31
verschlechtert haben sich	16

Es unterliegt nach den bisherigen Erfahrungen gar keinem Zweifel mehr, daß der künstliche Pneumothorax in der Phthiseotherapie und zum Teil auch in der Behandlung der Bronchiektasien einen gewaltigen Fortschritt darstellt. Mit diesem Hilfsmittel gelingt es, den Prozentsatz der Entfieberungen auch bei den schwersten III. Stadien der Erkrankung bedeutend zu erhöhen. In ähnlicher Weise werden, bei ca. $50^0/_0$ der Operierten, die Bazillen zum Verschwinden gebracht, während die einfache hygienisch-diätetische Sanatoriumskur dieses Ziel nur bei ca. $25^0/_0$ der Kranken aller Stadien erreicht. Dies leistet keine andere Behandlungsmethode (Saugman). Den sichersten Beweis des Wertes der Behandlung geben aber die ganz desolaten Fälle, die nach menschlichem Ermessen nur noch kurze Zeit zu leben hatten und in denen ein rascher und dauernder Umschwung stattfindet.

Indikationen.

1. Der künstliche Pneumothorax ist indiziert bei schwerer einseitiger oder vorwiegend einseitiger Lungentuberkulose.

2. Eine besondere Indikation bilden schwere, mit anderen Mitteln nicht stillbare Lungenblutungen, wenn der Sitz der Hämoptoe sichergestellt werden kann. Da hier unter sonst gegebenen Umständen die Unterhaltung des Pneumothorax schon während einer Reihe von Tagen genügen kann, können die Anforderungen an den Zustand der anderen Lunge weniger streng gestellt werden.

3. Auch der spontane tuberkulöse Pneumothorax kann nach Schluß der Lungenfistel, wodurch der Pneumothorax dosierbar wird, eine Indikation abgeben.

4. Die Behandlung seröser Pleuraexsudate und tuberkulöser Empyeme mit künstlichem Pneumothorax bedeutet einen großen Fortschritt in der Therapie dieser Affektionen.

5. Bronchiektasien bilden dann, wenn ihre Wände noch weich sind, also besonders bei jugendlichen Individuen, eine gute Indikation.

6. Anlage eines künstlichen Pneumothorax zur Thorakoskopie nach Vorschlag von Jakobaeus zur Geschwulstdiagnose. Eine ähnliche Indikation besteht da, wo der Pneumothorax versucht wird, um sich zu überzeugen, ob die Pleurablätter verklebt sind, und somit die Ausführung einer plastischen Operation oder eine Plombierung in Frage kommt.

Das Alter des Patienten spielt keine große Rolle. Über gute Resultate bei Kindern vom 6.—14. Lebensjahre berichten zahlreiche Autoren. Auch die höheren Altersklassen setzen dem Erfolg keine Grenzen, wenn auch die kräftigen mittleren Lebensjahrzehnte die besten Chancen bieten. Das Bestehen einer Gravidität bildet kein Hindernis. Real beobachtete einen Fall, in welchem zwei Wochen vor der Geburt ein Pneumothorax angelegt wurde. Wegen verengten Beckens mußte die Sectio caesarea ausgeführt werden. Alles verlief gut. Heilbare Psychosen vertragen sich mit der Pneumothoraxtherapie. Muralt hat in zwei Fällen von Melancholie die Operation ausgeführt, die Psychose klang im Laufe der Behandlung ab. Die eine Patientin machte vier Monate nach der Erstoperation einen schweren Suizidversuch.

Als Kontraindikationen sind zu nennen:

1. Die schon erwähnten ausgedehnteren und aktiveren Prozesse der anderen Lunge.

2. Chronische nichttuberkulöse Veränderungen der anderen Lunge, wie chronische Bronchitis, Bronchiektasen, Emphysem, Asthma, Pleuritis.

3. Von tuberkulösen Komplikationen ist in erster Linie die Darmtuberkulose zu nennen, die häufig nach Einleitung eines Pneumothorax aus dem latenten Zustand in den manifesten übergeht. Außerdem die Spondylitis dorsalis tuberculosa.

4. Schwerer Diabetes mellitus. Leichtere Formen des Diabetes können auf den Verlauf der Krankheit ohne Einfluß sein.

5. Schwere Albuminurien und ausgesprochene Nephritiden. Rein toxische Albuminurien und beginnendes Amyloid können unter der allgemeinen Besserung günstig verlaufen.

Es ist als falsch und unzulässig zu bezeichnen, wenn an absolut hoffnungslosen Kranken noch ein „Versuch" gemacht wird. Nur wo sich durch klare Überlegungen und Abwägungen ordentliche Chancen ergeben, soll man der Therapie nähertreten. Schwere manifeste Darmtuberkulose sollte immer absoluten Einhalt gebieten. Man darf nicht vergessen, daß bei ungeeigneter Auswahl der Kranken die Leiden durch den Pneumothorax ganz wesentlich verschärft werden können. Die Dyspnoe nimmt dann zu, die Expektoration wird erschwert, auch der Husten kann quälenden Charakter annehmen. Die notwendigen Nachfüllungen regen den erschöpften Kranken auf und entkräften ihn ganz, ein fast nicht zu vermeidendes Exsudat bringt ihm neue Fieberanstiege, Schweißausbrüche, Schmerzen und Beklemmungen. Während der von Tuberkulose völlig durchseuchte Organismus gewöhnlich ein ruhiges Ende in wohltuender Kohlensäurenarkose bildet, leiden solche Kranke unter dem künstlichen Pneumothorax intensiv. Durch vorübergehende Besserungen, wie man sie auch in den desolatesten Fällen kurz nach Beginn der Pneumothoraxtherapie oder unter der serologischen Wirkung eines Exsudates gelegentlich sieht, wird dieses Minus nicht aufgewogen. Man muß es vielmehr als eine Grausamkeit betrachten, dem Kranken kurz vor einem leidensvollen Zusammenbruch nochmals eine hoffnungsvolle Zukunft gezeigt zu haben. Eine Indikationsstellung „solaminis causa" ist also zu verwerfen.

Kritische Erörterung und weitere Erfahrungen.

Von

Dr. Karl Ernst Ranke.

I. Allgemeines.

Es ist kein Zufall, daß das oben abgedruckte Kapitel der Indikationen aus v. Muralts Hand im Verhältnis zu den übrigen Ausführungen so kurz gehalten ist. Gerade diese Fragen haben v. Muralt ebenso wie alle anderen Therapeuten unablässig beschäftigt und gerade in ihrer Schilderung konnte er sich am schwersten genug tun. Er hat deshalb noch kurz vor seinem Tode dieses Kapitel noch einmal aus dem Manuskript herausgenommen, um es vollkommen umzuarbeiten. Leider ist es dazu nicht mehr gekommen. Nur die oben gegebenen Notizen wurden in seinem Nachlaß gefunden.

In der Zwischenzeit ist die Diskussion gerade über die Indikationen und damit also die Reichweite der neuen Behandlungsmethode noch wesentlich lebhafter geworden. Mit der praktischen Ausdehnung der Indikation haben sich nicht unwichtige Erfahrungen machen lassen, die ohne geradezu prinzipiell Neues zu bringen, doch auf die Praxis von beträchtlichem Einfluß geworden sind. Die dabei angeschnittenen Fragen zu diskutieren, soll der Hauptinhalt dieses ergänzenden Kapitels sein.

Zu diesem Ende scheint es mir notwendig, den Versuch einer zusammenfassenden Schilderung aller der Zusammenhänge vorauszuschicken, aus denen sich die Pneumothoraxwirkung ergibt. Sie können sich im Einzelfall vielfach verstärken oder auch durchkreuzen. Erst ihre Gesamtwirkung gibt die Entscheidung über Erfolg oder Mißerfolg. Ihr Zusammenspiel muß also überblickbar sein, wenn die Frage nach Indikation oder Reichweite überhaupt in Angriff genommen werden soll.

1. Allgemeine Wirkungen des geschlossenen künstlichen Pneumothorax.

Durch die Einbringung von Gas zwischen die beiden Pleurablätter wird die Berührung zwischen Lungenfell und Brustfell aufgehoben. Da die Lunge gerade durch die Adhäsion der beiden Pleurablätter aneinander im Thoraxinnern ausgespannt erhalten und gezwungen wird, allen Bewegungen der Brustwand zu folgen, so werden erst durch die Aufhebung dieser Berührung die eigenen elastischen Kräfte der Lunge frei. Sie kollabiert nun von allen Seiten ihrer Oberfläche her nach dem Hilus zu. Dadurch kann sich das zwischen die Pleurablätter eingebrachte Gas ausdehnen. Sein Druck, der mit unseren Pneumothorax-Apparaten jederzeit gemessen werden kann und gemessen wird, wird im allgemeinen von dem äußeren Atmosphärendruck verschieden sein.

So kommt es, daß das Innere der Lunge, in dem, soweit es luftgefüllt ist, der mittlere Atmosphärendruck mit seinen Atemschwankungen herrscht, unter einem anderen Druck steht, als die nunmehr bei Fehlen von Verwachsungen allseitig von Gas umspülte Lungenoberfläche. Dadurch werden zwei Wirkungen erzielt:

1. Zwischen Thoraxwand mit ihren Bewegungen bei der Atmung und Lunge ist ein elastisches Polster eingeschaltet, das die Lunge von dem Einfluß der Wandbewegungen weitgehend befreit. Ihr Volumen wird — abgesehen von den inneren elastischen Kräften — nur mehr von den Druckdifferenzen zwischen Alveolar- und Bronchialluft und Pneumothorax-Blase abhängig. Brustwandbewegungen sind nur mehr insofern von Wirkung, als sie solche Druckdifferenzen zu erzeugen vermögen.

2. Man hat es also vollkommen in der Hand — immer zunächst vorausgesetzt, daß Verwachsungen fehlen — das Volumen der gasumspülten Lunge mit Hilfe der eingeführten Gasmengen zu regulieren. Die Grenzen dieser Regulation sind einerseits die völlige Wiederausdehnung der Lunge bis zur gegenseitigen Berührung der beiden Pleurablätter, andererseits nicht nur der völlige freiwillige Kollaps durch die inneren elastischen Kräfte der betroffenen Lunge, sondern auch derjenige Grad von aktiver Kompression, der sich mit dem Fortbestehen des Lebens vereinbar zeigt.

Der künstliche Pneumothorax wirkt also je nach seiner „Dosierung" verschieden, entweder einfach entspannend oder direkt komprimierend. Schon diese beiden Möglichkeiten einer verschiedenen Handhabung sind die Quelle ausgiebiger Meinungsdifferenzen für die praktische Ausführung geworden. Wir können auf sie aber wie auf alle Einzelfragen erst eingehen, wenn die Wirkungsweise vollständig analysiert ist. Wie immer für jedes tatsächliche Geschehen ist nicht eine einzelne abstrahierte Eigenschaft, sondern die Gesamtheit der Bedingungen in ihrer unausweichlichen Synthese zu dem oft recht unvorhergesehenen Gesamterfolg maßgebend. Diese Synthese muß deshalb bei jeder Erörterung einer praktischen Frage soweit als irgend möglich im ganzen überblickbar sein.

Durch diese Entspannung oder Kompression mit ihrer je nach dem Grade verschiedenen Volumensverminderung ergeben sich alle weiteren Wirkungen des künstlichen Pneumothorax auf die betroffene Lunge. Daneben bestehen aber noch Wirkungen auf die beiden Pleuren und Rückwirkungen auf die andere Lunge, die damit stellenweise ihrer normalen Nachbarschaft und der damit gegebenen physikalischen und biologischen Verhältnisse beraubt ist. Beide sind von größter praktischer Wichtigkeit. Sie gehen mit der Wirkung auf die Lunge nicht Hand in Hand und bedürfen stets einer eigenen sorgfältigen Berücksichtigung. Sie können bei der Durchführung der Kur sowohl für die „Dosierung" wie für die Heilwirkung bestimmend werden.

Bleiben wir zunächst bei der Lunge, so ergibt also sich aus der aufgehobenen Berührung der beiden Pleuren und im Grade abhängig von der eingeführten Gasmenge eine Verminderung des Volumens und funktionelle Ruhigstellung der Lunge in einem neuen Gleichgewichtszustand. Sie hat wieder mehrfache Teilwirkungen. Sichergestellt ist, daß dabei der Luftgehalt vermindert wird. Solange keine eigentliche Kompression stattfindet, erfolgt die Volumenverminderung im wesentlichen durch diese Verminderung des Luftgehalts. Vollkommen sicher ist ferner, daß die elastische Spannung vermindert wird und ebenso ihre Schwankungen. Sicher ist ferner, daß der Gaswechsel beeinträchtigt wird; es steht weniger Sauerstoff zur Verfügung.

Strittiger sind die Verhältnisse der Blutfülle und der Zirkulation. Für die Menge des in der Lunge enthaltenen Blutes scheinen auch heute noch die von MURALT angeführten CLOETTAschen Bestimmungen maßgebend. Aus ihnen ergibt sich, daß die von innen her aufgeblasene, also geblähte Lunge, der die Lunge im Zustand starker Inspiration entspricht, trotz ihres größten Volumens nicht das größte Fassungsvermögen für Blut besitzt. Mittlere Zustände, etwa dem Beginn der Inspiration entsprechend, sind hiefür am günstigsten. Unterhalb dieses optimalen Volumens sinkt die Kapazität des Lungengefäßsystems wieder ab. Daraus ergibt sich meines Erachtens ohne weiteres, daß die Pneumothoraxlunge, die ja in den zunächst hier in Betracht zu ziehenden Fällen eines totalen Pneumothorax noch weit unter das Volumen bei der normalen Exspiration verkleinert ist, weniger Blut faßt, als im tätigen Zustand, so wie wir die absolute Menge in Betracht ziehen. Man wird deshalb dasselbe noch nicht für die relative Menge erwarten dürfen, daß, also der Kubikzentimeter Kollapslunge weniger Blut enthalte als der Kubikzentimeter der normalatmenden. Jedenfalls muß z. B. die Zahl der in diesem Kubikzentimeter enthaltenen Gefäße je nach dem Grade der Volumensverminderung mehr oder weniger stark angewachsen sein. Es wäre sogar gut denkbar, daß bei bestimmten Graden des Kollapses diese auf engerem Raum zusammengedrängten Gefäße auch noch erweitert wären; erst bei den höchsten Graden und besonders bei aktiver Kompression ist das nicht mehr denkbar. Bei pathologisch-anatomischen Untersuchungen wird dementsprechend sowohl von „hyperämischen" Befunden wie von Verminderungen des Blutgehalts im Gefäßsystem, vor allem der Kapillaren berichtet.

Eine davon abzutrennende Frage, die leider noch wesentlich ungeklärter ist, ist die Frage nach der Strömungsgeschwindigkeit des Blutes in der Pneumothoraxlunge, verglichen mit den normalen Verhältnissen. Sie hängt zusammen mit der Frage, ob in der Pneumothoraxlunge eine eigentliche „Stauung" besteht oder nicht. Verstehen wir unter Stauung Verhältnisse, die etwa denen beim künstlichen Abbinden von Teilgebieten des großen Kreislaufs entsprechen, so können wir ihr Vorhandensein durch den Pneumothorax jedenfalls ablehnen. Es ist bisher nicht über Beobachtungen berichtet worden, die uns mit einiger Sicherheit annehmen ließen, daß zugleich mit der Entspannung eine wirksame Drosselung des venösen Abflusses nach dem linken Vorhof zu einträte.

Nur ein solcher Nachweis würde uns aber Berechtigung geben von einer „Stauung" in diesem Sinne zu sprechen. Dann würde aus den zuführenden Blutgefäßen bis zu einem neuen Gleichgewichtszustand mehr Blut als sonst in das venös gedrosselte Organ einfließen und damit die bekannte Volumzunahme und seröse Durchtränkung des „gestauten" Organs sich einstellen müssen. Eine solche Wirkung darf also für die therapeutische Wirkungsweise des Pneumothorax nicht ohne weiteres in Anspruch genommen werden.

Wohl aber ist es wahrscheinlich, daß in der Pneumothoraxlunge eine Verlangsamung des Blutstroms eintritt. Ganz sicher erscheint das für den Lymphstrom, für den offenbar die Atembewegungen eine wichtige Bewegungsquelle bedeuten. Ihr Wegfall wird also die Ergiebigkeit und Geschwindigkeit des Lymphstroms beeinflussen müssen. Die Geschwindigkeit der Blutströmung und mit ihr die in der Zeiteinheit durch das Organ geworfene Blutmenge hängt wie bekannt zum Teil von der Weite der Gefäße ab. Die Lungengefäße verkürzen sich bei der Retraktion der Lunge, sie werden sich also auch erweitern, wenn — worüber nichts beobachtet ist — sich nicht ihr Tonus wesentlich ändert. Alles in allem dürfen wir es mit allem wissenschaftlichen Vorbehalt als wahrscheinlich ansprechen, daß die Strömungsgeschwindigkeit innerhalb des Blutgefäßsystems der betroffenen Lunge abnimmt. Am wichtigsten wird für diesen Effekt das Verhalten der Lungenkapillaren sein; bleiben sie entsprechend der Volumenverminderung erweitert, so muß schon allein dadurch eine beträchtliche Verlangsamung des Blutstroms eintreten.

Bei eigentlicher Kompression werden die Verhältnisse a priori ganz unübersichtlich. Sie kommt praktisch auch nur unter ganz speziellen Verhältnissen in Frage. Eine allgemeine Diskussion der Möglichkeiten ist dadurch heute wertlos, hier können Beobachtungen allein weiter führen.

Fassen wir die bisherigen sicheren und wahrscheinlichen Wirkungen zusammen, so kommen wir zu dem Schluß, daß wir wohl nicht zu sehr irren, wenn wir für die unter einem totalen Pneumothorax kollabierte Lunge annehmen, daß die elastische Spannung und vor allem die wechselnden Zerrungen und Entspannungen wesentlich vermindert sind, daß der Sauerstoffgehalt beträchtlich herabgesetzt ist, und zwar das ganz besonders im eigentlichen Lungengewebe, daß er außerdem ebenfalls sehr viel geringeren Schwankungen unterworfen ist und daß die betroffene Lunge in allerdings nicht direkt berechenbarem Grade aus der Zirkulation durch Verminderung der absoluten in ihr enthaltenen Blutmenge und Herabsetzung der Geschwindigkeit des Blutstroms und der Lymphbewegung ausgeschaltet ist.

Atmungsbewegungen und Sauerstoffaustausch sind die Funktionen der Lunge und ihrer Gewebe. Gegenüber den normalen Verhältnissen haben wir also eine passive Venosität, die hier aller Wahrscheinlichkeit nach ohne venöse Drosselung und damit ohne Erhöhung des Blutdrucks erreicht ist, sich aber trotzdem den Verhältnissen, wie sie im großen Kreislauf durch Biersche Stauung erzeugt werden können, beträchtlich annähert.

Die Verminderung des Luftgehalts bringt eine weitere sehr wichtige Wirkung hervor. Je stärker sie wird, desto mehr nähert sich das sonst lufthaltige poröse Lungengewebe den geweblichen Verhältnissen eines kompakten Organs an. Die „toten Räume", in denen nur Luft enthalten ist, die also in den Zusammenhang des Lebendigen mit seiner allseitigen Wirkung und Gegenwirkung nicht vollständig hereingenommen sind, werden vermindert und kommen schließlich nahezu vollkommen in Wegfall; das muß für das Zellenleben der Lungengewebe eine gewaltige Veränderung der Lebensbedingungen bedeuten. Es können nun zirkulatorische und sonstige humorale Wirkungen auftreten, die im normalen Zustand undenkbar sind. Wir dürfen uns dabei wohl vergegenwärtigen, daß die Zelle des Menschen ein typisches Wassertier ist. Die dauernde Umspülung ihrer Oberfläche oder doch Berührung mit flüssigkeitsdurchtränkter Nachbarschaft ist eine ihrer wichtigsten allgemeinen Lebensbedingungen.

Einige Einzelwirkungen ergeben sich schließlich noch durch die Verlegung der feineren und feinsten Verzweigungen des Bronchialbaums. Das Hin- und Herbewegen von Massen mit der Atemluft in derselben wird damit weitgehend ausgeschaltet. Dabei ist aber zu berücksichtigen, daß die größeren Bronchien mit ihrer durch Knorpel ausgespannten Wand ihr Lumen erst spät, die größten gar nicht verlieren. Auch wird anzunehmen sein, daß der durch die Bewegung des Flimmerepithels aufrecht erhaltene Bewegungsstrom von innen nach außen jedenfalls nur teilweise betroffen sein wird. Die Herausschaffung von Schleim und mit ihm von kleineren festeren Teilchen wird also dadurch noch nicht völlig aufgehoben. Wohl aber wird dadurch eine weitere Wirkung der Umwandlung der Lunge aus einem von zahllosen Hohlräumen durchzogenen Netze in ein kompaktes Organ auch insoferne erreicht, als lokale Blutungen nicht mehr Oberflächenblutungen mit ihren Abflußmöglichkeiten nach außen, sondern innere Organblutungen mit den ganz anderen Bedingungen ihrer Stillung werden können.

Nicht nur für das Blut, sondern auch für andere gröbere Massen wird der Bronchialbaum, wenigstens in seinen Endverzweigungen, als Verkehrsweg verlegt. Das wird für alle die Krankheiten von Wichtigkeit sein, bei denen Metastasen innerhalb des Bronchialbaums eine wichtige und wesentliche Ausbreitungsweise bedeuten.

Die unter volle Pneumothoraxwirkung gesetzte Lunge wird also in verhältnismäßig sehr kurzer Zeit einer vollkommenen Revolution ihrer Lebensverhältnisse unterworfen. Sehen wir nun zu, welche Wirkungen sich in ihrem Gefolge bei geeigneten tuberkulösen Erkrankungen haben beobachten lassen.

2. Beobachtete Änderungen im Krankheitsablauf bei Lungentuberkulose unter Pneumothoraxwirkung.

Wenn wir nun zur Schilderung der Beeinflussung von Krankheitsbildern übergehen wollen, so müssen wir eine grundlegende Unterscheidung voranstellen: man muß mit MURALT und allen anderen Autoren bei der Beurteilung der Pneumothoraxwirkung auf den Lungenkranken zwischen einer Anfangswirkung, die sich sofort im Anschluß an die Anlage, in günstigen Fällen in wenigen Tagen schlagartig, einstellt, und der Dauerwirkung unterscheiden. Der Anfangserfolg ist für den Arzt und den Kranken äußerst eindrucksvoll; er kann das Krankheitsbild des hoffnungslosen Zugrundegehens in wenigen Tagen in das völliger Rekonvaleszenz umwandeln, leider ohne daß eine Sicherheit des Dauererfolges damit gegeben wäre. In gut der Hälfte aller Fälle pflegt dieser Anfangserfolg wieder verloren zu gehen.

Die am raschesten eintretenden und eindruckvollsten Anfangswirkungen des Pneumothorax bestehen auffallenderweise in dem raschen Schwinden von Allgemeinerscheinungen.

Das darf uns nicht hindern, an den Eingang aller weiterer Betrachtungen über die therapeutischen Wirkungen des Pneumothorax den Satz zu stellen, daß die Anlage und Erhaltung eines künstlichen Pneumothorax keine Allgemeinbehandlung, sondern die Behandlung eines einzelnen Organs, sogar eines einzelnen Organteils mit den in ihm gelegenen Krankheitsherden, also eine reine Lokalbehandlung darstellt. Aus der erstaunlichen Allgemeinwirkung einer solchen Lokalbehandlung bei der Lungentuberkulose ergibt sich also, daß das krankhafte Geschehen, vor allem das Augenblicksbild der Erkrankung, ganz ausschlaggebend von einzelnen Herden beherrscht sein kann. Dabei ist gerade auf den Begriff des Augenblicksbildes der Erkrankung besonderer Nachdruck zu legen. Denn die Tuberkulose ist schließlich in allen ihren Formen nicht eine lokale, sondern eine Allgemeinerkrankung, und die Wirkung auf einen Herd, selbst wenn das krankhafte Geschehen gerade in ihm zeitweise den Ausschlag für den Gesamtzustand gibt, kann niemals als Behandlung der Tuberkulose selbst angesprochen werden. Das was der Pneumothorax beseitigt, sind also schwere Allgemeinerscheinungen, die offenbar von einem einzigen oder doch wenigen Herden ausgehen und deshalb durch dessen Unschädlichwerden geradezu schlagartig beseitigt werden können.

Die wichtigsten dieser so rasch verschwindenden Symptome sind die tuberkulo-toxischen: Schweiße, Fieber, Schlafstörungen, Krankheitsgefühl, pathologisch veränderte Stimmung, erhöhte Erregbarkeit der Muskeln, krankhafte Veränderungen der Hautbeschaffenheit und des Gewebsturgors, die toxischen Herzstörungen, Unregelmäßigkeiten der Menstruation, sehr oft auch die jeder Erholung im Wege stehende Appetitlosigkeit. Von den lokalen verschwinden Husten und Auswurf.

Es kann das nicht anders erklärt werden, als daß der Zusammenhang und damit die Rückwirkung des Lokalherdes mit dem allgemeinen Organismus irgendwie unterbrochen wird. Denn der Herd ist ja nicht mit einem Schlag nicht mehr vorhanden; nur die von ihm ausgehende schwere Schädigung setzt mit einem Male aus. Offenbar ist eine Art Demarkation, eine Abgrenzung eingetreten, aber wodurch ist sie hervorgebracht worden? Die Analyse der Bedingungen liefert sofort noch eine weitere Überraschung. Es ist zu einem derartigen mehr oder weniger deutlichen Augenblickserfolg nicht notwendig, daß die ganze Lunge unter Pneumothoraxwirkung kommt. Das „Aufblühen" der Patienten wird gelegentlich auch bei kleinem Pneumothorax beobachtet, sowohl bei günstig liegendem partiellen, durch Verwachsungen erzwungenen, wie bei sich günstig lokalisierenden, absichtlich klein gehaltenen eingeführten Gasmengen bei fehlenden Verwachsungen. Es erscheint mir fraglich, ob zu dieser Wirkung die geschilderten Zirkulationsverhältnisse, soweit sie schon allein durch die Entspannung eine gewisse Ausschaltung der betroffenen Lunge bewirken, auszureichen vermögen. Man hat ja allerdings ein gewisses Analogon zu dieser Wirkung in dem Abbinden der durch Schlangenbiß verletzten Glieder mit ihrer Verminderung der Giftresorption und in der verminderten Allgemeinwirkung subkutaner Injektionen in künstlich gestaute Gliedmaßen. Die geschilderten Änderungen der Zirkulation werden also gewiß zu diesem Erfolg beitragen. Daß sie ihn allein — ohne venöse Drosselung — und direkt zustande bringen, glaube ich nicht. Wohl aber ist durch die Gesamtheit der Veränderungen in der Pneumothoraxlunge Raum geschaffen für eine kräftige Reaktion der umgebenden Gewebe gegenüber dem Krankheitsherd.

Ich glaube deshalb, daß eine Demarkation auch noch innerhalb der Pneumothoraxlunge angenommen werden muß: d. h. also in den Randpartien der Herde selbst, in der perifokalen Zone, in der wir ja auch sonst die für die Herdentwicklung maßgebenden Vorgänge gefunden haben.

Vergegenwärtigen wir uns den Zustand vor der Kompression oder Entspannung. In den stark toxisch wirkenden Fällen, in denen allein der typische Anfangserfolg sich einstellen kann, haben wir keine scharfe Grenze zwischen Gesundem und Krankem. Nekrotische, nekrotisierende, krankhaft gequollene und sonst geschädigte, dann schwer gereizte Bezirke mit gewaltigen Zirkulationsstörungen, die erst allmählich in weiterer Umgebung sich einigermaßen verlieren, folgen sich in den Randpartien vom Herdinnern nach außen zu. Weder eine abgrenzende Zellschicht, noch eine Demarkierung durch die Zirkulation haben sich ausgebildet. In den äußersten, am wenigsten geschädigten Zonen scheint eine aktive Hyperämie mit beschleunigter Durchblutung vorhanden zu sein und zu allem übrigen steht das Herdinnere durch die zahllosen Öffnungen des Bronchialbaums mit der näheren und ferneren Umgebung in dauernder offener Verbindung, in dem nekrotisches Material in großen, grob wägbaren Mengen nach vielen Richtungen bewegt werden kann und bewegt wird. Bei jedem Atemzug werden die schwer erkrankten Lungenteile gezerrt und noch weiter gereizt.

Demgegenüber liegen in dem kollabierten Lungengewebe die Verhältnisse zur Demarkation wesentlich günstiger. Vor allem liegt der Herd nunmehr in einem funktionell ruhiggestellten Organ oder Organteil, dann aber liegt er in einem, durch den Zusammenfall der Alveolen und Bronchiolen nahezu kompakten Gewebe, das bei seinem ungeheueren Gefäßreichtum nunmehr zu sehr ausgiebigen Gefäßreaktionen und humoralen Wirkungen besonders geeignet erscheint. Für die Beseitigung der toxischen Erscheinungen innerhalb der kurzen Zeit, die für den Augenblickserfolg allein in Betracht kommt, spielt dagegen die Verlegung des Bronchialbaums gewiß nur eine ganz geringe Rolle, eben nur insofern, als durch sie aus einem zu einer Demarkierung unfähigen schwammartigen Organ ein mehr oder weniger zusammenhängendes Gewebe ohne Luftgehalt und ohne Gewebslücken erzeugt wird.

Ich möchte mir nun mit allem wissenschaftlichen Vorbehalt vorstellen, daß die Randpartien, die den eigentlichen Herd umgeben, erst durch diese Änderungen zu einer ausgiebig demarkierenden entzündlichen kapillären Stase befähigt werden, um so mehr, als keinerlei Funktion mit ihrer funktionellen Blutstrombeschleunigung störend dazwischen tritt. Der Herd wirkt nun auf seine Umgebung, soweit dieselbe zu einer normalen Reaktion noch fähig ist, etwa ebenso wie das Depot einer Tuberkulininjektion oder eines anderen Antigenreizes, für den der Organismus sensibilisiert ist, auf die anliegenden Gewebspartien. Genauere Kenntnis über diese Vorgänge besitzen wir noch nicht. Sie ist aber in sehr vielversprechender Weise angebahnt durch die Untersuchungen RÖSSLES über die allergische Entzündung. Gerade die von ihm beschriebene entzündliche Stase mit dem schließlichen eigenartigen Verschwinden der roten Blutkörperchen und der Füllung der Gefäße mit weißen Blutzellen verschiedener Art ist für manche biologischen Wirkungen der Entzündung sehr beachtenswert. Hier wird für die experimentelle Forschung ein Gebiet größter pathologischer Bedeutung eröffnet, und es ist nur zu wünschen, daß diese Untersuchungen fortgeführt und ausgebaut werden. Nur so wird ein wirklicher Fortschritt über den alten Begriffsschematismus hinaus möglich werden. Was uns not tut, ist nicht eine Umtaufe alter Begriffe, sondern die sorgfältige und geduldige Beobachtung des tatsächlichen Geschehens von den neu gewonnenen Gesichtspunkten aus.

Es scheint mir nach dem Ausgeführten wahrscheinlich, daß — gelegentlich vielleicht nach einer manchmal betonten Lymphauspressung aus dem kollabierten Organ, für die ich selbst allerdings niemals eine eindeutige Beobachtung gesehen habe — die Hauptwirkung, und zwar eine nahezu momentan einsetzende Hauptwirkung der Anlage eines Pneumothorax, die Verminderung der Resorption von Toxinen aus den Krankheitsherden darstellt und daß sie durch zirkulatorische Änderungen in der perifokalen Zone zustande kommt.

Soviel ist jedenfalls sicher, daß überall, wo ein tuberkulöser Herd heilen will, eine Demarkation einsetzt, jedenfalls immer dann, wenn nicht durch Lymphozyteneinwanderung eine aktive Einschmelzung und mit ihr dann ein Wandern und Durchbrechen des verflüssigten Herdinneren eintritt. Auch bei dem Fortgang der Heilung unter Pneumothoraxwirkung sehen wir gerade diese Demarkierung aufs deutlichste hervortreten, später allerdings nicht in der akuten, gewissermaßen provisorischen Form der allergischen entzündlichen Kapillarstase, sondern in der Form der chronischen Entzündung mit ihrer typischen Bindegewebsneubildung. Auch hier ist der allergische Reiz, seine Art und sein Grad der ausschlaggebende Faktor für das weitere Geschehen.

Ich glaube, daß es sich auf diese Weise verstehen läßt, wie ein solcher manchmal geradezu zauberhafter Umschlag im Krankheitsbild mit Hilfe eines so vergleichsweise einfachen lokalen Eingriffes erzielt werden kann. Es kann also tatsächlich mit einem Mal der Giftabtransport aus dem Hauptherde unterbrochen werden. Es ist aber auch dem Verständnis sehr nahegerückt, daß dieser Augenblickserfolg durchaus kein dauernder zu sein braucht.

Ob der Anfangserfolg sich zum Dauererfolg erweitert, wird davon abhängen, ob mit der Erholung des Allgemeinzustandes und unter sonst günstigen Bedingungen der Organismus imstande ist, den zunächst nur blockierten Herd auszuheilen, und ob damit schon eine Ausheilung der Gesamttuberkulose erreicht ist. Hierfür ist aber schon nicht mehr die Lokalerkrankung allein maßgebend. Hinter den stürmischen Herdwirkungen liegt ja stets noch die Allgemeinerkrankung verborgen. Sie tritt nach der Beseitigung der akutesten Gefahr wieder als bestimmender Faktor in den Vordergrund des krankhaften Geschehens. Es muß ja nicht nur eine lokale Schlacht gewonnen, sondern der Feind vollkommen besiegt werden, wenn ein dauernder Erfolg erreicht werden soll. Nur zu häufig wird der zunächst nur ganz geringfügigen schleichenden Wirkungen der Allgemeinerkrankung wegen nach der Beseitigung der augenblicklichen Gefahr der gesamte Krankheitszustand viel zu günstig beurteilt. Das gilt vor allem für die Kranken. Die Pneumothoraxliteratur hallt wider von Klagen darüber, daß die Kranken sich zu rasch für genesen halten und sich vorzeitig der Behandlung entziehen. Sehr häufig geschieht das so rasch, daß nicht einmal die volle Heilwirkung auf den sogenannten „Schubherd" einigermaßen ausgenützt wird. Aber auch der Arzt läßt sich von dem Anfangserfolg nur zu leicht blenden und erlaubt dem Kranken eine Lebensführung, unter der die Krankheit nicht zur Ausheilung kommen kann.

Bleiben wir zunächst noch bei der lokalen Wirkung und sehen wir zu, wie sich unter günstigen Bedingungen die lokale Ausheilung der betroffenen Herde gestaltet. Ich kann mich hierzu auf die schönen Präparate v. MURALTS und seine Schilderung beziehen. Aus der zunächst rein zirkulatorischen Demarkation entwickelt sich durch die bekannte Bindegewebswucherung eine gewebliche Abgrenzung. Es bildet sich eine zusammenhängende Schicht junger Bindegewebszellen, die zunächst dem Herde — dem sie im Sinne eines Organisationsversuches zuwandern, während sie bei dem Einwanderungsversuch der Giftwirkung erliegen — den Charakter der sogenannten Epitheloidzellen besitzen, also selbst erkrankt oder doch jedenfalls schwer gereizt sind. Nach außen von dieser Abgrenzung bildet sich eine kompakte Schicht teilweise, schließlich auch ganz funktionsfähigen Bindegewebes. Die Herde werden so ummauert und verkleinern sich dabei nach und nach. Ist die Gelegenheit zur Ausstoßung von Käsemassen durch den Bronchialbaum gegeben, so kann schließlich alles nekrotische Gewebe verschwinden. Es unterliegt aber auch gar keinem Zweifel, daß käsiges Material bei diesen Vorgängen in wechselndem Umfange resorbiert werden kann.

Wir treffen also in der Pneumothoraxlunge auf genau die gleichen Heilungsvorgänge, wie wir sie gelegentlich auch spontan in der Lunge antreffen. Es bildet sich eine kallöse Narbe, die eine ausgesprochene Schrumpfungstendenz aufweist.

Zu dieser Veränderung braucht es selbst unter günstigen Umständen eine recht lange Zeit, die von der Mehrzahl der Autoren auf beiläufig 2 Jahre geschätzt zu werden pflegt. Nach dieser Zeit darf also im allgemeinen mit einer ausreichenden Herdheilung gerechnet werden. Was damit für den Kranken selbst erreicht ist, hängt nunmehr ganz vom Stand der Allgemeinerkrankung ab. Ihre verschiedenen Formen müssen daher noch kurz überblickt werden. Ich werde diesen Überblick an Hand meiner eigenen einschlägigen Arbeiten zu geben versuchen.

Es ist allgemein bekannt, daß das klinische Bild der menschlichen Tuberkulose von dem einer schweren, rasch verlaufenden Allgemeinerkrankung ohne wesentliches Hervortreten von Herdwirkungen bis zu dem einer scheinbar völlig isolierten Organerkrankung wechseln kann. Zwischen diesen beiden Polen liegt eine unübersehbare Fülle von Übergangsformen. Gerade die Tatsache dieser Übergangsformen zeigt aber schon, daß man mit der Auffassung der Tuberkulose als reiner Herderkrankung in jedem Einzelfall sehr vorsichtig sein muß, und daß die Allgemeinerkrankung in vielen Fällen zwar weniger sichtbar, aber deswegen doch nicht minder vorhanden ist. Das Krankheitsbild wird dadurch so besonders verwickelt, daß es sich um eine chronische Infektionskrankheit handelt, bei der also neben die Herdscheinungen und ihre unmittelbaren und Fernwirkungen in allerdings langsamer Entwicklung auch die Wirkungen einer biologischen Umstimmung des Organismus treten.

Bei den akuten Infektionskrankheiten treten die Wirkungen dieser Umstimmung und mit ihnen der Wechsel allgemeiner Reaktionsformen durchaus in den Vordergrund. Neben ihnen treten die lokalen Herdwirkungen zurück, können schließlich sogar geradezu den Charakter von Komplikationen annehmen. Eine rasche Entwicklung und Änderung typischer und allgemeiner Reaktionsweisen derart zeigt sich z. B. in dem typischen Ablauf von Scharlach und Masern mit dem Auftreten und Abblassen der Exantheme zu ganz bestimmten Krankheitszeiten. Ebenso in den Differenzen etwa der „Typhuswochen“. Er zeigt sich ebenso auch in dem bekannten Verhalten der Impfpustel, einem guten Beispiel einer Herderkrankung mit starker allergischer Allgemeinerkrankung, die mit einer rasch eintretenden Immunität mit ausreichender Schutzwirkung das Krankheitsbild unter Abheilung des Lokalherdes beendet, ohne daß weitere Herdbildungen Gelegenheit bekommen hätten, sich zu entwickeln. Impft man mehrere Tage hintereinander, so daß jede folgende Impfstelle einen Tag jünger ist als die vorhergehende, so flammen in dem Augenblick der erreichten Umstimmung sämtliche Impfstellen gleichzeitig in der bekannten allergischen Entzündung auf, „gehen“ also gleichzeitig „an“ und bekunden damit aufs deutlichste, daß nicht das Alter der Impfstelle, sondern der Eintritt einer bestimmten Reaktionsweise an allen Stellen, an denen das Virus in genügender Konzentration vorhanden ist, für das Auftreten einer lokalen Entzündung maßgebend wird.

So einfach liegen nun die Verhältnisse bei der Tuberkulose nicht. Gerade diese Gleichartigkeit der Herde, die Gemeinsamkeit der Reaktionsweise fehlt bei ihr in einem höchst erstaunlichen Grade. Man darf es direkt als Regel hinstellen, daß bei der Tuberkulose Herde ganz verschiedenen Alters und verschiedener Reaktion nebeneinander vorhanden sind. In dieser Beziehung gleicht sie bis zu einem gewissen Grade, um ein Beispiel zu erwähnen, den gewöhnlichen Eiterungen, oder auch manchen chronischen Hautinfektionen, bei denen das Zentrum des Herdes abheilt, während die Erkrankung am Rande fortschreitet und sich so in konzentrischen Ringen ausbreitet. Die allgemeine Umstimmung weist also bei der Tuberkulose Mängel auf wie übrigens bei jeder chronischen Infektionskrankheit, sie genügt nicht, um die Krankheitsherde etwa so gleichartig zu machen wie im Masern- oder Scharlachexanthem oder in der Follikelerkrankung beim Typhus. Während an einer Stelle im Körper Herde abheilen oder doch aus einem akuteren in einen ganz chronischen Zustand übergehen, sieht man gleichzeitig an anderen Stellen neue, vielleicht sogar bösartige Herde aufschießen. Besonders auffällig war mir das immer bei den Drüsentuberkulosen, bei denen der einzelne Herd ja direkt betastet und sehr häufig auch gesehen werden kann. Hier kann in ein und derselben Drüsengruppe neben einer unter Verkreidung abgeheilten Drüse eine rasch wachsende und schließlich einschmelzende käsige Tuberkulose einer Nachbardrüse beobachtet werden. Ganz ebenso ist es aber auch in der Lunge. Ein fortschreitender zerstörender Herd kann direkt neben einer praktisch geheilten, zirrhotischen Narbe liegen; dadurch wird die Tuberkulose zum Prototyp einer rekurrierenden Erkrankung.

Die allergische Umstimmung und damit eine typische Änderungsweise in der Reaktion des Organismus auch den spontanen Herden gegenüber läßt sich trotzdem leicht nachweisen. Gerade in den Heilungsformen werden solche Unterschiede sogar ganz besonders deutlich. Sowohl die Art der akuten Reaktion wie die der chronischen Entzündung und der durch sie erzeugten Gewebsbilder ändern sich im Ablauf der Krankheit allmählich, so daß man mehrere große Epochen der Krankheit unterscheiden kann. Die Krankheit beginnt in einer Zeit der Erstansiedlung mit einer ganz typischen, nur in dieser Entwicklungsphase vorkommenden Form der chronischen Entzündungswirkung und Abheilung unter Verkalkung der nekrotischen Partien. Von ihr läßt sich eine Periode der Generalisation mit einer starken allergisch-anaphylaktischen Entzündung unterscheiden. Unter Mitwirkung einer neuen Art spezifischer Sensibilisierung bilden sich Einschmelzungen und starkes Kontaktwachstum der Herde. Dabei können in nahezu allen Organen des Körpers humorale Metastasen aufschießen oder die Krankheit sich auf allen übrigen denkbaren Verkehrswegen des Organismus ausbreiten. Die zugehörige Heilungsform ist nun die Einschmelzung und Resorption an Stelle der Verkalkungen der ersten Zeit. Eine dritte Periode zeigt offensichtliche Spuren der Immunität, und zwar sowohl der normalen, — im Zurücktreten der humoralen Metastasierung, — wie der paradoxen, d. h. also der gesteigerten spezifischen Giftempfindlichkeit — in starken spezifischen Giftwirkungen, — die sowohl bei der Beobachtung am Krankenbett wie im Gewebsbild der Herde erkennbar sind. Dabei ändern sich in der auch von anderen Krankheiten, z. B. besonders typisch wieder von der Lues, bekannten Weise auch die Organprädilektionen. Das Endglied der Reihe ist die isolierte Phthise mit dem alleinigen Befallensein der Lunge als dem offenbar disponiertesten und exponiertesten Organ mit vorwiegender Ausbreitung im Bronchialbaum und sehr auffälligen spezifischen Intoxikationserscheinungen bei Zurücktreten der humoralen Metastasen.

Diese Verhältnisse sind für uns deswegen hier so wichtig, weil sie darauf hinweisen, wie wenig unter Umtsänden selbst durch die völlige Ausheilung eines Herdes für die Heilung der Tuberkulose des Gesamtorganismus getan sein kann. Damit

ergibt sich die unabweislichc Forderung über der Pneumothoraxtherapie niemals die Allgemeinbehandlung der Tuberkulose zu ver
nachlässigen, sie unter den neugeschaffenen günstigen Umständen
vielmehr mit allen irgendwie noch erreichbaren Mitteln zu einem
Gesamtheilerfolg auszubauen.

Das wird in den Fällen am leichtesten erreichbar sein, in denen eine Teilimmunität die Metastasierung auf dem Blut- und Lymphwege wenigstens zeitweise
verhindert, also in denjenigen Formen, die ich als die spätsekundären und die tertiären bezeichnet habe. Nur bei ihnen steht die Lokalerkrankung soweit im Vordergrund, daß auch eine so eingreifende Lokalbehandlung wie die Anlage eines künstlichen Pneumothorax gerechtfertigt ist. Dazu kommt, daß gerade diesen Formen
alle einzelnen Pneumothoraxwirkungen in besonders hohem Grad zu gute kommen.
So pflegen sie ganz besonders ausgiebig innerhalb des Bronchialbaums zu metastasieren,
jedenfalls finden sie in der Lunge gerade in den luftführenden Kanälen ihre besten
Ansiedlungsbedingungen, gleichgültig wie man sich das Hineingelangen der Bazillen
in dieselben vorstellen mag, während im interstitiellen Gewebe die erlangte spezifische
Widerstandsfähigkeit die Ansiedlung und Ausbreitung schon ohne Pneumothoraxwirkung verhindert. Hier wirkt also neben allen übrigen Faktoren auch die Verlegung des Bronchialbaums direkt ausschlaggebend als Heilfaktor, und die Erzeugung
eines „kompakten Organs" gibt hier schon voll ausgebildeten Abwehrkräften eine
verstärkte Wirkung.

Gerade diese Fälle zeigen schließlich, wie schon erwähnt, am deutlichsten
die spezifischen Giftwirkungen, die bei sekundären Tuberkulosen nicht in der Weise
in die Erscheinung treten. Auch dadurch sind sie also der Pneumothoraxwirkung
besonders zugänglich. Nur diese Fälle zeigen deshalb den beschriebenen
Anfangserfolg in voller Stärke.

3. Beeinflussung der Pleuren und der gegenseitigen Lunge.

Im Gegensatz zu der günstigen Beeinflussung der Widerstandsfähigkeit des
Lungengewebes gegen die tuberkulöse Infektion steht die durch viele Beispiele
erhärtete Tatsache, daß die Pleura durch Anlage und Bestehen eines
künstlichen Pneumothorax überwiegend ungünstig beeinflußt wird.
Gerade die Verhältnisse, deren Beseitigung in der Lunge günstig wirken, werden
in dem Pleuraraum, der dazu physiologischerweise nicht geeignet und darauf in keiner
Weise vorbereitet ist, erst künstlich erzeugt. Statt der Berührung der beiden Pleurablätter wird zwischen sie ein großer toter Gasraum eingebracht. Die Endothelien
kommen so in dauernde Berührung mit Gasen, die trotz ihrer Sättigung mit Wasserdampf doch einen Fremdkörperreiz ausüben. Es ist erstaunlich und kann direkt
als ein Zeichen der auch sonst bekannten großen Resistenz der Pleuren betrachtet
werden, daß sie sich diese Änderung ihrer Lebensverhältnisse oft so geduldig gefallen
lassen.

Ganz ohne pathologische Veränderungen bleibt die Pleura allerdings niemals.
Selbst wenn keinerlei trockene oder exsudative Entzündungen sich haben beobachten
lassen, so gibt doch schon die allmähliche Resorptionsänderung für das eingeführte
Gas ein Nachlassen der normalen Funktion zu erkennen. Noch deutlicher wird die
Veränderung der normalen Gewebseigenschaften aus der Tatsache, daß nach längerem
Bestehen des Pneumothorax und nach dessen Wiederaufsaugung die beiden sich nach
so langer Trennung wieder berührenden Pleuren nicht mehr zu der Funktion
des Lymphspaltraums mit seinem dauernden Gleiten der beiden
Flächen aufeinander zusammenfinden wollen. Sie pflegen sehr rasch —
meist schon 2—3 Monate nach der Wiederberührung — miteinander zu verkleben. Es ist das eine sehr merkwürdige Erscheinung, die ohne weiteres zu dem

Rückschluß auf eine chronische entzündliche Veränderung der Pleuren zwingt. Solche Verklebungen pflegen sonst da einzutreten, wo die Deckzellenschicht sich mit Fibrin bedeckt oder stellenweise zu Verlust geht (MARCHAND, DUMAREST). Dann nehmen die Bindegewebszellen, die an ihre Stelle treten oder das Fibrin „organisieren", ihre verbindende Funktion auf und es kommt zu Verwachsungen. Offenbar leidet also unter dem dauernden aphysiologischen Zustand und der langen Verwendung als Begrenzung eines toten Gasraums der „Endothelcharakter" des Pleuraüberzugs.

Ebenfalls in direktem Gegensatz zu der leichteren Ermöglichung einer Demarkation von Krankheitsherden innerhalb der Lunge steht die wesentliche Erleichterung, ja beinahe zwangsläufige Erzeugung einer Ausbreitung interkurrenter entzündlicher Veränderung über die beiden Pleuren. Eine geringfügige Pleuritis kann sich jetzt nicht mehr durch Verklebung abgrenzen. Es ist sehr wahrscheinlich, daß sie unter dem dauernden aphysiologischen Reiz auch leichter als sonst die Eigenschaften annimmt, die wir als eine ihrer typischen Reizantworten bei der exsudativen Pleuritis antreffen. Schon ganz geringfügige äußere Einwirkungen, wie z. B. Erkältungen und bei Frauen die Menstruation, genügen, die leidende Pleura zu einer oft nicht unbeträchtlichen Exsudation zu veranlassen. Nach DUMAREST und PARODI haben wir es in solchen Fällen mit einer funktionellen Reizung der Pleuradeckzellen zu tun. Es entstehen unter verschleierten Symptomen, oft ohne Fieber, kleinere Ergüsse, die sich meist spontan in kurzer Zeit resorbieren. Gerade in ihnen haben die Autoren besonders zahlreich eosinophile Zellen und degenerierte Pleuradeckzellen gefunden, und sie betrachten die Prognose als günstig, solange sich dieser Zellcharakter nicht ändert. Diese Erkrankungen haben also, wenigstens nach dieser Auffassung keine direkte Beziehung zur Tuberkulose, sondern nur zum Vorhandensein eines toten Gasraums, und sie müßten also auch bei Nichttuberkulösen ebenso häufig zu beobachten sein, wenn es ein Vergleichsmaterial gäbe, an dem derartige Beobachtungen durchgeführt werden könnten.

Auch für die von der Tuberkulose abhängigen Entzündungen der Pleura ist der Träger eines Pneumothorax anfälliger als ohne einen solchen. Das findet einen sehr deutlichen Ausdruck in der von MURALT angeführten Tatsache, daß die exsudativen Pneumothorax-Pleuritiden im Hochgebirge ebenso häufig sind wie im Tiefland, während sie sonst überhaupt kaum zur Beobachtung kommen. DUMAREST unterscheidet zwei Formen echt tuberkulöser Pneumothoraxpleuritiden, eine benigne und eine maligne und befindet sich damit im Einklang mit den meisten anderen Autoren. Die benignen Ergüsse entstehen dadurch, daß die Pleura durch die Nähe eines Herdes entzündlich gereizt wird, daß also die perifokale Entzündung oder wie TENDELOO sie genannt hatte, die kollaterale Entzündung auf die Pleura übergreift. Die Exsudate dieser benignen Form sind steril, enthalten auch keine Tuberkelbazillen. Sie rezidivieren sehr häufig, saugen sich wesentlich schwerer auf als die erstgenannten nicht spezifischen und sind durch den Gehalt an kleinen „azidophilen Lymphozyten" gekennzeichnet. Sie gehören der spezifischen Form der Entzündung an; ihre Exsudationen entstehen durch eine andere — spezifische, also allergische — Art der Reizung der Deckzellen wie bei den Erkältungs- usw. Ergüssen. DUMAREST bezeichnet ihr Exsudat als fibrinös, serofibrinös oder seroalbuminös. Sie führen entsprechend der stärkeren entzündlichen Veränderung der Pleuren viel leichter zu Verwachsungen als die nicht spezifischen.

Die maligne Form beruht auf einer echten Pleuratuberkulose, ihr Exsudat ist stets tuberkelbazillenhaltig. Als Zellen beschreibt DUMAREST „Makrophagen und basophile Lymphozyten". Bei ihr ist die Pleura schwer und dauernd erkrankt. Obwohl diese Fälle auch in einem gewissen Prozentsatz noch durchaus günstig verlaufen und auch die Weiterführung der Pneumothoraxbehandlung nicht wesentlich zu behindern brauchen, so trifft man doch unter ihnen schon auf sehr ungünstige Wirkungen. Die tuberkulöse Pleuritis kann, namentlich bei linksseitiger Erkrankung, auf den Herzbeutel übergreifen. Die dauernde Entzündung der Pleura macht sie empfindlich gegen Zerrungen und die häufigen Druckschwankungen im Verlauf der Kur. Nicht selten wird jede Einfüllung nun mit Fieber beantwortet. Verwachsungen und Schrumpfungen ändern die Form der Gasblase oft in wenigen Tagen weitgehend. Die Hauptgefahr dieses Zustandes besteht aber darin, daß die Möglichkeit eines vollkommenen Durchbruches von Lungenherden in den Pleuraraum nahe tritt.

Schließlich ist noch als 4. Form das mischinfizierte Pneumothoraxempyem zu nennen. Es kann im Verlauf von Anginen usw. auf dem Zirkulationswege entstehen oder aber in den allerbösartigsten Formen durch den Durchbruch einer Kaverne in den Pneumothoraxraum entstanden sein.

Von diesen Exsudatformen sind die hier an 2. und 3. Stelle genannten eigentlich tuberkulösen Exsudate besonders geeignet dazu, Verklebungen zwischen der Pleura costalis und visceralis zu verursachen, offenbar weil der Endothelüberzug bei ihnen weitgehend geschädigt und durch neugebildetes Bindegewebe ersetzt ist, ohne doch die nekrotische, für Verwachsungen ganz unfähige Oberfläche der nichttuberkulösen Empyemschwarte zu bilden. Solche Verwachsungen bilden sich gelegentlich sehr rasch und sind, wenn sie sich einmal wirklich ausgebildet haben, meist erstaunlich fest. Auch da, wo sich Verwachsungen nicht bilden, geht die Pleura im weiteren Verlauf eine chronisch-entzündliche Veränderung ein, die zur Schwartenbildung führt. Sie büßt dabei ihre Elastizität ein. Es entsteht der sogen. starre Pneumothorax, den auch v. MURALT schon beobachtet und beschrieben hat.

v. MURALT hat auch darauf hingewiesen, daß gerade diese Verwachsungen ein sehr wesentliches praktisches Hindernis für die Durchführung der Pneumothoraxkur bilden können.

Wir sehen in diesen Entzündungen und dem Eindringen von Bindegewebszellen in den Pleuraraum, noch deutlicher in den Verklebungen, eine Art „Organisationsversuch" gegenüber dem großen toten Raum, den der Körper zu tragen gezwungen wurde. Es ist durchaus nicht selten, daß in diesem Kampf für und wider den Pneumothorax der Arzt gegenüber diesen Selbstheilungsbestrebungen den kürzeren zieht, und schließlich als der Gescheitere nachgeben muß. Ich erwähne das deswegen ausdrücklich, weil auch Ärzte vorkommen, die in solchem Fall die Funktion des Gescheiteren nur ungern und spät übernehmen wollen, und weil durch das Aufrechterhalten des Pneumothorax um jeden Preis der Kranke gelegentlich aufs schwerste geschädigt wird. Jeder, der ausreichende Erfahrung hat, wird v. MURALT beipflichten, daß die Nachfüllung bei solchen verödenden Gasblasen zu den schwierigsten Aufgaben der Pneumothoraxbehandlung gehören kann, auch am häufigsten zu der gefürchteten Gasembolie führt. Dazu kommt, daß gelegentlich bei diesen schwartigen Pleurahöhlen eine wesentliche Entspannung oder gar Kompression von Lungengewebe selbst bei höchstem Druck nicht mehr erzielt werden kann. Die Fortführung des Pneumothorax verliert dann jeden Sinn. Sie wird aber äußerst gefährlich dadurch, daß die entzündete Pleura ganz unberechenbar gezerrt wird und damit die Gefahr eines Durchbruchs von Lungenherden und eine Verwandlung des geschlossenen in einen offenen spontanen Pneumothorax geradezu systematisch erzeugt wird. Derartige Durchbrüche sind aber bei der dann stets schwartigen Pleura außerstande sich spontan zu schließen. Es ist kein Zufall, daß gerade diejenigen Autoren, die für möglichst lange Aufrechterhaltung des Pneumothorax, womöglich während des ganzen Lebens, und für Auffüllungen, „solange es noch geht" eintreten, auch über besonders viele Durchbrüche mit entsprechenden Obduktionsbefunden berichten können, und dieses fatale Ereignis für „häufiger halten, als gewöhnlich angenommen werde".

Über die Einwirkung des Pneumothorax auf die Lunge der anderen Seite ist seit der zusammenfassenden Darstellung v. MURALTS nichts Neues mehr berichtet worden. Die störendste ist die vordere Überblähung. Wo sie vorhanden ist, wird damit der Einführung von Gas stets eine verhältnismäßig niedrige Grenze gesetzt. Da sie sich beim Starrwerden der Pleura bei ihren chronischen Entzündungen zurückzubilden pflegen, ist eine solche Entzündung gelegentlich einmal nicht durchaus ungünstig, solange es bei geringfügigen Pleuraverdickungen bleibt, die eine Wiederausdehnung der Lunge nicht verhindern, aber doch das Mittelfell starrer machen.

4. Der partielle Pneumothorax.

Bei der Häufigkeit von Pleuraverwachsungen aller Formen und Ausdehnungen bei der Lungentuberkulose trifft man bei einer großen Zahl von Pneumothoraxversuchen auf Verhältnisse, unter denen ein kompletter Lungenkollaps sich nicht erzielen läßt. Es bestehen dann von allem Anfang an Verhältnisse, die denen nicht unähnlich sind, die wir eben als Endzustand der Pneumothorax-Pleuritis beschrieben haben, wenn auch die starke Entzündung der Pleuraumgrenzung der Gasblase noch fehlt. Es kann nach dem Gesagten nicht wundernehmen, daß solche Verwachsungen die Wirkung des künstlichen Pneumothorax schwer beeinträchtigen, seine Weiterführung früher oder später unmöglich machen können.

Pleuraverwachsungen entsprechen gewöhnlich der chronischen Entzündung in der Umgebung älterer sogen. heilender oder abgeheilter Herde. Solange sie klein sind, können sie gerade deshalb belanglos bleiben, da die Lungenteile, deren Kollaps sie verhindern, nicht aktiv krank sind. Die Wirkung des Pneumothorax hängt also ganz davon ab, ob der frei gebliebene Pleuraspalt so groß und so günstig gelegen ist, daß durch eine Einblasung von Gas in ihn der Schubherd wirksam entspannt werden kann. Ist das der Fall, so stellt sich zunächst, wie schon erwähnt, der volle Anfangserfolg ein. Er kann aber nur dann zum Dauererfolg ausgebaut werden, wenn die gesamten Lungenpartien, in denen die aktiven Herde gelagert sind, auch tatsächlich dauernd entspannt bleiben. Das ist in der Regel bei kleinen Spitzenadhäsionen oder auch bei basalen Verwachsungen, wenn die fortschreitenden Herde nur weit genug von ihnen entfernt sind, der Fall. Je größer die Verwachsungen werden und je mehr Lungengewebe dabei namentlich in querer Richtung gespannt wird, desto unsicherer wird aber dieser Erfolg. Man bekommt in solchen Fällen den Eindruck, daß sich die günstige Wirkung des Pneumothorax früher oder später erschöpft. Das hat zum Teil seinen Grund darin, daß neben der Entspannung in solchen Fällen notwendig auch Zerrungen auftreten, sowohl an der Pleura, wie am Lungengewebe. Man muß ja nicht selten von der Pleuratasche aus die Lunge durch aktive Kompression allmählich „eindellen". Damit geraten gerade die Randpartien der alten chronischen Herde unter ungünstigere Heilungsbedingungen, als sie vorher hatten. Auch die Zirkulation wird ja in solchen Fällen zweifellos anders beeinflußt als bei der einfachen Entspannung. Die erkrankte Lunge wird also nicht einheitlich beeinflußt, sondern teils gezerrt, teils entspannt, teils komprimiert.

Der kleinere Pneumothorax muß zudem häufiger nachgefüllt werden. Die Schwankungen des elastischen Zugs in der kranken Lunge sind häufiger und brüsker. Es kann sich unter Umständen kein eigentlicher Gleichgewichtszustand ausbilden. Nach dem ersten Schrecken erholt sich offenbar auch die Tuberkulose wieder, die Krankheit ist zwar weniger akut geworden, aber nicht vollständig zum Stillstand gekommen. Ihr langsames Fortschreiten unter dem Pneumothorax führt zu Komplikationen, Exsudat, Pleuratuberkulose und schließlich zur Unmöglichkeit der Weiterführung der Pneumothoraxbehandlung. In solchem Falle gilt es nur, diese Unmöglichkeit rechtzeitig zu erkennen und die Konsequenzen zu ziehen.

Glücklicherweise ist es stets nur ein Teil dieser partiellen Gasblasen, bei denen die ungünstigen Folgen der Verwachsungen überwiegen, und es gibt umgekehrt auch Fälle, bei denen sich die Gasblase spontan geradezu ideal lokalisiert und ihrer entspannenden Wirkung eine oft erstaunliche Kollapsfähigkeit gerade der erkrankten Lungenteile entgegenkommt. In solchen Fällen sieht man schon nach Einführung geringer Gasmengen, daß der nötige Kollaps gerade an der richtigen Stelle sich einstellt und auch bei der weiteren Durchführung der Kur ohne Schwierigkeit aufrecht erhalten und vervollständigt werden kann. Unter solchen Umständen kann man gelegentlich auch von kleinen Gasblasen nicht nur den vollen Anfangserfolg, sondern sogar einen Dauererfolg eintreten sehen.

II. Praktische Durchführung der Kur.

Nach dem gegebenen Überblick wird es verständlich, daß sich allgemeine Regeln für die Durchführung der Pneumothoraxkur, die für alle Fälle Geltung haben könnten, nicht geben lassen. Die Entscheidung, welche der möglichen Maßregeln zu wählen ist, bleibt vielmehr für den Einzelfall stets Sache der Beobachtung. Wir sind in vielen Fällen außerdem, wie Saugman sehr richtig sagt, weitgehend auf unser Gefühl angewiesen. Es ist also eine Sache der Erfahrung und damit der ärztlichen Kunst. Wir können wohl allgemeine Leitsätze aufstellen, die zweifellos richtig sind. Neben ihrer Kenntnis bedarf es aber auch eines echten Könnens, das aus Büchern niemals erworben werden kann.

Es sei mir gestattet drei solcher allgemeiner Leitsätze hier auszusprechen. Den ersten habe ich schon einmal angeführt: Da die Pneumothoraxbehandlung eine Lokalbehandlung darstellt, die zudem auch die Heilung des betroffenen Lokalherdes nicht erzwingt, sondern nur erleichtert, muß sie notwendig durch eine möglichst wirksame Allgemeinbehandlung ergänzt werden.

Der zweite ist noch um etwas selbstverständlicher: Er lautet: Jede Behandlung — auch die Pneumothoraxbehandlung — darf nicht länger durchgeführt werden, als sie sichtlich von Nutzen ist. Es ist nicht überflüssig, das eigens hervorzuheben, denn es begegnen uns in der Literatur nicht selten Aussprüche, die darauf hinweisen, daß die Einleitung einer Pneumothoraxbehandlung auf Arzt und Kranken eine starke suggestive Wirkung in der Richtung ausübt, daß sie nur sehr ungern wieder aufgegeben wird. Bei dem chronischen Ablauf der Tuberkulose und der sonstigen vergleichsweisen Hilflosigkeit des Arztes ist diese Abneigung gewiß nur allzu verständlich, und gerade die Frage, ob die Weiterführung nun noch von Nutzen sein wird oder nicht, wird deshalb von verschiedenen Ärzten sehr häufig ganz verschieden beantwortet werden. Hier muß sorgfältige Beobachtung entscheiden, ob der Rest von günstiger Wirkung die schädlichen Folgen noch überkompensiert oder nicht.

Da alles davon abhängt, daß der Stand der Lungentuberkulose als Allgemein- und Herderkrankung richtig beurteilt wird, gehört die Pneumothoraxbehandlung schließlich so weit als möglich in die Hand des Spezialisten, d. h. also des Lungenarztes. Er wird am leichtesten die richtige Entscheidung der meist ausschlaggebenden Frage treffen können, wie die Lokalbehandlung im einzelnen durchgeführt werden muß und durch welche Allgemeinbehandlung die Wirkung bis zur Heilung der Gesamttuberkulose vervollständigt werden kann. Er hat auch zu entscheiden, ob Sanatoriumsbehandlung notwendig ist und wie lange, oder ob die wiedererlangte Gesundung zur Arbeitsleistung und zur ambulanten Behandlung ausreicht.

Damit soll nicht gesagt sein, daß jede Nachfüllung dem Lungenarzt reserviert bleiben solle. Die v. Muraltsche Forderung, daß die Nachfüllungen in der Heimat durch den Hausarzt gemacht werden sollten, ist zwar etwas kühn, enthält aber einen sehr richtigen Kern. Derartige Maßnahmen werden sich nicht selten gar nicht umgehen lassen, wenn der Pneumothorax überhaupt über Jahre fortgesetzt werden soll. Unter den heutigen tatsächlichen Verhältnissen wird aber nur selten dazu Gelegenheit gegeben sein, diesen Vorschlag auszunützen. Auch ist die Pneumothoraxbehandlung so enge an die Möglichkeit häufiger Durchleuchtungen gebunden, wenn sie nicht in einen gefährlichen Schematismus ausarten soll, daß auch dadurch Schwierigkeiten für die allgemeine Praxis entstehen können. Jedenfalls muß die Oberleitung der Behandlung immer einem erfahrenen Lungenarzt vorbehalten bleiben.

Es sei nun noch an der Hand der neueren Literatur, die hier nur soweit berücksichtigt wird, als sie von v. Muralt nicht mehr hatte benutzt werden können, versucht, die heute noch mehr oder weniger strittigen Tagesfragen zu diskutieren. Bei der sprichwörtlichen Mannigfaltigkeit der Tuberkulose in ihren einzelnen „Fällen" kann es nicht wundernehmen, daß praktische Fragen über die Art der Erzeugung und Unterhaltung der Gasblase, über die Behandlung der so wichtigen Komplikationen von seiten der Pleura und über den Abbruch der Kur sehr verschieden beurteilt werden. Eine Diskussion der Meinungsverschiedenheiten wird dadurch besonders wertvoll, daß sie am ehesten die Wahrscheinlichkeit bietet, die zahlreichen Schwierigkeiten der Praxis zu überschauen. Schließlich sollen dann die beiden bei v. Muralt unvollständig hinterlassenen Kapitel der Indikationen und der Erfolge nach dem heutigen Stande unserer Erfahrungen besprochen werden. Es sei aber auch hier nochmals hervorgehoben, daß die v. Muraltschen Ausführungen, die überall das Wesentliche klar herausheben und den Nagel auf den Kopf treffen, dabei nur in Einzelheiten ergänzt werden können.

1. Erstanlage.

Die beiden rivalisierenden Methoden der Erstanlage durch Schnitt oder Stich sind auch heute in ihrem Kampfe noch nicht vollkommen zur Ruhe gekommen. Im allgemeinen ist v. Muralts Ansicht durchgedrungen, so daß die Schnittmethode noch weiter in den Hintergrund gedrängt wurde. Es hat sich gezeigt, daß gerade bei der Erstanlage die Gasembolie sich vermeiden läßt, jedenfalls bei richtiger Technik ganz ungeheuer selten ist. Die Mehrzahl der schweren Gasembolien ist bei Nachfüllungen, für die — aus sehr durchsichtigen Gründen — niemand die Schnittmethode bisher empfohlen hat, beobachtet worden. Es kommt das daher, daß die Vorsichtsmaßregeln, die ganz allgemein bei der Erstanlage sehr streng gefordert und meist auch eingehalten werden, bei der Nachfüllung vielfach für entbehrlich gehalten werden, worauf wir bei der Technik der Nachfüllungen noch näher einzugehen haben werden. Es sind aber inzwischen auch Gasembolien bei der Schnittmethode beobachtet worden (Arnsperger), womit die Vorteile dieser Methode noch weiter beschränkt werden.

Es wird heute die Schnittmethode besonders für den „Anfänger" in der Pneumothoraxtherapie empfohlen (Frey und Samson). Dieser Vorschlag hat zweifellos eine gewisse Berechtigung. Die Ausarbeitung der Methode stammt ja gerade aus der Zeit, als wir alle noch „Anfänger" gewesen sind, sie ist also gerade mit dem Blickpunkt dieser Bedingungen ausgearbeitet und hiefür wirklich ganz besonders geeignet.

Trotzdem ist v. Muralts Vorschlag doch wohl der noch empfehlenswertere. Er fordert für den Anfänger Übung der Stichmethode in zahlreichen Tierversuchen und — unter der Leitung eines erfahrenen Therapeuten — bei einfach gelagerten Nachfüllungen, ehe er selbst an die Neuanlage herantritt. Es ist das deshalb wesentlich besser, weil die Schnittmethode zwar technisch einfacher sein mag als der Stich mit der Nadel — bei dem das Auffinden des Pleuraspaltes große Vorsicht und eine leichte Hand von feinem Gefühl verlangt — aber selbst bei häufiger Wiederholung eine Übung für den Einstich bei der Erstanlage nicht erzeugt. Überall, wo er sich durchführen läßt, ist also v. Muralts Vorschlag unbedingt vorzuziehen. Das

Schnittverfahren wird somit auf wenige Fälle eingeschränkt, bei denen ein Anfänger aus der Not der Verhältnisse heraus gleichzeitig auch Autodidakt ist und doch über eine gewisse Übung und Erfahrung in einfachen chirurgischen Eingriffen verfügt.

Die Unterscheidung zwischen Gasembolie und dem sogen. Pleuraschock ist von v. MURALT musterhaft gegeben worden; die restlose Klärung dieser Frage wird eines seiner bleibenden Verdienste sein. Es darf nur zugefügt werden, daß der Ausgangspunkt für die Entstehung eines allgemeinen Schocks durchaus nicht immer die Pleura zu sein braucht. Der Eingriff und seine Vorbereitung bieten eine ganze Anzahl von Gelegenheiten für seine Entstehung.

Die Technik der Schnittmethode hat sich in den letzten Jahren nicht mehr verändert, sie ist durch BRAUER auf eine Höhe gestellt, die allen praktischen Anforderungen vollkommen genügen kann. Für die Technik der Stichmethode ist dagegen noch keine ganz einheitliche Form gefunden worden. Die Autoren bedienen sich vielfach eines Kompromisses zwischen Schnitt und Stich, insofern als angeraten wird, die äußere Haut mit dem Messer oder mit Hilfe eines Schneppers zu durchtrennen und dann mit einem mehr oder weniger stumpfen Instrument weiter vorzudringen. Ich selbst benütze, wie v. MURALT und SAUGMAN und eine große Anzahl anderer Ärzte, die scharfe Nadel mit kurzer Spitze. Auch mir hat sich wie v. MURALT die echte SAUGMAN-Nadel — allerdings in der älteren Form — besonders gut bewährt. Alles was v. MURALT über die Technik sagt, kann ich auch heute noch unterschreiben. Nur eine Änderung hat sich mir als notwendig erwiesen: Es geschieht nicht selten, daß die an der Spitze offene, scharfe Nadel sich beim Durchdringen der Weichteile verstopft, sei es, daß ein Tröpfchen Blut oder Gewebsflüssigkeit in sie eindringt, sei es, daß mit ihr, wie JESSEN sagt, ein kleiner Partikel Haut oder sonstigen festeren Gewebes „ausgestanzt" wurde. In solchen Fällen ist die Passage für den Druckausgleich der „kommunizierenden" Röhren, also für die Druckbestimmung im Manometer, nicht frei. Das Manometer „spielt nicht". Dieses Nichtspielen des Manometers zwingt zum Abbruch der Operation zum mindesten an diesem Einstichsort, oder besser — nach der sehr beachtenswerten Vorschrift SAUGMANS, in einer Sitzung nie mehr als einen Einstich zu machen — sogar für diesen Tag. Das Ereignis ist je nach der Weite des Nadellumens verschieden häufig, bei den sehr guten SAUGMAN-Nadeln, die bisher — worin man auch heute noch v. MURALT zustimmen muß — in Deutschland noch nicht in derselben Qualität geliefert werden, meiner Erfahrung nach seltener als bei den gewöhnlichen Nadeln. Es läßt sich nahezu vollkommen vermeiden, wenn die Nadel mit liegendem Mandrin eingestochen wird, und zwar so, daß der Mandrin eben bis an die Spitze der Nadel hereinreicht. Auf diese Weise wird sowohl das Ausstanzen vermieden, wie das Eindringen von Flüssigkeitströpfchen erschwert, von denen schon eine winzige Menge das Spielen des Manometers durch eine quer durch die Nadel ausgespannte Flüssigkeitsschicht unmöglich macht. Es kann dann sofort ohne weitere Handgriffe sondiert werden, so oft es sich im Verlauf des Einstiches wünschenswert zeigt. Hält man diese Vorschrift ein, und ist gleichzeitig die v. MURALTsche Forderung gewährleistet, daß der Mandrin sich in der Nadel ganz lose bewegen kann, um nicht beim Zurückziehen als Spritzenstempel Gewebsflüssigkeit, z. B. Lymphe aus dem Pleuraraum, einzusaugen, so erhält man nur in ganz seltenen Ausnahmen — beim Anstechen eines Gefäßes — keine klaren Manometerausschläge.

Die vorne geschlossene DENECKEsche Nadel vermeidet diesen Fehler auch, und sie verdankt meiner Meinung nach gerade diesem Umstande ihre große Beliebtheit beim Arzt, der allerdings eine sehr viel geringere Beliebtheit beim Kranken gegenübersteht. Lungenverletzungen werden durch die Benutzung dieser vorn geschlossenen Nadel aber durchaus nicht vermieden. Ich glaube mit v. MURALT, daß sie bei ihr sogar häufiger sind und sein müssen. Denn die seitliche Öffnung wird erst im Pleuraspalt stehen, wenn die Spitze selbst schon in die Lunge eingedrungen ist. Daß solche Verletzungen vorkommen, beweisen Vorkommnisse bei der Erstanlage wie das folgende: Bei einer normal verlaufenden Erstanlage mit der DENECKESchen Nadel werden 200 ccm N eingelassen. Ich selbst sehe das Kind einige Zeit nach der Anlage und finde einen nach den klinischen Untersuchungen sehr großen Pneumothorax mit mäßigen Verdrängungserscheinungen. Auch die Durchleuchtung, die nun vorgenommen wird, zeigt einen totalen Pneumothorax, der sicher etwa 800 ccm bis 1000 ccm Gas enthalten mußte. Hier war also durch die Lungenverletzung noch Lungenluft in den Pleuraraum nachgeströmt. Das Ereignis blieb ohne weitere Folgen. Die kleine Öffnung hatte sich also rasch wieder geschlossen.

Von einem ähnlichen Vorkommnis erzählt SEDLMEYR. Entgegen der SAUGMANSchen Vorschrift war bei einem Erstanlageversuch an vier verschiedenen Stellen eingestochen worden. Jedesmal hatte das Manometer nicht gespielt. Gas wurde überhaupt nicht eingelassen. Im Verlauf der nächsten 24 Stunden entstand aber ein großer Pneumothorax, der sich also jedenfalls aus den dabei gesetzten Lungenverletzungen gefüllt hatte. Auch hier verschlossen sich die Verletzungen spontan, und es konnte später in der üblichen Weise nachgefüllt und die Pneumothoraxkur durchgeführt werden.

Solche kleinen Lungenverletzungen lassen sich also durch die DENECKE-Nadel gewiß nicht leichter vermeiden als mit der SAUGMANSchen, die sie schon durch ihre Kürze wesentlich erschwert. Mit SAUGMANS Instrumentarium können des weiteren Ereignisse wie das von MORY erwähnte niemals vorkommen. Bei einem Einstich im 2. Interkostalraum, offenbar nahe am Sternum, ist die Nadel nicht nur durch die Schwarte in die Lunge und hier in eine Kaverne gedrungen, sondern sogar noch durch diese Kaverne und ihre Hinterwand hindurch, aus der linken Lunge heraus in die durch die Schrumpfung nach der linken Seite verzogene rechte Pleurahöhle. Durch Gaseinblasung wurde nun ein rechtsseitiger Pneumothorax und damit ein totaler und tödlicher Kollaps der gesunden Lunge erzeugt.

Im allgemeinen sind die kleinen oberflächlichen Verletzungen gerade bei der Erstanlage relativ harmlos, weil sie hier geschehen, noch ehe ein Pneumothorax besteht. Ist also die Pleura schwartig verändert, so kann wegen der schon vorhandenen Verwachsungen ein offener Pneumothorax durch sie nicht entstehen. Ist der Pleuraüberzug aber normal, so befindet sich selbst im schlimmsten, oben geschilderten Fall des Offenbleibens nach einem kleinen eben angelegten Pneumothorax hin die Rißstelle in normalem Lungengewebe, das mit der Entspannung kollabiert und damit von selbst den Riß schließt, eine Ansicht, die auch von BAER geäußert und mit Beispielen belegt worden ist.

Ganz anders liegen die Verhältnisse bei der Nachfüllung. Hier ist die Lunge schon kollabiert, wenn sie verletzt wird, und ein Pneumothorax ist auch dann über der Pleura vorhanden, wenn sie schwartig verändert ist. In schwartiger Pleura aber kann sich die Öffnung nur mehr sehr schwer schließen, am schwersten dann, wenn die Pleura zudem, wie immer im partiellen Pneumothorax, noch gezerrt ist. Bei der Nachfüllung wird man also die Lungenoberfläche auf das Sorgfältigste zu vermeiden haben und die relative Gleichgültigkeit einer geringfügigen Lungenverletzung bei der Erstanlage gilt für sie durchaus nicht ohne weiteres.

Ich selbst habe noch in der ersten Zeit meiner eigenen Versuche mit dem Pneumothorax in einem solchen Fall bei einer zunächst ganz geringfügigen Verletzung der schwartigen Lungenpleura bei bestehendem Exsudat eine Gasembolie mit vorübergehendem Bewußtseinsverlust und spastischen Lähmungen erlebt. Um den erzeugten Überdruck in der Pneumothoraxblase sofort wieder abzulassen, wurde nun ein zweites Mal rasch eingestochen und dabei diesmal infolge der sehr flachen Pleuratasche am Einstichort die Pleuraschwarte ausgiebiger verletzt. Es bildete sich nun an dieser zweiten Verletzungsstelle eine Lungenfistel, durch die Exsudat ausgehustet wurde. Die Folgen der Gasembolie bildeten sich vollständig zurück, die Kranke starb aber an den Folgen der Verletzung unter dem Bilde der schweren Pleuraphlegmone. In diesem Falle war die Nachfüllung nicht nur ganz ohne jede Assistenz, in der Behausung des Kranken, sondern auch — und zwar zufälligerweise auf Veranlassung v. MURALTS selbst — ohne die Lagerung wie bei der Erstanlage vorgenommen worden, in der alle früheren Nachfüllungen vorgenommen worden waren. Dadurch war die Tiefe des Pleuraspaltes ganz anders als sonst. Auch war die Pleura an einem gezerrten Teile nahe einer Verwachsung getroffen worden. Ich habe seither bei allen Nachfüllungen die Lagerungsvorschriften für eine Erstanlage genau eingehalten und nie mehr einen unangenehmen Zwischenfall erlebt, weder bei Erstanlage noch bei Nachfüllungen, auch keine Gasembolie mehr. Einen Schock bei eigenen Eingriffen habe ich überhaupt nie gesehen, obwohl ich niemals anästhesiert habe.

Es bliebe also für die halbstumpfe Nadel DENECKES nur noch der Vorteil, daß man, wie mehrmals angegeben, mit ihr ein Gefäß nicht anstechen kann. Ich möchte selbst das nicht für so ganz sicher halten. Die gefährlichen Gefäßverletzungen sind nicht Verletzungen der Weichteilgefäße über der Pleura, die allerdings der stumpfen Nadel wohl immer ausweichen werden, sondern die Verletzungen der tiefen, oft geradezu kavernösen Venengeflechte in den entzündeten und verdickten Schwarten. Daß sie der halbstumpfen Nadel immer ausweichen werden, möchte ich nach meiner Kenntnis der pathologischen Anatomie dieser Pleuritiden nicht zur Grundlage meiner Maßregeln machen. Die Verhältnisse für das Ausweichen sind im chronisch entzündlichen, neugebildeten Bindegewebe ganz außergewöhnlich ungünstig.

Ich gebe also mit v. MURALT und SAUGMAN der scharfen Nadel, und zwar der echten SAUGMAN-Nadel den Vorzug. Ich will nicht verschweigen, daß dabei noch ein anderer Umstand eine Rolle spielt. Mir persönlich ist das Hantieren mit einem solchen stumpfen Instrument wie der DENECKE-Nadel unsympathisch. Schon der Druck, der angewendet werden muß, um durch die Haut hindurchzukommen, ist sehr schwer sicher so zu bemessen, daß man — besonders bei sehr dünnen Weichteilen — nicht gleich allzu tief gelangt. Er ist, ebenso wie der stumpfe Einstich überhaupt, den Patienten, die den scharfen Stich bei richtiger Handhabung kaum fühlen, sehr unangenehm und macht deshalb die Anästhesierung der gewählten Hautstelle nötig, die bei guter SAUGMAN-Nadel völlig entbehrlich ist. Der Stich der SAUGMAN-Nadel ist, wie mir alle Patienten bisher einmütig versichert haben, die das aus Erfahrung vergleichen konnten, weniger schmerzhaft als die Anlage einer Anästhesierungs-Quaddel.

Die Frage, ob anästhesiert werden soll und wie, wird also je nach der verwendeten Nadel und dem manuellen Geschick des Operateurs verschieden beantwortet werden. Wer einen Hautschnitt machen oder die DENECKE-Nadel benutzen will, wird gut tun, eine der bewährten Methoden anzuwenden. Wer mit der SAUGMAN-Nadel umzugehen weiß, kann sie entbehren und wird in der Raschheit der Operation, den geringeren Vorbereitungen und damit der geringeren psychischen Belastung des Kranken, wie den völlig ungestörten physiologischen (Flüssigkeitsgehalt der Gewebe!) und topographischen Verhältnissen einen beträchtlichen Vorteil für die sichere Auffindung des Pleuraspalts und das ungestörte Spielen des Manometers haben.

Verwendet man noch für die Erstanlage O_2 oder nach dem Vorschlag von WIEDEMANN CO_2, und beobachtet man alle die von v. MURALT eingehend geschilderten anderweitigen Vorsichtsmaßregeln, so ist man nach entsprechender Übung im Besitz einer Methode, die die Erstanlage zu einem sehr rasch und ohne jede besondere Vorbereitung überall sofort ausführbaren Unternehmen gestaltet. Das ist nicht unwichtig in den Fällen, in denen es sich wie bei Blutungen darum handelt, rasch und am Krankenbett an jedem Ort, auch in der kümmerlichsten Dachstube den Pneumothorax anzulegen.

Lassen aber die Verhältnisse die Wahl des Ortes und der Zeit frei, dann wird allerdings am besten der Rat SCHWENKENBECHERS befolgt, die Erstanlage stets in einem Krankenhaus vorzunehmen.

Über die Wahl der Einstichstelle ist zu den allgemeinen Angaben v. Muralts nichts Wesentliches nachzutragen. Für die Entscheidung, ob und wo Pleuraverwachsungen vorhanden sind, kann Deists Pneumograph, über den ich keine eigenen Erfahrungen besitze, gewiß gelegentlich mit großem Vorteil benützt werden. Hat man ihn nicht zur Verfügung, so gilt der Ausspruch v. Muralts, den auch die späteren Beobachter bestätigen, daß ein sicheres Urteil über Freiheit des Pleuraspalts von Verwachsungen nur der Anlageversuch geben kann. Bedenkt man, daß v. Muralt selbst unter dicken Schwarten noch einen freien Pleuraspalt gefunden hat, so wird man auch dann den Versuch noch gerechtfertigt finden, wenn selbst mit dem Pneumogramm Stellen mit normaler Atembewegung nicht gefunden worden sind.

Auch für die Dosierung wird man sich ganz den Vorschlägen v. Muralts anpassen dürfen. Hat man mit O_2 oder CO_2, das noch wesentlich rascher resorbiert wird als O_2 allein, eingefüllt, so wird man gut tun, die erste Nachfüllung schon am Tage nach der Erstanlage — wieder unter allen Kautelen der Erstanlagetechnik — vorzunehmen. Häufigere kleine Einblasungen sind hier vorzuziehen (v. Muralt, Samson, Peers, Tideström). Es ist zwar Michels-Schömberg zuzugeben, daß auch eine größere Einblasung schon nach dem ersten Einstich häufig ohne schädliche Wirkungen ertragen wird, aber man sieht sie eben gelegentlich doch und wird deshalb gut tun, sich von vornherein nach diesen, wenn auch seltenen Möglichkeiten zu richten und dem Körper für die Anpassung an die neuen Verhältnisse Zeit zu lassen. Eine Ausnahme bilden nur die Erstanlagen wegen Blutungen, bei denen man sofort einen möglichst wirksamen Pneumothorax herstellen wird. (Begtrup Hansen 1000—1200 ccm Gas.) Man wird dabei im Auge behalten, daß die halbe Entspannung der kranken Partien ganz unberechenbare Zustände schafft. Nicht ganz selten lokalisiert sich allerdings die Gasblase — was am Röntgenschirm ohne weiteres erkennbar ist — infolge des elastischen Verhaltens und einer sich offenbar rasch einstellenden Undurchgängigkeit der zuführenden Bronchien sehr günstig gerade über den am leichtesten kollabierenden kranken Partien, so daß auch kleine Gasmengen gelegentlich einen für den Augenblick ausreichenden Erfolg haben können. Ohne zwingenden Grund wird man aber auf diesen seltenen Glücksfall nicht rechnen wollen.

2. Erhaltung der Gasblase.

Wenden wir uns nun zur Erhaltung der Gasblase durch regelmäßige Nachfüllungen, so ist zunächst die Frage zu entscheiden, sind nun solche Nachfüllungen überhaupt nötig? Genügt es nicht vielleicht, den Pneumothorax einmal anzulegen und dann der allmählichen Wiederaufsaugung zu überlassen? Diese Frage ist mehrmals gestellt und nicht immer verneint worden. Die ersten praktischen Versuche in Amerika sind, wie schon von v. Muralt erwähnt, tatsächlich nach diesem Prinzip vorgenommen worden. v. Muralt hat schon mitgeteilt, daß die Erfolge dieser ersten noch tastenden Versuche so wenig zufriedenstellend waren, daß die ganze Methode wieder in Vergessenheit geriet und erst dann zu allgemeiner Verbreitung kam, als die regelmäßige Unterhaltung der einmal gesetzten Gasblase üblich geworden war. Trotzdem sind die Stimmen nie ganz verstummt, die auch einmaligen Nachfüllungen das Wort reden. Der letzte Vorschlag der Art stammt von Neumann, der für den Fall, daß Fieber und Sputum schon nach der ersten Einblasung verschwinden, von einer idealen Indikation spricht und auf weitere Einblasungen verzichten zu können glaubt. In einer ähnlichen Richtung scheinen auch die Beobachtungen Schröders zu deuten, der schon nach mehrmaligen Punktionen in Pleuraschwarten, ohne daß ein Pneumothorax hatte erzeugt werden können, eine mächtige Anregung der Schrumpfung und Besserung bis zur klinischen Heilung eintreten sah.

Könnte man auf Nachfüllungen verzichten, so wäre das ganze Pneumothoraxverfahren allerdings ganz ungeheuer einfach. Die Hauptschwierigkeiten und Fehlerquellen und mit ihnen die weit überwiegende Mehrzahl der Gefahren und Schädigungen, die in ihrem Gefolge eintreten können, wären mit einem Schlage beseitigt. Denn darin muß jeder Erfahrene Küss beistimmen, daß die meisten Schädigungen durch eine fehlerhafte Durchführung und nicht bei der Erstanlage entstehen, und daß erst mit der Frage, in welcher Weise der Pneumothorax unterhalten werden solle, alle die praktischen Schwierigkeiten ihren Einzug halten, an denen die Pneumothoraxtherapie so ungeheuer reich ist und die sie zu einer wahren Probe auf Gewissenhaftigkeit und ärztliche Begabung jeden Arztes macht, der sich mit ihr beschäftigt. Der im vorhergehenden Kapitel geschilderte Anfangserfolg ist ja allerdings relativ billig zu haben. Ihn für alle Fälle festzuhalten, ist aber schon eine völlig unmögliche Aufgabe. Man wird froh sein dürfen, wenn er in etwa der Hälfte aller Fälle, in denen er sich eingestellt hat, auch zu einem dauernden Nutzen ausgebaut werden kann.

Es kann also mit dem Pneumothorax ebenso wenig etwas erzwungen werden, als mit irgend einer anderen Behandlungsmethode der Tuberkulose. Will man sich aber nicht vollkommen dem sinnlosen Zufall überliefern und damit eine ganze Reihe heilbarer Fälle verlieren, so wird man den Pneumothorax

1. genau dosieren und 2. ihn unterhalten und seine Wirkung damit erst voll ausnützen und zu einer Dauerwirkung gestalten wollen.

Schon der Anfangserfolg ist eine Frage der richtigen Dosierung. Sie kann immer nur durch Beobachtung der Wirkung entschieden werden. Je nach Größe und Starre der Infiltrationsherde, Beschaffenheit der Pleura, dem Vorhandensein, dem Ort und der Größe von Pleuraverwachsungen, der Rückwirkung auf die andere Lunge und das Herz, dem Allgemeinzustand überhaupt ergibt sich in jedem einzelnen Fall eine optimale Einwirkung. Sie ist weder mit der Größe der Blase allein, noch allein etwa mit dem Druck gegeben, sondern ergibt sich erst aus der Zusammenwirkung aller im Einzelfall vorhandenen Bedingungen, die sich nie im voraus berechnen, sondern erst nach der Anlage beobachten und ausprobieren lassen.

Alles weitere hängt nun, wie Grazia Dei richtig bemerkt, davon ab, welches therapeutische Ziel man sich steckt, respektive stecken kann. Das ergibt sich aber erst mit völliger Sicherheit im Verlauf der Behandlung selbst. Immer wird es das Bestreben sein müssen, Dauererfolge zu erzielen, aber wir werden in jedem Fall darauf gefaßt sein, daß dieses Ziel nicht erreicht werden kann, daß eine anfangs günstige Wirkung sich früher oder später verliert oder sogar in ihr Gegenteil verkehrt.

Die Dosierungsfehler bestehen zunächst in zu seltenen Auffüllungen. Da das eingeführte Gas, welche Mischung man auch benützen mag, stets resorbiert wird — es gibt eben keine physiologischen Gasansammlungen — muß es also je nach Maßgabe der Schnelligkeit dieser Resorption wieder nachgefüllt werden, und zwar ehe die Lungen sich wieder ganz ausdehnen können. Der Herd muß dauernd demarkiert und ruhiggestellt bleiben. Wollte man stets den gleichen Kollapszustand aufrecht erhalten, so müßte man also theoretisch dauernd Gas zuführen. Das ist praktisch unmöglich. Man muß sich also mit gewissen Schwankungen des Drucks in der Gasblase und damit des Lungenvolumens abfinden. Ganz falsch ist es aber, wenn man zuwartet, bis sich wieder Anzeichen der schädlichen Wirkung der Wiederausdehnung einstellen. Sehr häufig haben die Kranken ein sehr deutliches Gefühl für das Wiederauftreten von Giftresorption aus den Herden, auch die leichten toxischen Empfindungen sind dabei zu berücksichtigen und ihr Wiederauftreten muß als Indikation für die Nachfüllung angesehen werden. Bei intelligenten Patienten kann ein enger Konnex mit dem Kranken daher die richtige Dosierung dem Arzte wesentlich erleichtern. Im übrigen richtet man sich nach der Temperatur und dem Ausfall der Durchleuchtung und klinischen Untersuchung. Keinesfalls darf gewartet werden, bis wieder eine deutliche Vermehrung des Auswurfs auftritt. Auch der Husten ist zu beachten.

Wie schon bei der Erstanlage erwähnt, ist die Mehrzahl der neueren Autoren dem Vorschlag v. MURALTS einer allmählichen Erzeugung der optimalen Gasblase beigetreten. Bis zu welchem Grade des Kollapses ist aber fortzuschreiten? Praktisch heißt das, bis zu welchen Druckhöhen darf man gehen.

Haben wir im Mittel Atmosphärendruck, so kann noch von keiner Kompression gesprochen werden. Die Verminderung des Volumens der Lunge, die dabei sich einstellt und sehr hochgradig sein kann, ist also noch als Kollaps anzusprechen. Er kommt allein durch die inneren elastischen Kräfte der Lunge zustande, deren Oberfläche von der Adhäsion mit dem Brustfell befreit ist. Erst höhere Drucke werden da, wo sie überhaupt auf die Lungen einwirken, eine Kompression erzeugen.

Dürfen überhaupt höhere Drucke angewendet werden? Sehr erfahrene Autoren wie CARPI und HARMS widerraten das. HARMS sagt: Überdruck ist stets zu meiden, CARPI möchte nur Kollaps, aber keine Kompression erzeugen. Eine ganze Anzahl der sich praktisch mit der Pneumothoraxtherapie befassenden Ärzte verfährt aber umgekehrt. Selbst Drucke bis 50 und sogar 80 ccm Wasser sind erzeugt und ihre Erzeugung für bestimmte Zwecke empfohlen worden, vor allem für die Sprengung von Verwachsungen. Sehr viele Autoren, unter ihnen auch v. MURALT, verwenden einen mäßigen Überdruck zur Eindellung der Lunge von den von Verwachsungen freigebliebenen Stellen aus.

Die Frage nach dem optimalen Druck ist also praktisch von der Größe der Gasblase abhängig; sie ist verschieden zu beurteilen für den partiellen und den totalen Pneumothorax. Sie wechselt aber auch mit der Beschaffenheit der Pleuren. Beim totalen Pneumothorax mit überall zarter Pleura ist stets auch das Mittelfell zart. Die Lunge kollabiert sehr leicht gegen den Hilus zu, es treten aber auch sehr leicht Überblähungen auf, wie v. MURALT betont, sehr oft bei noch hoch negativem Druck. In solchen Fällen genügt aber auch ein Pneumothorax mit dauernd negativem Druck nicht nur stets für den Anfangserfolg, sondern auch für die Dauerheilung. Wenn sich keine komplizierenden Pleuritiden einstellen und somit die Pleura dauernd wenig verändert und damit relativ zart bleibt, kann selbst bei einer Kurdauer von 2 Jahren und mehr die Kur mit vollem Enderfolg zu Ende geführt werden, ohne daß jemals ein mittlerer Atmosphärendruck in der Gasblase gesetzt worden wäre.

In solchen Fällen sieht man, wie sich die ursprünglich kranken Partien gegen Ende der Kur auch bei sehr hoch negativen Drucken, bei denen die gesundgebliebenen schon wieder nahezu auf das normale Volumen ausgedehnt sind, zunächst noch nicht ausdehnen, so daß sich die Restblase vor der Auffüllung gerade über den früher kranken, nicht mehr nur kollabierten, sondern geschrumpften und fibrös umgewandelten Partien befindet (vgl. Abb. 52). Ist dieser Zustand einmal eingetreten, so kann natürlich mit den Nachfüllungen wesentlich länger zugewartet werden als im Beginn der Kur. Es ist also nicht nur die langsamere Gasresorption von der veränderten Pleura aus, die uns erlaubt die Zwischenräume zwischen den einzelnen Nachfüllungen nach und nach größer zu machen, sondern es ist die Dauerhaftigkeit des Kollapses, der Demarkation und der narbigen Umwandlung dabei sehr wesentlich. Auf diese Umwandlung darf aber nicht zu frühe gerechnet werden. Namentlich ist zu beachten, daß bei der Wiederausdehnung in der Umgebung der Herde direkte Zerrungen auftreten. Sie ist aus dem Emphysem in der Nachbarschaft von narbigen Lungenherden ja allgemein bekannt. Auch in der Pneumothoraxlunge muß sich eine solche Zerrung an der Grenze zwischen dem sich relativ frei ausdehnenden gesunden Lungengewebe und dem durch eine Infiltration mit verringerter Elastizität festgehaltenen Herde einstellen. Jede solche Ausdehnung ist also eine Belastungsprobe gerade der für die Heilung ausschlaggebenden Randzonen, der man diese nicht zu früh aussetzen darf.

Die Durchführung der Kur muß immer bestrebt sein, in den Herden und ihren Randzonen dauernd für die Selbstheilung günstige Verhältnisse zu erzielen. Das ist nicht der Fall, wenn die Zeiten zwischen den Auffüllungen zu lange bemessen werden. Das Verfahren ist bei solcher Handhabung zu vergleichen der Anlage eines Gipsverbandes oder einer anderen rasch ihre Festigkeit verlierenden Fixationsmethode, die erst wieder erneuert wird, wenn sie so gut wie vollkommen zerbrochen ist, oder das kranke Gelenk wieder beweglich geworden ist und schmerzt. Niemand würde das für ein empfehlenswertes ärztliches Verhalten ansehen. Beim Pneumothorax, in dem bei ungenügender Achtsamkeit des Arztes — Röntgendurchleuchtung! — das Zuverlustgehen der Fixation verborgen bleibt, ist aber ein solches Verhalten nicht allzu selten.

Gilt das schon für den totalen Pneumothorax, bei dem alle Verhältnisse am günstigsten liegen, so gilt es noch viel mehr für den partiellen. Für seine Wirksamkeit und seine Dosierung hängt alles davon ab, wie Gasblase und Herd zueinander liegen. Daß ein partieller Pneumothorax überhaupt nicht selten wirksam sein kann, ergibt sich aus der schon früher hervorgehobenen ausgesprochenen Ungleichwertigkeit der Herde in tuberkulösen Lungen. Der akute Herd muß kollabieren können, die fibröse Narbe kann sogar eine beträchtliche Dehnung ihrer Umgebung vertragen. Jeder noch nicht völlig bindegewebig umgewandelte Herd wird aber durch Zerrung sehr ungünstig beeinflußt. Da beim partiellen Pneumothorax stets sowohl Kollaps als Zerrung sich einstellen, so sind dauernd die Folgen lokal ganz verschieden und müssen aufs sorgfältigste überwacht werden. Es ist keine Frage, daß solche partiellen Gasblasen oft für sehr lange Zeit auch unter einem direkt nach den Nachfüllungen den Atmosphärendruck beträchtlich übersteigenden Drucke, also einem sogen. positiven Druck, gehalten werden können und daß die dabei entspannten Partien sehr günstig beeinflußt werden. In der überwiegenden Mehrzahl der Fälle aber stellen sich nach längerer Kurdauer doch noch schädliche Wirkungen ein. Sobald sie eintreten, ist von weiterer Erzeugung hoher Drucke abzusehen. Es ist eben dann das Erreichbare erreicht, der Versuch, mit Gewalt mehr zu erzielen, wird nur mehr schädliche Folgen haben.

Gerade beim partiellen Pneumothorax und höheren Drucken in der Gasblase sind also seltene Nachfüllungen besonders zu widerraten. Der rasche und häufige Wechsel der Druckwerte und damit zwischen Kollaps und Zerrung ist immer schädlich. Ein guter Teil der Versager der Pneumothoraxbehandlung rekrutiert sich aus diesen Fällen, in denen ein von Anfang an partieller oder durch später einsetzende Verwachsung partiell gewordener Pneumothorax zu lange mit für ganz kurze Zeiten sehr hohen Drucken in raschem Wechsel mit ganz ungenügender Einwirkung behandelt wird. Es sind dies die Fälle, in denen die Abneigung den einmal angelegten Pneumothorax wieder eingehen zu lassen, am leichtesten zu schädlichen Folgen führt.

Die von vornherein ungenügende Druckwirkung eines nur partiellen Pneumothorax führt auch zum raschen Auftreten von Komplikationen von seiten der Pleura. Sie entzündet sich, es tritt Exsudat auf, es bildet sich eine Schwarte. Die Wandungen werden starr. Will man den Pneumothorax überhaupt aufrecht erhalten, so müssen nun positive Drucke angewendet werden. Sie wirken aber nunmehr nur oder fast nur mehr auf die kranke Pleura, die selbst gedehnt wird und den Druck zum größten Teil abfängt. Er wirkt also nicht mehr voll auf die Lunge ein [1]).

Auch unter solchen Verhältnissen werden hohe positive Drucke oft erstaunlich lange getragen, wenn nur die Pleura den Druck ohne stärkere Reizung erträgt. Alles weitere hängt dann von der Akuität der Lungenherde ab, und ob nicht etwa gar bei den hohen Drucken eine Kavernenwand gezerrt wird. Auch diese Fälle sind also nur in recht geringem Prozentsatz noch für die Weiterführung geeignet. Nicht ganz selten ist dann das Auflassen des Pneumothorax, der nur mehr reizt und nicht

---

[1]) Sie kann sich sogar trotz dauernd positiven Druckes in der Pleurahöhle unter dem Schwartenzug (Abb. 46) unaufhaltsam wieder ausdehnen.

mehr nennenswert entspannt, ein Eingriff von geradezu erstaunlich günstigen Folgen. Es wird dabei mit SFORZA daran zu denken sein, daß ausgesprochene Schwartenbildung immer eine gewisse Heilungstendenz anzeigt und daß solche Schwarten so gut wie immer in sich eine sehr große Schrumpfungstendenz tragen. Solange der Pneumothorax besteht, richtet sich diese Schrumpfungstendenz gegen die Gasblase und kann nur zum Teil, manchmal gar nicht, der Lunge zugute kommen. Ist der Pneumothorax eingegangen, so kann die Schrumpfungstendenz in erhöhtem Maße auf die Lungenherde selbst einwirken.

Am ungünstigsten liegen die Verhältnisse, wenn die Pneumothoraxwirkung des partiellen Pneumothorax bei rasch fortschreitenden Herden zwar zum Anfangserfolg ausreicht, aber die Herde nicht dauernd demarkieren kann. Dann schreitet der Zerfall in der Pneumothoraxlunge fort; meist tritt, da es sich um sehr aktive Tuberkulose handelt, bald Exsudat auf, das rasch alle Zeichen der Pleuratuberkulose annimmt. Nun droht der Durchbruch; wo aber der Durchbruch eingetreten ist, ist immer der Pneumothorax zu lange, meist auch mit zu hohem Druck unterhalten worden.

Alle ungünstigen Wirkungen zeigen sich am stärksten da, wo die Allgemeinbehandlung am wenigsten zur Mithilfe herangezogen werden kann, also vor allem in der ambulanten Behandlung des Arbeiters in der Stadt, womöglich während der Arbeitsleistung. Für diese Verhältnisse wird man HARMS, dessen Material zum größten Teil unter solchen Umständen leben muß, immer beipflichten, daß Überdruck stets zu vermeiden sei. Etwas laxer dürfen die Verhältnisse unter sehr günstigen äußeren Umständen, besonders im Sanatorium, beurteilt werden. Hier treffen andauernde spezialärztliche Überwachung und stärkste Beeinflussung durch wirksame Allgemeinbehandlung zusammen und ermöglichen nicht selten noch einen Erfolg, der sich anderswo nicht erreichen läßt. Wir werden darauf bei der Erfolgsstatistik noch zurückkommen.

Wir stehen heute noch immer in der praktischen Ausprobung des Verfahrens. Sind auch die allgemeinen Richtlinien für das Vorgehen durch die klassischen Arbeiten der Anfangszeit gesichert, so läßt ihre praktische Anwendung doch einen weiten Spielraum für Versuche. Aus meiner eigenen Erfahrung, die mich in die Lage setzt, das Verfahren zahlreicher anderer Ärzte für mein Urteil mitzuverwerten, möchte ich glauben, daß neben der zu seltenen Nachfüllung noch recht häufig auch der Fehler der Anwendung zu hoher Drucke auf zu lange Zeit — ich habe diesen Fehler selbst mehrfach mit sehr schlechten Erfahrungen zahlen müssen — und des zu späten Abbrechens der Kur gemacht wird.

Es erübrigt noch die unmittelbaren Wirkungen der falschen Dosierungen kurz zu streifen. Die Überdosierung führt bei totalem Pneumothorax oder zarter Pleura zu gefährlichen Überblähungen, zur zu starken Verlegung der Trachea und des Herzens und damit zu einer unnötigen und schädlichen Einengung der Atmungsfähigkeit der gegenseitigen Lunge und einer beträchtlichen Erschwerung der Zirkulation. Ist die gegenseitige Lunge nicht vollkommen gesund, so wird die starke aktive Hyperämie die Aktivierung ihrer Herde beschleunigen oder herbeiführen. Bei toxischem Herzen sind diese Verhältnisse gerade im Anfang der Kur besonders zu fürchten. Nur in der Hand ganz unerfahrener Ärzte kann aber durch solche Überdosierung höchsten Grades (wobei sich aber der Druck noch ganz innerhalb der von anderen Kranken völlig schadlos vertragenen Grenzen halten kann) durch Druck auf den rechten Vorhof zum Tode führen. Die Unterdosierung führt zu einer ganz ungenügenden Beeinflussung der zu entspannenden Herde, zum Fortschreiten unter dem Pneumothorax, zum Verlustgehen der gesunden Teile desselben, zu Blutungen und zu den gefährlichen Komplikationen von seiten der Pleura mit ihrem fatalen Endglied, dem Durchbruch und der Erzeugung des offenen Pneumothorax und der schweren Mischinfektion.

Zu seltene Auffüllungen vereinigen nicht selten beide Fehler. Direkt nach der Auffüllung ist der Druck zu hoch, vor der zu spät gemachten nächsten zu niedrig.

Für die Behandlung der exsudativen Pleuritis sind wichtige neuere Vorschläge nicht gemacht worden. Im allgemeinen wird das expektative Verfahren angeraten. Bei den von verschiedenen Seiten empfohlenen Spülungen greift man jetzt nach möglichst reizlosen Zusätzen. WATERS hat Gentiana Violett benützt und empfiehlt dasselbe warm, SAUERBRUCH Panflavin, ich selbst Methylenblau, das ich auch von anderen Verwendungen her sehr schätze. Die Bemerkung von FRÄNKEL, daß manche exsudativen Pleuritiden ganz ebenso wie man das auch ohne Pneumothorax sieht, nach Anwendung von Tuberkulin zur Aufsaugung kommen können, entspricht auch meinen Erfahrungen. Es sind das vor allem die perifokalen Pleuritiden. Schwerere Pleuratuberkulosen soll man nicht zu lange der ungünstigen Wirkung des Pneumothorax auf die Pleura aussetzen und sich beizeiten gegen die Gefahr schwerer Komplikationen sichern. Man wird also den Pneumothorax eingehen lassen und je nach Bedarf den Ersatz durch Thorakoplastik überlegen. In vielen Fällen heilt aber die Pleuratuberkulose nach Auflassen des Pneumothorax spontan und die starke von den Schwarten ausgehende Schrumpfung genügt zur günstigen Beeinflussung auch der Lunge. Die reaktiven perifokalen Entzündungen erweisen sich besonders dann dem Tuberkulin sehr zugänglich, wenn die Lungenherde so gut demarkiert sind, daß sie eine Tuberkulinbehandlung nicht mehr stören. Bei aktiven rasch fortschreitenden, mehr oder weniger pneumonischen Lungenherden ist natürlich jede Tuberkulinbehandlung kontraindiziert.

Es sei noch kurz erwähnt, daß auch schon mehrere Fälle doppelseitiger, exsudativer Pleuritis bei bestehendem Pneumothorax beobachtet sind (ZIMMER, FISCHBERG, BAER). Sie sind sämtlich bei expektativer Behandlung günstig verlaufen.

3. Kombination der Pneumothoraxbehandlung mit anderen lokalen Behandlungsmethoden.

Lokale Eingriffe zur Unterstützung des Lungenkollapses kommen da in Frage, wo Verwachsungen die Lunge teilweise ausgespannt erhalten. Solche Verwachsungen können entweder nach dem Verfahren von JAKOBÄUS intrathorakal innerhalb der Anheftungsstelle mit dem Thermokauter abgetrennt werden, nachdem man sich die Verwachsung und ihre Umgebung mittels des Thorakoskops, einer endoskopartigen Vorrichtung, zugänglich gemacht hat. Das Verfahren ist gut ausgebildet und die Resultate sind beachtenswert. JAKOBÄUS berichtet 1921 über 40 eigene Fälle. In der Literatur ist im ganzen über 97 Fälle berichtet. JAKOBÄUS hat bei seinen 40 Fällen 30mal einen genügenden Kollaps durch die Operation erzeugen können, 4mal bildeten sich chronische Empyeme im Anschluß an die Operation, bei 2 weiteren Fällen traten erst nach längerer Zeit Empyeme auf. Außerdem bildete sich 3mal Esxudat mit hohem Fieber und wochenlanger Dauer, das sich aber wieder zurückbildete; 12mal sah man bei der Durchleuchtung kleine Exsudate im Pleurarezessus, von denen JAKOBÄUS annimmt, daß sie durch die thermische Reizung der Pleura durch den Thermokauter ausgelöst sind. Sie verschwanden sämtlich in 1—2 Wochen. 19mal blieb jegliche Exsudatbildung aus. Ähnliche Erfolge werden aus der Anstalt SAUGMANS von GRAVESEN mitgeteilt. Bei 16 Adhärenzdurchtrennungen konnte 8mal totaler Kollaps und bedeutende Besserung erreicht werden. 5mal konnten nur teilweise Durchtrennungen erreicht werden, während es 3mal überhaupt nicht gelang, die Adhärenzen zu beeinflussen.

In Deutschland hat sich das Verfahren noch nicht eingebürgert.

Das Verfahren von JAKOBÄUS eignet sich besonders für die Beseitigung strangförmiger Verwachsungen von nur geringem Umfang der verklebten Flächen. Sind die verklebten Flächen aber ausgedehnt, so müssen andere Eingriffe versucht werden.

Ein besonders häufiger Fall sind breite flächenförmige Verwachsungen über dem oberen Drittel, während mittleres und unteres Lungenfeld frei von Verwachsungen sind. Einen Pneumothorax wird man in solchen Fällen nur anlegen, wenn unter den chronischen Veränderungen in dem oberen Lungenteil akute Herde aufgetreten sind. Wie erwähnt können zwar diese akuten Herde nicht selten ausreichend komprimiert werden, während die zwischen ihnen und den chronisch-fibrösen oberen Veränderungen gelegenen Partien gezerrt werden. Besonders gefährlich sind diese Verhältnisse, wenn Spitzenkavernen vorhanden sind. Selbst wenn sie vor der Anlage des Pneumothorax vollkommen stationär waren, so reagieren sie auf diese Veränderung der elastischen Verhältnisse früher oder später doch ungünstig. Von besonderem Wert für die Erkennung solcher Reaktionen ist die genaue fortlaufende Untersuchung des Sputums.

Ein Dauererfolg darf von der Fortsetzung des Pneumothorax allein dann nicht mehr erwartet werden. Dagegen gelingt es nach dem Vorschlag von SAUERBRUCH nicht selten, hier durch eine obere Plastik auch die oberen Partien günstig zu beeinflussen. Allerdings muß man bei derartigen Maßnahmen im Auge behalten, daß fibröse Veränderungen sich weder rasch elastisch retrahieren noch wesentlich komprimiert werden können, also streng genommen, gar kein Objekt für die Kollapstherapie darstellen. Dazu kommt, daß fibröse Veränderungen in der Lunge stets unter vergleichsweise recht günstigen Verhältnissen stehen. Sie wären ja gar nie fibrös geworden und geblieben, wenn nicht die örtlichen Bedingungen zur Heilung vorhanden wären. Soweit sie durch Verwachsungen festgehalten sind, sind sie zwar einer weiteren Retraktion nur in sehr langen Zeiten und unter Überwindung starker Widerstände fähig, sind aber dafür auch vor stärkeren Zerrungen geschützt. Es wird vom Zufall abhängen, ob ein bei solcher Erkrankung angelegter partieller Pneumothorax nicht auf die Dauer den chronischen gutartigen Teil der Erkrankung schädigt. Durch eine Thorakoplastik über den Verwachsungen kann solchen Schädigungen abgeholfen, wo sie mit Sicherheit vorauszusehen sind, vorgebeugt werden.

Durch die Verkürzung der Entfernung zwischen Brustwand und Hilus infolg͟e der Operation wird nun auch die fibrös veränderte Partie teils entspannt — und damit weiterer Narbenretraktion zugängig — teils verlagert. Sie weicht dabei von der Richtung Brustwand-Hilus seitlich aus. Bei ausreichender Starre des Mittelfells kommt sie dadurch selbst in den Bereich der Gasblase und kann dann bei weiteren Nachfüllungen ohne wesentliche Zerrung der Randpartien auch etwas komprimiert werden.

Für diese chronischen Affektionen kommt viel weniger der elastische Kollaps mit seinem unmittelbaren Eintritt und den sofortigen Wirkungen in Betracht als die Ermöglichung der narbigen Schrumpfung, zu der dieses neugebildete Bindegewebe unter sonst günstigen Verhältnissen immer neigt. Man darf also hier nicht einen Anfangserfolg erwarten. Nicht selten ist nach der Plastik die unmittelbar betroffene Partie sogar gereizt; die günstigen Wirkungen entwickeln sich aber dann beim Abwarten unter sorgfältiger Allgemeinbehandlung.

Bei der Kombination von oberer Plastik und unterem Pneumothorax muß beachtet werden, daß der Pneumothorax zwar nicht ganz aufgelassen werden darf, da er ja das Widerlager bilden soll, gegen das die nach unten ausweichende Infiltration komprimiert wird, daß man sich aber durch diesen Gedankengang nicht verleiten lassen darf, nun von Anfang an den Druck im Pneumothorax hochzuhalten, um eine Kompressionswirkung zu erzeugen. Das ist selbstverständlich erst dann erlaubt, wenn sich die Plastiknarbe konsolidiert hat. Zu hoch gewählter Druck bald nach der Operation würde unter Umständen die operative Einengung beeinträchtigen können. Man muß also hier zwischen dem Verlorengehen der Pneumothoraxwirkung und zu hohem Druck ganz besonders sorgfältig hindurch zu steuern haben. Ist die Narbe einmal konsolidiert, so verträgt sie nahezu jeden Druck von innen.

Wo eine derartige Kombination mit Plastik angezeigt ist, sollte sie nicht zu spät ausgeführt werden, jedenfalls ehe sich schädliche Wirkungen durch die Zerrung der Pneumothoraxwandgebiete ergeben haben. Ich habe im Lauf der Jahre eine Reihe von Fällen gesehen, bei denen die Kombination mit Thorakoplastik zu spät unternommen worden ist, zum Teil sogar erst nach Durchbruch in den partiellen Pneumothorax. Es wird also Aufgabe des die Pneumothoraxbehandlung leitenden Arztes sein, sich über die Prognose seiner Maßnahmen früh genug ein zutreffendes Urteil zu bilden, um rechtzeitig das Versagen der Therapie voraussehen zu können.

III. Abbruch der Kur.

Noch wesentlich schwieriger können sich die Überlegungen gestalten, vor die sich der behandelnde Arzt gestellt sieht, wenn er die Entscheidung darüber treffen soll, ob und wann die Pneumothoraxbehandlung abzubrechen ist. Dabei ist zu bedenken, daß ja nur ein relativ kleiner Bruchteil aller in Behandlung genommener Fälle zur Dauerheilung führt. Nur allzu oft steht der behandelnde Arzt also vor der Frage, die wir in den vorausgehenden Erörterungen schon vielfach erwähnt haben: soll der Pneumothorax bis zum nicht mehr aufhaltbaren und vorausgesehenen Tode des Kranken fortgeführt werden oder nicht? Die Frage ist deswegen so ungeheuer schwierig und verantwortungsvoll, weil beide Entscheidungen ihre großen Gefahren in sich tragen. Trotzdem wird man sich auch hier an den Satz halten können: Das Bessere ist des Guten Feind, wenn auch diesmal in der Variante, daß das Schlechte dem noch Schlechteren vorgezogen werden muß. Es ist selbstverständlich, daß diese Entscheidung wieder nur bei genauer Kenntnis des bisherigen Verlaufs, der Art und Lagerung der Herde, der Widerstandskraft des Kranken usw. mit einiger Gewähr ihrer Richtigkeit getroffen werden kann.

Gerade hier hat die dem Menschen eingeborene Neigung zum Schematismus, der offenbar oft als Schild gegen die sonst nötige Selbstverantwortlichkeit des Handelnden benützt wird, schon viel Unheil angerichtet. So sicher man dem Satze DRIESSCHES beistimmen wird, daß eine einmal begonnene Pneumothoraxkur nicht ohne sehr triftigen Grund wieder abgebrochen werden darf, so streng wird man darauf dringen müssen, daß die Kenntnis der „triftigen Gründe" bei allen denen verbreitet werde, die sich mit dieser Behandlungsweise beschäftigen.

Wir wollen nun die Ausgänge der Pneumothoraxkur noch einmal eigens zusammenstellen, um die dabei auftauchenden Kontroversen zu besprechen.

1. Mißlingen der Erstanlage.

In einem ziemlich großen Prozentsatz aller Fälle hat die Pneumothoraxkur schon ihr Ende gefunden, ehe sie angefangen werden konnte. Es sind das alle diejenigen Fälle, bei denen ausgedehnte Pleuraverwachsungen die Anlage eines wirksamen Pneumothorax verhindern. Sie gliedern sich wieder in zwei Gruppen: in diejenigen, bei denen totale Pleuraverwachsungen vorliegen und in diejenigen, bei denen sich nur ein von vornherein sicher unwirksamer kleiner oder kleinster partieller Pneumothorax erzeugen läßt. Man sieht gleich, daß die zweite Gruppe der subjektiven Beurteilung einen beträchtlichen Spielraum lassen wird, je nach der Erfahrung, der Auffassung und den Zwecken des einzelnen Arztes.

Die Angaben über die Häufigkeit dieses „Ausganges" sind denn auch ziemlich verschieden.

Unter 974 Fällen, die ich aus der Literatur zusammengestellt habe, wird von 264 angegeben, daß ein Pneumothorax sich nicht hat erzielen lassen. Das wären also

im Mittel 27,1 % der Fälle, bei denen die Indikation gestellt worden war. Die Zahlen
ordnen sich wie folgt:

	Gesamtzahl	Mißlungen	Prozent
HARMS	205	12	5,9
CARLIN	54	12	22,4
RICKMANN	105	24	22,9
TIDESTRÖM	190	54	28,4
SAXTORPH	200	58	29,0
SAUGMAN	220	77	35,0

Zur Beurteilung dieser Unterschiede ist im Auge zu behalten, daß verschiedene
Formen von Tuberkulose sehr verschiedene Häufigkeit und Ausdehnung von Pleuraverwachsungen aufweisen. Im allgemeinen gilt der Satz, daß je frischer die Tuberkulose ist, desto seltener und geringfügiger, je älter, desto häufiger und ausgedehnter
die Pleuraverwachsungen sind. Das macht sich auch geltend in der Altersverteilung.
So fand NIEDERHÄUSERN bei Kindern unter 15 Jahren nur selten Verwachsungen
im Verhältnis zu seinen Erfahrungen bei erwachsenen Lungenkranken. Zum Teil
können also Unterschiede wie die zwischen HARMS und SAUGMAN darauf beruhen,
daß der erstere akutere und jüngere Fälle behandelt hat.

Da es gerade die teilweise abheilenden Tuberkulosen sind, die zu ausgedehnten
Verwachsungen neigen, so wird der Prozentsatz der angetroffenen Verwachsungen
auch davon abhängen, wie lange und wie eingehend und erfolgreich das Material
vor der Anlage des Pneumothorax hygienisch-diätetisch — ganz besonders in Sanatorien — behandelt worden ist. Es hängt also zum Teil davon ab, wie die Indikation
,,einseitige Tuberkulose usw., bei der die sonstigen Behandlungsmethoden einen
Erfolg nicht herbeiführen", praktisch gehandhabt werden kann und gehandhabt
wird. Es ist selbstverständlich, daß man unter Verhältnissen, wie sie HARMS
schildert, von dessen Patienten z. B. 80 % noch vor Ablauf eines halben Jahrs nach
Anlage ihre volle Berufsarbeit wieder aufnehmen mußten, sich rascher zu der Anlage eines Pneumothorax entschließen muß, als im Sanatorium bei oft unbegrenzter
Kurdauer.

Es gibt aber noch andere Gründe, die diese Verschiedenheiten hervorbringen.
Einer der wichtigsten liegt wohl in der Beurteilung der erzielten Gasblasen. SAUG
MAN betont mehrfach, daß die Möglichkeit ,,einen kompletten Kollaps zu erzielen
die notwendige Voraussetzung jedes Erfolges" sei. Abgesehen von dem im Durchschnitt chronischeren Material, von der Möglichkeit längerer und ergiebigerer allgemeiner Vorbehandlung wird also wohl auch SAUGMAN manchen partiellen
Pneumothorax aufgegeben haben, den wir ungünstiger gestellten Stadtärzte noch
aufrecht zu erhalten versuchen, manchmal eben deshalb, weil mit seinem Eingehenlassen das Todesurteil des betreffenden Kranken schon ausgesprochen ist,
das durch das Bestehen des Pneumothorax noch für eine mehr oder minder lange
Gnadenfrist aufgeschoben wird.

Schließlich wird es auch davon abhängen, wie oft man bei schon leicht
erkennbaren großen Adhäsionen im Vertrauen auf den Satz v. MURALTS,
daß es kein anderes Mittel gebe, völlige Pleurasynechien festzustellen, als den Pneumothoraxanlageversuch, diesen Versuch zur
Feststellung macht.

Zieht man alle Fälle in Betracht, bei denen die Pneumothoraxbehandlung
indiziert wäre, bei denen aber Pleuraverwachsungen das Zustandekommen eines wirksamen Pneumothorax unmöglich machen, so wird man also auf ungefähr ein Drittel
aller indizierten Fälle stoßen.

2. Abbruch wegen Versagen der Pneumothoraxwirkung.

Es ist schon vielfach **davon** die Rede gewesen, daß die Pneumothoraxwirkung sich nicht selten allmählich erschöpft. Auch die Gründe hierfür sind schon ausführlich dargestellt. Im allgemeinen gilt der Satz, daß derartiges Versagen nur beim partiellen Pneumothorax vorkommt, soweit es sich um die ungenügende Wirkung auf die betroffene Lunge selbst handelt. Immerhin gibt es auch Fälle, bei denen selbst ein totaler Pneumothorax machtlos ist und dann die Gefährlichkeit des Leidens nur steigert. Es sind das die ganz rasch einschmelzenden und deshalb vor allem die sekundären Tuberkulosen, bei denen ja auch eine wesentliche Einwirkung auf die gleichzeitig vorhandene Drüsenerkrankung nicht ´erhofft werden kann. So beschreibt E. M. Packard die Folgen des Durchbruchs bei zahlreichen Herden rasch zerfallender Tuberkulose. In der Lunge befanden sich 5 große Höhlen mit fetzigem nekrotischem Lungengewebe. Die Lungendrüsen sind, wie leider früher so ungemein häufig, nicht beschrieben; doch ist erwähnt, daß eine Bauchfelltuberkulose mit Perihepatitis und Verkäsung der mesenterialen Lymphdrüsen bestand, so daß die Annahme, es habe sich um eine schwerste sekundäre Tuberkulose gehandelt, gesichert ist. Fraglicher ist es, ob der von Allen K. Krause beschriebene Fall hierher gerechnet werden darf, bei dem der Tod nach weniger als 3 Monaten nach der Anlage eingetreten ist. Schon deswegen, weil hier bei der Autopsie zahlreiche Pleuraverwachsungen gefunden wurden. Die Pleura war außerdem enorm verdickt und enthielt ungefähr einen Liter braune, putride Flüssigkeit. Die ganze Lunge war gangränös mit vielen großen Löchern nach der Pleurahöhle zu. Leider sind Angaben über das Verhalten der Drüsen sowie der Organe des großen Kreislaufs nicht mitgeteilt! Da die Perforationen aber so rasch nach der Erstanlage eingetreten sind, handelt es sich zweifellos um das Angehen eines von vornherein ungeeigneten Falles mit dem Pneumothorax.

Die Schwere und Art der Erkrankung setzt also der Wirkung des Pneumothorax ein Ziel. Von der Pneumothoraxbehandlung ist überall da Abstand zu nehmen, wo ein Durchbruch in die Pleura befürchtet werden muß. Es ist das überall **da** der Fall, wo schwere sekundäre Tuberkulosen mit multiplen Einschmelzungen und großen Drüsenherden vorliegen. Diese Fälle sind allerdings so selten einseitig, daß sie meist schon von vornherein sich als vollkommen ungeeignet zu erkennen geben. Was die Drüsenherde angeht, so ist noch besonders zu berücksichtigen, daß schon spontan Durchbrüche verkäsender Drüsen nach der Pleurahöhle vorkommen und hier sehr schwere, tödlich verlaufende Pleuratuberkulosen erzeugen können.

Je näher die Tuberkulose dem tertiären Stadium kommt, desto eher werden auch die schweren und schwersten Formen sich der Pneumothoraxwirkung zugänglich zeigen. Hier sieht man volle Wirkungen auch bei den gefürchteten pneumonischen Erkrankungen, und zwar nicht nur bei den kleinen bronchopneumonischen, sondern auch bei den größeren käsigen Pneumonien. Besonders die ersten Tage und Wochen dieser Erkrankungen sind für die Pneumothoraxbehandlung geeignet. Bei ihnen fehlen gewöhnlich noch die Pleuraverwachsungen, die sonst die Behandlung rasch unmöglich machen.

Größere käsig-pneumonische Infiltrate können auch bei völliger Entspannung nicht mehr wesentlich kollabieren, weil sie ja nicht lufthaltig sind. Man sieht solche Partien dann als sehr dunkle Schatten, eventuell in ihrer lobären Begrenzung, sehr deutlich im Röntgenbild, (siehe Abb. 36). Für den Erfolg kommt alles darauf an, ob die Tuberkulose vor der Pleura haltmacht oder nicht. Gerade hier sind Exsudate sehr häufig. Die genaueste Untersuchung des Sputums allein zusammen mit der Kontrolle des Zellgehalts des Exsudates kann hier entscheiden, ob sich ein Durchbruch vorbereitet oder nicht. Gewöhnlich genügt der totale Pneumothorax, um die weitere Einschmelzung hintanzuhalten. Wo aber ein partieller Pneumothorax vorliegt mit seiner unvermeidlichen Zerrung und seiner stellenweise auch sonst ganz ungenügenden Wirkung, ist die äußerste Vorsicht geboten. Immer ist im Auge zu behalten, daß der Durchbruch in den künstlichen Pneumothorax die denkbar ungünstigste Ausgangform dieser Behandlungsmethode ist, und jedenfalls nicht besser als die ungünstigste Form des spontanen Ablaufs ohne Eingriff.

Die Gefahr des Durchbruchs tritt bei den akuten Tuberkulosen rasch näher; sie fehlt aber auch nicht bei den chronischen, wenn sie hier auch seltener ist und erst gegen Ende der Kur und im allgemeinen nur bei unrichtiger Durchführung sich einstellt. Daß sie überhaupt nähertritt, ergibt sich daraus, daß Exsudate und namentlich Verwachsungen umso häufiger werden, je länger der Pneumothorax unterhalten wird. Dann kommt bei zunehmender Verödung der Gasblase früher oder später der Punkt, an dem zusammen mit der Starre der Pleura die Pneumothoraxwirkung zu versagen beginnt. Für diese Fälle ist nichts gefährlicher als in die Hand eines Arztes gekommen zu sein, der den Pneumothorax wenn irgend möglich das ganze Leben durch aufrecht erhalten will, und es ist durchaus kein Zufall, sondern selbstverständliche Folge dieses Verfahrens, wenn solche Autoren über zahlreiche Durchbrüche und Autopsien berichten können und Durchbrüche für häufiger halten, „als allgemein angenommen zu werden scheint".

Die eigentliche Pleuratuberkulose mit ihrem tuberkelbazillenhaltigen eitrigen Exsudat zeigt ganz verschiedene Grade der Schwere. v. MURALT hat schon darauf hin gewiesen, daß der Gehalt an Tuberkelbazillen noch nicht dazu zu zwingen braucht nun die Pneumothoraxbehandlung abzubrechen, und jeder Erfahrene wird ihm darin beistimmen müssen, daß man gelegentlich gerade unter diesen Fällen einzelne besonders gute Dauererfolge erleben kann. Allerdings gibt es auch Fälle, die sehr ungünstig verlaufen. Abgesehen von dem schon oft erwähnten Durchbruch in den Pneumothorax kommt in solchen Fällen auch das Eindringen von Eiter in den Stichkanal bei den Nachfüllungen oder vor allem bei den doch stets mit dickerem Troikart vorzunehmenden Exsudatpunktionen vor. Die starre Pleura kann sich dann nicht schließen, das Exsudat drängt nach. Es entsteht eine Weichteiltuberkulose der Brustwand, je nach der Größe der nach und nach sich ausbildenden Öffnung sogar schließlich vielleicht eine Kommunikation des Brustwandabscesses mit dem Pneumothoraxgas. Zur Vermeidung hat man empfohlen die Nadel oder den Troikart vor dem Zurückziehen ganz auszublasen oder desinfizierende Lösung z. B. Jodtinktur im Moment des Zurückziehens durchzuspritzen. Es erscheint aber fraglich, ob eine solche Maßnahme das Auftreten von Weichteiltuberkulosen stets verhindern kann. Es ist beobachtet worden, daß solche Stichkanaltuberkulosen sich noch bis zu 5 Monaten nach der Punktion ausbilden oder jedenfalls erst dann erkennbar werden können.

Das souveräne Mittel zur Beseitigung dieser Komplikation ist das Auflassen des Pneumothorax. Die Pleuratuberkulose wird dadurch im ganzen günstig beeinflußt. Meist saugt sich auch jetzt das Exsudat auf. Gelegentlich kann diese Aufsaugung, wenn die Lungenherde und der sonstige Zustand eine Anwendung von Tuberkulin (vgl. S. 133) gestatten, hierdurch angeregt und unterstützt werden. Bei diesem Prozeß verschwinden auch die Weichteiltuberkulosen der Brustwand von selbst.

3. Abbruch der Pneumothoraxbehandlung wegen anderweitiger Komplikationen.

Die wichtigsten der Komplikationen, die zum vorzeitigen Abbruch der Pneumothoraxbehandlung zwingen, liegen in der ungünstigen Wirkung auf anderweitige tuberkulöse Herde des Trägers, d. h. also in seiner Tuberkulose als Allgemeinerkrankung und hier wieder am häufigsten in der ungünstigen Beeinflussung der anderen Lunge. Es ist selbstverständlich, daß diese ungünstige Beeinflussung umso stärker sein wird, je größer die Mehrarbeit ausfällt, die der anderen Lunge zugemutet wurde, d. h. also je größer der Pneumothorax, und je akuter die Erkrankung der anderen Seite ist. BURNAND gibt an, daß die Prognose ungünstig sei in allen den Fällen, in denen die Temperatur nicht innerhalb eines Monats zur Norm abfällt. Besonders sorgfältig ist dann die andere Seite zu beobachten. Das gleiche gilt von der genauen Beachtung des Sputums. Ergeben sich aus ihm Anzeichen fortdauernder Erweichungen, so muß auch hier in allererster Linie entschieden werden, in welcher Lunge sie sich abspielen.

Da die Anfangswirkung sich schon bei kleinem Pneumothorax und sehr rasch einstellt, so hat KUTHY sogar vorgeschlagen die Anlage des Pneumothorax dazu anzuwenden um festzustellen, auf welcher Seite die akutere Erkrankung vorliege. Er legte also einmal zuerst auf der einen Seite einen kleinen Pneumothorax an und als der Anfangserfolg hier ausblieb, später auf der anderen, hier mit dem gewünschten Anfangserfolg. Wir stehen hier aber schon ganz an der äußersten Grenze der Reichweite unserer Methode. Im allgemeinen wird man wohl sagen dürfen, daß nur in den allerseltensten Ausnahmen ein erfahrener Lungenarzt im Zweifel sein wird, wo der akutere Herd zu suchen ist und ob überhaupt eine Seite mit einem so viel akuteren Herd vorhanden ist, daß die Anlage des Pneumothorax noch Erfolg versprechen kann. Ist der Pneumothorax richtig indiziert gewesen, so zwingt also ein rasch eintretendes Fortschreiten auf der anderen Seite zum Abbruch der Kur. Nur in ganz seltenen Ausnahmefällen wird es dann noch möglich und nötig sein, die andere Seite unter Pneumothoraxwirkung zu stellen.

Etwas häufiger sind die Fälle, in denen nach Abheilung der einen Seite die andere Seite noch mit der gleichen Behandlungsmethode in Angriff genommen wurde. Schon FORLANINI hat solche Fälle beschrieben. Die Mehrzahl der in der Literatur niedergelegten Krankengeschichten, soweit sie eine endgültige Beurteilung erlaubt und nicht bloß über die Inangriffnahme einzelner Fälle berichtet, hat aber doch keinen endgültigen Erfolg erlebt. Man steht wie gesagt bei diesen Versuchen an der äußersten Grenze gegenüber der vollkommenen Nutzlosigkeit. Man bekommt den Eindruck, daß mit diesen Versuchen im großen und ganzen mindestens ebensoviel geschadet als genützt wird.

Eine tuberkulöse Komplikation, die stets zum Abbruch der Kur führt, ist die Darmtuberkulose. Darunter ist nicht das Vorhandensein okkulter Geschwüre im Darm, das wir ja in nahezu jedem Fall ulzerierender Lungentuberkulose annehmen müssen, gemeint, sondern das voll ausgebildete, bekannte Symptomenbild mit seinen Diarrhöen, der starken Anämisierung, dem Kräfteverfall. Das Versagen der Pneumothoraxtherapie gerade in solchen Fällen, die durch sie sogar eher geschädigt werden, ist ein Zeichen, daß das Darmleiden als solches hier im Krankheitsbild sich zum Herrscher aufgeworfen hat. Leider ist es bis heute noch nicht möglich diese Darmherde zu beseitigen und damit den völligen Niederbruch der Abwehr, der von ihnen ausgeht.

Wo sich also im Verlauf der Pneumothoraxkur dieses Krankheitsbild der Darmtuberkulose einstellt, ist der Pneumothorax als nicht nur nutzlos, sondern als schädlich abzubrechen.

Es sind auch Stimmen laut geworden, die das gleiche bei der Kehlkopftuberkulose verlangt haben. GUTSTEIN möchte das auf die ulzerierende Kehlkopftuberkulose eingeschränkt wissen. Da wo sich eine solche unter Pneumothorax erst entwickeln sollte, wäre sie allerdings ebenfalls ein Zeichen eines sehr starken Niederbruchs der Abwehrkräfte. Es ist mir ein solcher Fall niemals vorgekommen, und ich habe in der Literatur auch keinen Bericht über einen solchen Fall gelesen. Die Autoren stimmen im allgemeinen darin überein, daß der Pneumothorax auf eine bestehende Kehlkopftuberkulose meist günstig einwirkt, schädliche Wirkungen sind bisher nicht beschrieben worden. Die Kehlkopftuberkulose wird also nicht zum Abbruch einer Pneumothoraxkur Veranlassung geben. Sie wird bei den Indikationen für die Erstanlage noch kurz zu erwähnen sein. Das gleiche gilt von den sonstigen tuberkulösen Herderkrankungen im Gebiet des großen Kreislaufs.

Herz- und Nierenerkrankungen, die die Gesamtleistungsfähigkeit des Organismus schwer belasten und ihm die durch den künstlichen Pneumothorax bedingte Mehrarbeit nicht mehr erlauben, mögen gelegentlich einmal zum Abbruch der Kur zwingen. Das gleiche wäre bei schweren chronischen Allgemeinerkrankungen der Fall, wie z. B. Diabetes und Blutkrankheiten. Ich habe bisher aber einen solchen Fall noch nicht erlebt. Im Durchschnitt sind ja beim chronischen Phthisiker derartige erst in späteren Jahren seines Lungenleidens auftretende Komplikationen selten. Häufiger ist das umgekehrte Vorkommnis, daß die Tuberkulose als Komplikation derartiger Erkrankungen sich entwickelt.

Komplikationen, die nicht zum Abbruch zwingen und deshalb hier eigens erwähnt seien, sind z. B. interkurrente chirurgische Erkrankungen. Selbst wo größere und längerdauernde Operationen notwendig werden, kann das bei bestehendem Pneumothorax gemacht werden. Reynier hat über 4 solcher Fälle mit durchweg günstigem Verlauf der Narkose und der Heilung berichtet. Das gleiche gilt von Schwangerschaft und Geburt, wie schon von v. Muralt auch hervorgehoben worden ist. Auch Carpi und Hansen betonen, daß man da, wo die Anlage des Pneumothorax möglich ist, eine Schwangerschaft nicht wegen Lungentuberkulose unterbrechen dürfe. Mascati gibt an, daß die Nachfüllungen in den letzten beiden Monaten vor der Geburt etwas verringert werden sollten. Bei der Hochdrängung des Zwerchfells genügen selbstverständlich schon wesentlich geringere Gasmengen. Anders wird es mit dem Augenblick der Geburt. So wie sie abgelaufen ist, sollte eine ausgiebige Nachfüllung dafür sorgen, in diesen Zeiten verminderter Abwehrfähigkeit des Wochenbetts die kranken Partien gut demarkiert und funktionell ruhig zu halten.

Es sei schließlich noch einmal erwähnt, daß der Abbruch der Kur gelegentlich unmöglich ist. Es ist das z. B. dann der Fall, wenn chronische Schwarten ohne jede Schrumpfungsneigung und ohne entzündliche Veränderungen, die zur Verwachsung und Verödung der Gasblase führen könnten, den ganzen Pneumothoraxraum ausgekleidet haben. Es kommt das als Endzustand nach Resorption von Exsudaten vor. Die früher erkrankte kollabierte Lunge ist dann in Schwarten eingebettet, die ihre Wiederausdehnung vollkommen unmöglich machen; auch wenn keine Nachfüllungen gemacht werden, kann sich die Höhle nicht schließen. Man trifft gelegentlich sehr hohe negative Drucke — ich habe selbst bis zu 40 cm Wasser dabei angetroffen —. Trotzdem ist wegen der Starre des Mittelfells eine Ausfüllung des toten Raumes auch durch die andere Lunge nur in geringem Grade möglich. Mittelfell und Herz werden im ganzen verlagert, die Trachea kann dabei abgeknickt und gezerrt werden, was durch die Reizung an der Bifurkation einen äußerst quälenden Hustenreiz verursacht und zur Ausgleichung der Druckdifferenz durch Nachfüllungen immer wieder zwingt. Dieser Zustand kann eine Reihe von Jahren getragen werden. Er könnte natürlich durch eine ausgedehnte Thorakoplastik ohne besondere Schwierigkeit wesentlich gebessert, vielleicht ganz beseitigt werden. Doch bedeuten im Falle sonstiger guter Heilung die gelegentlichen Nachfüllungen, an die der Kranke gewöhnt ist, keine allzu große Belästigung mehr, die gegenüber den Unannehmlichkeiten und dem Risiko der Operation nicht hoch angeschlagen wird[1]).

Der einzige von mir bis zum natürlichen Ende mitbeobachtete Fall starb an einem Karzinom der Darmwand. Nicht uninteressant ist, daß der sehr magere Kranke, durch Schmerzen auf die betreffenden Stellen aufmerksam gemacht, die knolligen Resistenzen selbst zuerst bemerkte, und daß sie von den damals gerade ihn überwachenden Ärzten als Drüsentuberkulose angesprochen wurden. Ich wendete mich sofort gegen diese Annahme, da in meiner gesamten ärztlichen Erfahrung ein Fall, in dem eine viele Jahrzehnte ohne Komplikationen bestehende tertiäre Lungentuberkulose noch einmal zu großknotigen Drüsentuberkulosen Veranlassung gegeben

---

[1]) Eine Unmöglichkeit, den Pneumothorax aufzulassen, liegt natürlich auch dann vor, wenn sich eine Dauerheilung nicht einstellt, z. B. Kavernen sich beim Versuch des Eingehenlassens immer wieder öffnen, oder wenn nach Abschluß der Kur funktionierendes Lungengewebe auf der behandelten Seite nicht mehr vorhanden ist (Baer).

hätte, noch nie hat beobachtet werden können. Die großknotigen Drüsentuberkulosen gehören durchwegs den sekundären, und zwar den frühsekundären Formen an. Ein Wiederauftreten frühsekundärer Formen hätte also der ganzen Auffassung von den Entwicklungsstadien der Tuberkulose widersprochen. Die Sektion zeigte denn auch später, daß meine Annahme einer anderweitigen Geschwulst die richtige war. Ich erwähne das deshalb hier, weil der Gedankengang, daß irgend eine Erkrankung im großen Kreislauf deshalb, weil Lungentuberkulose vorliegt, nun auch tuberkulöser Ätiologie sein könne oder gar müsse, heute noch überall gang und gäbe ist, ohne daß dabei der unentbehrliche Unterschied zwischen sekundären und tertiären Tuberkulosen in Betracht gezogen würde. Ein anderer Ausgang der Art ist die mischinfizierte Empyemhöhle mit der schon erwähnten Unmöglichkeit der Verödung; sie wird immer operativ angegangen werden müssen.

4. Abbruch der Behandlung nach Heilung des Lungenleidens.

Der normale Grund für die Beendigung der Pneumothoraxbehandlung ist durch die völlige und dauernde Erreichung des Zwecks ihrer Einleitung, also durch die Dauerheilung der mit ihrer Hilfe behandelten Lungenherde gegeben. Nur etwa ein Viertel bis ein Drittel aller für die Behandlung geeigneten Tuberkulosen erreicht dieses Ziel. Bei den anderen war entweder die Anlage von vornherein unmöglich oder es blieb schon gleich der Anfangserfolg aus oder der Anfangserfolg ging aus den jetzt genugsam geschilderten Gründen wieder verloren. Für den Rest, bei dem der Erfolg anhält, bei dem also dauernd das Sputum und das Fieber verschwunden sind, sich auch die körperliche Leistungsfähigkeit, ein guter Allgemeinzustand und Gesundheitsgefühl wieder eingestellt haben, besteht nun die Frage, von welchem Zeitpunkt an die Unterhaltung der Gasblase entbehrt werden kann. Die Mehrzahl der Autoren gibt hierfür eine Zeit an, die seit Anlage und bei Wohlbefinden abgelaufen sein müsse. Gewöhnlich werden 2—3 Jahre als solche Zeit, nach der der Pneumothorax aufgelassen werden könne, bezeichnet. Es ergibt sich hieraus ohne weiteres, daß sichere Zeichen für die Heilung der in der kollabierten Lunge liegenden Herde nicht angegeben werden können. SAUGMAN sagt das direkt mit der Bemerkung, daß wir bei der Frage des Wiederauflassens weitgehend auf unser Gefühl angewiesen seien. Es ist selbstverständlich, daß SAUGMAN dabei den allgemeinen ärztlichen Blick, d. h. also die im Unterbewußtsein sich vollziehende Synthese aus der Gesamtheit aller Beobachtungen meint und daß es ihm vollkommen selbstverständlich ist, daß dieses Gefühl sich über der Basis der sorgfältigsten Kenntnis, Beobachtung und Untersuchung des Kranken erst erheben kann. Nur in solchen Fällen ist das Gefühl in der Lage überhaupt mitsprechen zu dürfen. SAUGMAN berichtet ferner über Rückfälle, die er auch nach scheinbar vollständiger Heilung noch eintreten sah, und zwar bis zu 5 Jahren nach dem Auflassen. Einzelne Gründe für diese Rückfälle anzugeben, ist ihm nicht möglich. In wieder anderen Fällen sind solche Gründe auffindbar. So berichtet z. B. BÖNNIGER über einen Paradefall von besonders günstiger Dauerheilung, der unter den Strapazen des Krieges einen schweren Rückfall bekam, an dem er unaufhaltsam zugrunde ging. Er will deshalb nur von langdauernden Besserungen sprechen.

Die Tatsache des Eintretens von Rückfällen wird niemanden wundernehmen, der sich vor Augen hält, daß die Phthise seit altersher den Namen chronische, rekurrierende Lungentuberkulose trägt. Die Neigung zum Rückfalle gehört zu ihr, wie der Tuberkelbazillus. Vergegenwärtigen wir uns noch, daß die Behandlung mit Hilfe des Pneumothorax nur eine lokale Behandlung einzelner lokaler Manifestationen ist, und niemals als Allgemeinbehandlung der Tuberkulose angesehen werden darf, so wird uns die Tatsache der Rückfälle nicht mehr sehr wundernehmen können. Das Gegenteil wäre viel erstaunlicher.

Wir kommen hier noch einmal darauf zurück, daß die Pneumothoraxbehandlung an und für sich als einziges Mittel nur als Notbehelf Berechtigung und nur als Palliativ Bedeutung haben kann. Ihr Erfolg wird deshalb, wie hier SAUGMAN ganz besonders treffend und dringend betont, ganz davon abhängen, inwieweit sie mit Maßnahmen kombiniert wird, die eine Heilung der Gesamttuberkulose ermöglichen. Die beste dieser Maßnahmen ist die Behandlung in einem gut eingerichteten und gelegenen, von einem erfahrenen Spezialarzt geleiteten Sanatorium für Lungenkranke. Es ist dabei nicht notwendig, daß die ganze jahrelange Kur in einem Sanatorium vorgenommen wird. Wohl aber sollte zu Beginn der Behandlung eine längere Sanatoriumskur als Regel eingehalten und zu den schlechtesten Jahreszeiten des Heimatortes wiederholt werden.

Über diese Forderung sind sich, wenige Fanatiker ausgenommen, alle Ärzte einig. Leider läßt sie sich aber nur in einem verhältnismäßig kleinen Bruchteil aller Bedürftigen verwirklichen. Es ist selbstverständlich, daß wir uns in solchem Fall damit abfinden müssen, daß unsere Resultate, namentlich gerade die Dauererfolge, schlechter sein werden, als bei den Sanatoriumspatienten.

Viel verwickelter liegen die Verhältnisse für die Entscheidung der Frage, ob die rein mechanische, unspezifische Lokalbehandlung der Lungenherde durch die Gasentspannung mit spezifischer Behandlung kombiniert werden soll oder nicht. An den Anfang aller Erörterungen hierüber ist die allgemeine Bemerkung zu stellen, daß der Pneumothorax heute im allgemeinen nur bei solchen Fällen angewendet wird, bei denen ohne ihn und vor seiner Anlage eine spezifische Behandlung kontraindiziert ist. Es handelt sich um Tuberkulosen schlechter Heilungstendenz, meist in raschem Fortschreiten und mit toxischer Überempfindlichkeit. Die Tuberkulinkur als ein Spezialfall aktiver Immunisierung ist in solchen Fällen aussichtslos und auch in ihren mildesten Formen nur schädlich. Es könnte sich also nur darum handeln, ob durch den Pneumothorax nicht eine gewisse Anzahl von Fällen tuberkulinfähig wird, und ob nicht in diesen Fällen von einer durchgeführten Tuberkulinkur wesentlicher Nutzen erwartet werden kann. Diese Frage gewinnt gerade mit dem Hinblick auf die Rückfälle ganz besondere Bedeutung. Soll man nicht die Zeit, in der der Kranke von den schwersten Einwirkungen seiner lokalen Herde befreit ist, dazu benützen, seine spezifische Widerstandsfähigkeit zu erhöhen? Diese Frage wird je nach den theoretischen Ansichten und den praktischen Erfahrungen mit Tuberkulin heute noch sehr verschieden beantwortet werden. Ich persönlich möchte sie unbedingt bejahen, allerdings nicht ohne gleichzeitig aufs schärfste gegen eine schematische Verallgemeinerung Einspruch zu erheben, wie sie aus solchen Erörterungen in der Praxis sich leider nicht selten ergibt. Ich meine also nicht, daß jeder Pneumothoraxpatient nach Schema F mit einer Tuberkulinkur beglückt werden muß.

Die Hauptschwierigkeit aller Tuberkulinanwendung beruht darauf, daß ihre Wirkung nicht im voraus berechnet werden kann, sondern in jedem Einzelfall, und auch hier immer wieder, erst beobachtet werden muß, und daß diese Beobachtung wie alle genaue klinische Beurteilung tuberkulöser Krankheitszustände am Lebenden zu den schwierigsten Aufgaben der praktischen Medizin gehört. Wir wissen also im Einzelfall niemals, ehe wir es ausprobiert haben, ob das Tuberkulin vertragen und Nutzen stiften wird oder ob die von ihm ausgelösten Reaktionen, obwohl sie theoretisch als Heilbestrebungen vielleicht angesprochen werden müssen, in ihrem blinden Wirken zur Unzeit und am falschen Ort nicht zum Schaden des Kranken ausschlagen.

Trotzdem ist gerade beim Tuberkulösen die Frage, ob er Tuberkulin verträgt oder nicht, von großer praktischer Bedeutung. Die Tuberkulinkur ist ja nicht nur eine Behandlungsweise, sondern eine fortlaufende Diagnose durch die Erprobung der vorhandenen Abwehrfähigkeiten und der durch sie erreichten oder erreichbaren Heilung. So tritt, wie ich schon vielfach betont habe, neben den therapeutischen

Wert der Tuberkulinkur ihr sehr hoher, heute durch nichts anderes ersetzbarer prognostischer Wert. Der einzelnen Reaktion kommt dieser prognostische Wert dem gegenüber nur in ganz untergeordnetem, geradezu verschwindendem Maße zu. Erst der Verlauf einer regelmäßigen Tuberkulinanwendung über längere Zeit erlaubt bindende prognostische Schlüsse. Ein Tuberkulöser, der eine Tuberkulinkur verträgt und Nutzen aus ihr ziehen konnte, steht prognostisch viel besser da, als einer, der eine Tuberkulinkur nicht vertragen konnte. Nach meiner Erfahrung gilt das ganz besonders für die Rückfälle. Wer eine vorsichtig durchgeführte Tuberkulinkur nicht hat vertragen können, wird solange unter der Drohung eines Rückfalles stehen, als dieses Nichtvertragen nicht durch Allgemeinbehandlung oder spontan behoben ist.

Das Tuberkulin zeigt unter seinen ungünstigen Wirkungen zwei Hauptgruppen, die Giftüberlastung und die Anregung zur Einschmelzung. Die Giftüberlastung als Analogon des paradoxen Phänomens der toxischen Immunität ist immer schädlich. Die Einschmelzung ist dagegen unter Umständen eine erwünschte Heilungsform. Der eingeschmolzene Herd kann gelegentlich unter günstigen lokalen Bedingungen sowohl resorbiert als ausgestoßen werden. Diese günstigen lokalen Bedingungen sind im allgemeinen in der Lunge nicht gegeben. In der kollabierten Lunge sind sie allerdings wesentlich gebessert gegenüber der funktionierenden und entfalteten. Es unterliegt keinem Zweifel, daß man also von diesem Standpunkt aus dem Träger eines unter guter Pneumothoraxwirkung stehenden Herdes viel eher den Versuch einer Tuberkulinbehandlung zumuten kann, als vor der Pneumothoraxanlage. Unangenehm ist dabei nur, daß Herdreaktionen in der Pneumothoraxlunge sich der Erkennung entziehen. Wo aber nach genauer Kenntnis des Zustandes vor der Anlage des Pneumothorax und der Kollapsverhältnisse eine Tuberkulinanwendung überhaupt indiziert erscheint, wird man daraus keinesfalls die praktische Folgerung ziehen dürfen, nun während dieses Versuches mit ungenügendem Kollaps zu arbeiten, um aus der halbentfalteten Lunge noch etwas heraushören zu können. Es ist jedenfalls nur dem Zufall der Summierung einer Anzahl sehr günstiger Umstände zu verdanken, wenn eine Tuberkulinkur unter solchen Umständen einmal keinen Schaden stiftet.

Auch dürfen große käsige Herde gerade wegen der Gefahr der zweiten schädlichen Nebenwirkung, d. h. der Einschmelzung an Stelle der Abkapselung, niemals ohne weiteres mit den hiefür besonders gefährlichen, größeren Tuberkulindosen angegangen werden. Wohl aber ist das der Fall bei denjenigen Formen, bei denen wir eine weit fortgeschrittene fibröse Heilung schon nachweisen können oder annehmen dürfen. Und das wird gerade bei einer guten Anzahl der Pneumothoraxpatienten der Fall sein, bei denen die Frage des Auflassens wegen eingetretener Heilung ventiliert werden kann.

Ich möchte also raten in geeigneten Fällen sich durch eine Tuberkulinkur über den Grad der erreichten Heilung zu vergewissern. Ist sie bei bestehendem Pneumothorax vertragen worden, so wird man umso zuversichtlicher zum Auflassen des Pneumothorax schreiten können. Es wird gut sein sie nach der völligen Wiederausdehnung unter den nötigen Vorsichtsmaßregeln noch einmal zu wiederholen. Wird sie auch dann vertragen, so ist jedenfalls für den Augenblick alles getan, was man tun konnte. Leider ist mein Material noch nicht lange genug beobachtet, um darüber berichten zu können, inwieweit dieses Verfahren vor den gefürchteten Rückfällen sichern kann.

Der Vorschlag von RENON, die Pneumothoraxpatienten vor dem Auflassen durch vorsichtige Versuche mit Arbeit an diese zu gewöhnen und sich so über ihre Arbeitsfähigkeit zu vergewissern, wird wohl an den meisten Stellen schon eingehalten. Die meisten dieser Patienten stehen ja sogar schon in Berufsarbeit. Er bringt also wenigstens für die deutschen Verhältnisse nichts Neues, so sicher er durchaus richtig und seine Beachtung unentbehrlich ist.

Wir sind also auch heute noch beim Auflassen weitgehend auf den Versuch angewiesen und auf die Einhaltung einer Durchschnittszeit der Behandlung, die sich in einer großen Zahl von Fällen als ausreichend bewährt hat. Bei diesem Versuch ist stets zu bedenken, daß sich wieder aneinander lagernde Pleurablätter nach lange bestehendem Pneumothorax sehr rasch zu verkleben pflegen. Es ist also nur zu begreiflich, daß man den Versuch nicht gerne und ohne Not eher machen wird, als nicht eine überwiegende Wahrscheinlichkeit für den eingetretenen Dauererfolg spricht. Daraus aber mit JAQUEROD und ZIEGLER die Forderung abzuleiten den Pneumothorax, wenn nichts dagegen steht, so lange als irgend möglich zu unterhalten, kann nicht als richtig anerkannt werden. Die Gefahren dieses zu lange Unterhaltens sind hier schon vielfach geschildert worden. Es erübrigt nur noch darauf hinzuweisen, daß durch ein solches Verfahren die Berechtigung der ganzen Behandlungsweise schwer beeinträchtigt wird. Ihr Hauptvorteil liegt ja gerade darin, daß gesunde Lungenteile gerettet werden können und später nach dem Wiederauflassen voll funktionsfähig werden. Wird auf dieses Sichwiederausdehnenlassen verzichtet, so verliert die Pneumothoraxbehandlung und zwar gegen Eintausch sehr schwerer Spätschädigungen einen ihrer Hauptvorzüge vor der Thorakoplastik, die den gleichen Erfolg mit ein oder zwei Operationen in wesentlich kürzerer Zeit erreichen kann.

IV. Indikation und Erfolge.

1. Indikationen.

Bei den vorstehenden Ausführungen ist das Hauptgewicht darauf gelegt worden, neben den günstigen Wirkungen des Verfahrens auch die großen Schwierigkeiten und Gefahren seiner Durchführung, die für die praktische Handhabung nur allzu oft den Ausschlag geben, möglichst vollständig zur Darstellung zu bringen. Nur auf diese Weise kann das Material beigebracht werden, dessen Kenntnis eine Diskussion der Indikationen erlaubt. Wir werden uns nun wieder eng an v. MURALT anschließen. Er bringt die klassische Indikation der ersten Zeit, die gut begründet und erprobt ist, und es wird zu diskutieren sein, inwieweit die zahlreichen Versuche sie zu erweitern, als berechtigt angesehen werden dürfen.

v. MURALTS erster Satz heißt: Der künstliche Pneumothorax ist indiziert bei schwerer einseitiger, oder vorwiegend einseitiger Lungentuberkulose.

Er ist von echt MURALTscher Kürze. Zwei Begriffe, die Schwere der Erkrankung und die vorwiegende Einseitigkeit des Prozesses bedürfen dringend einer näheren Besprechung. Es seien deshalb zunächst die wichtigsten Varianten angeführt.

Die Schwere der Erkrankung gliedert sich in 2 Untergruppen: 1. in die Aussichtslosigkeit bei der üblichen konservativen Behandlung und 2. in die klinische Form der Lungenerkrankung. Geben wir zunächst HARMS das Wort, dessen Fassung für Deutschland von großem Einfluß geworden ist. Er unterscheidet eine absolute, eine relative und eine symptomatische Indikation und sagt:

Absolute Indikationen geben, wenn die konservative Behandlung einen Dauererfolg nicht ergeben hat a) die einseitig fibrösen, einschließlich der fibrokavernösen Formen, b) einseitig chronisch infiltrative Prozesse.

Relative Indikationen geben die gleichen Formen bei inaktiven Herden geringen Umfangs auf der anderen Seite.

Symptomatische Indikation: Versuch mit Pneumothorax kann gemacht werden bei relativ chronisch verlaufenden, pneumonisch ulzerösen Herden.

Kontraindikationen bilden a) akut verlaufende, schnell fortschreitende infiltrativ-ulzeröse Prozesse, b) akute pneumonische Prozesse.

HARMS grenzt also die „Schwere" nach oben und nach unten ab. Die untere Grenze ergibt sich aus dem Satz: wenn die konservative Behandlung keinen Dauererfolg ergeben hat, die obere Grenze bilden die unter den Kontraindikationen aufgeführten infiltrativ-ulzerösen und die akuten pneumonischen Prozesse. Er fügt noch als Bedingung bei: „wenn die Durchführung der Kur sichergestellt ist".

Auch ZINN und GEPPERT wollen alle ganz akut verlaufenden Phthisen und käsigen Pneumonien von der Behandlung ausgeschlossen wissen. NIEDERHÄUSERN betrachtet nach Mißerfolgen bei 2 Knaben mit käsiger Pneumonie diese Erkrankung ebenfalls als Kontraindikation. Im Gegensatz dazu verlangt SÜSS bei rezentem pneumonischem Herd den Entlastungspneumothorax und auch NEUMANN will die käsige Pneumonie nicht als absolute Kontraindikation anerkannt wissen.

Auch die Indikation zur Behandlung bei fibrösen Erkrankungen ist umstritten. FERNANDEZ betrachtet eine Erkrankung vorwiegend fibrösen Charakters sogar als eine Kontraindikation.

Umstritten ist des weiteren die Fassung, „wenn die konservative Behandlung einen Dauererfolg nicht ergeben hat". SCHRÖDER sagt ganz ähnlich wie HARMS: „wenn alle übrigen Behandlungsmethoden sich als unwirksam erwiesen haben". Eine etwas andere Nuance gibt VON RICKMANN mit dem Satz: „wenn sich jede andere Behandlung als aussichtslos erwies", und ganz ähnlich sagt SPENGLER: „Man werde sich zum Pneumothorax entschließen, wenn man zu der Überzeugung von der Aussichtslosigkeit der anderen Behandlungsweisen gekommen ist". AMEUILLE führt als speziellen Fall hierfür an: „Wenn Kavernenbildung eine spontane Heilung unmöglich erscheinen läßt".

BURNAND, STIVELMANN und NEUMAYER sehen sich zu der Feststellung veranlaßt, daß mit der Anlage des Pneumothorax nicht selten zu lange gewartet wird. STIVELMANN will deshalb alle akut progressiven Fälle sofort in Angriff nehmen, soweit sie einseitig sind, und die weniger rasch fortschreitenden, soweit sie sich nicht innerhalb 4—6 Wochen deutlich bessern. Auch BURNAND meint, man solle sich nicht bloß auf die schweren Fälle beschränken, während BOAS sich zu dem Satz versteigt: „Gerade wie die Anwendung von Radium für hoffnungslose, maligne Tumoren reserviert werden muß, so sollte die Pneumothoraxtherapie nur bei solchen Fällen angewendet werden, bei denen jede andere Behandlung aussichtslos ist!

Alle Autoren sind sich darüber einig, daß vollkommene Einseitigkeit kein unbedingtes Erfordernis der Kur darstellt. Die praktische Handhabung weicht hier offenbar sehr weit auseinander. Die klassische Forderung, daß die Prozesse der anderen Seite wenigstens inaktiv seien, wurde an vielen Stellen in den letzten Jahren sehr weitherzig ausgelegt. Um die Pneumothoraxbehandlung auch bei nicht rein fibrösen oder doch nicht ganz inaktiven Erkrankungen der anderen Seite noch anwenden zu können, wurde sogar von mehreren Seiten, als deren Wortführer besonders GWERDER aufgetreten ist, die ganze Art der Kurdurchführung einer Revision unterzogen, insoferne als nicht mehr der möglichst vollkommene Kollaps der kranken Seite angestrebt wird, sondern ein mehr oder weniger unvollständiger Pneumothorax erzeugt, von dessen Anlage gelegentlich gute Resultate gesehen worden sind. CASSINIS stellt als Bedingung lediglich das Vorhandensein eines ganzen respirierenden Lungenlappens und PEERS sagt: „Kein Fall außer den Moribunden darf als ganz aussichtslos angesehen werden", wobei er allerdings nur die Schwere der einseitigen Lungenerkrankungen im Auge hat und sich also in erster Linie gegen die Kontraindikation bei infiltrativ-ulzerösen und pneumonischen Prozessen und aus der Schwere der Allgemeinerkrankung wendet.

Wenn HARMS mit der Forderung einer Sicherung der Durchführung der Kur mit Recht an die sozialen Bedingungen der Behandlung erinnert, wenn auch im wesentlichen als Kontraindikation, so führt BLÜMEL sie mit ebenso großem Recht als Indikation auf. Er hält den Pneumothorax bei einseitigen Erkrankungen auch dann für indiziert, wenn sie zwar bei langdauernder, konservativer Behandlung Aussicht auf Heilung hätten, eine entsprechend lange Sanatoriumskur aber der äußeren Verhältnisse halber unmöglich ist.

Für die Diskussion dieser Fragen ist der sehr beherzigenswerte Satz von GRAZIA DEI vorauszustellen: „Alles kommt darauf an, welches therapeutische Ziel wir uns stecken. Wir können nicht immer Heilung erreichen, wo wir trotzdem noch den raschen Lauf der Erkrankung hemmen können". Ein guter Teil der Erweiterungen der Indikation, die in den letzten 5 Jahren von zahlreichen Stellen aus berichtet wird, stellt von vornherein und bewußt nicht mehr allein auf den Dauererfolg und die Heilung ab, die v. MURALT noch ganz ausgesprochen im Auge hat, sondern begnügt sich auch mit einem mehr oder weniger lang anhaltenden Anfangserfolg.

v. MURALT hat sich sehr scharf gegen eine Indikationsstellung „solaminis causa" ausgesprochen. Seine Ausführungen sind so trefflich und beherzigenswert, daß die Hauptpunkte hier noch einmal angeführt werden sollen. Bei ungeeigneter Auswahl der Kranken wird das Leiden durch die häufigen Nachfüllungen, die Erschwerung der Expektoration, vor allem durch das dann „fast nicht zu vermeidende" Exsudat mit seinem Fieber und der schweren Beeinträchtigung des Allgemeinbefindens ganz wesentlich verschärft werden, während der von Tuberkulose völlig verseuchte Organismus gewöhnlich ein ruhiges Ende in wohltuender Kohlensäurenarkose findet. Vorübergehende Besserungen, wie man sie auch in desolatesten Fällen gelegentlich auch unter Pneumothoraxwirkung sehen kann, wiegen nach seiner Meinung dieses Minus nicht auf.

Dieser Standpunkt ist besonders den Auffassungen von BOAS und PEERS gegenüber festzuhalten. Es ist kein Zufall, daß der erstere bei solcher Auswahl der Kranken aus einem anfänglichen Optimisten, wie er berichtet, zu einem Pessimisten geworden ist. Die Ungeeignetheit einer derartigen Auswahl und eines Verfahrens, das sich auf Versuche am ungeeigneten Objekt beschränkt, mußte sich ja schließlich jedem Beobachter aufdrängen.

Das hindert aber nicht, daß in der oft viele Jahre währenden Krankheitszeit, in der der Organismus in einem äußerst wechselvollen Kampf mit dem Parasiten liegt, ein Versuch mit der Pneumothoraxbehandlung gerechtfertigt sein kann, auch wenn die klassischen Indikationen nicht zutreffen und selbst dann, wenn, wie GRAZIA DEI sagt, uns die Umstände nur mehr eine Hemmung im raschen Lauf der Erkrankung ermöglichen. Niemals darf aber gegen den v. MURALTschen Satz „Nur wo sich durch klare Überlegungen und Abwägungen ordentliche Chancen ergeben, soll man der Therapie nähertreten" verstoßen werden. Behält man die großen Gefahren und Unzuträglichkeiten, die sich im Verlauf der Pneumothoraxbehandlung einstellen können, im Auge, so wird man davor bewahrt bleiben den Pneumothorax in hoffnungslosen Fällen als ultimum refugium anzuwenden. Es darf vielleicht doch hier daran erinnert werden, daß die Praxis der letzten Jahrzehnte etwas dazu neigt die Aufgabe des Arztes allzu ausschließlich im Sinn eines Ankämpfens gegen den Tod und sein Hinauszögern um jeden Preis aufzufassen. Unsere guten und kräftigen Herzmittel verleiten namentlich dazu. Mit ihrer Hilfe ist es gar keine Kunst den Tod eines Phthisikers manchmal um eine ganze Reihe von Wochen zu verzögern. Dieses Aufpeitschen der Herzkraft eines Sterbenden ist in den meisten Fällen eine wahre Grausamkeit. Die Kampherspritze und das Digalen mögen bei akuten Krankheiten, bei denen auf einen Umschwung noch gehofft werden kann, noch so unentbehrlich sein, beim endlichen Tod des Phthisikers im normalen Dekursus seiner Erkrankung ist ihre Anwendung ein Kunstfehler. Es kann sich dann ein Mittelzustand zwischen Tod und Leben einstellen, ein Überleben der Psyche über einem nicht mehr lebensfähigen Körper, das den Kranken dazu zwingt, noch geradezu unerhörte Komplikationen und Leiden zu erdulden, die ihm allein durch die Behandlungsweise auferlegt werden. Also von der Polypragmasie ante mortem wollen wir uns auch mit dem Pneumothorax freihalten. In den letzten Stadien des Phthisenablaufs ist er immer schädlich.

Was nun die Art der Lungenerkrankung anbetrifft, so ist niemals zu vergessen, daß bei der Lungentuberkulose die Ungleichartigkeit der Herde eine Regel ist, von der bei genauer Nachprüfung Ausnahmen überhaupt nicht angetroffen werden. Wenn also von fibrösen oder infiltrativ-ulzerösen oder pneumonischen Formen gesprochen wird, so soll das zwar bedeuten, daß bei den fibrösen Formen nur chronische, wenig rasch fortschreitende und keine akuten Herde in der Lunge vorhanden sind, aber nicht, daß neben den infiltrativ ulzerösen oder akutpneumonischen nicht auch alle Grade minderer Akuität vorhanden sein könnten. Gerade die Versuche mit dem Pneumothorax zeigen ja besonders eindrucksvoll, wie das Krankheitsbild der Lungentuberkulose sich von dem akutesten Herd beherrscht zeigt. Das gilt besonders für die fieberhaften Tuberkulosen mit den toxischen Erscheinungen, deren Beseitigung unter allen Umständen für den Phthisiker ein sehr großer Vorteil ist und bei günstig gelagerten mechanischen Verhältnissen durch die Anlage eines Pneumothorax rasch erreicht werden kann.

Sind die mechanischen Verhältnisse also wirklich günstig, so darf auch ein sehr akuter Herd mit ihm angegangen werden und zwar selbst dann, wenn ein Dauererfolg deswegen nicht in Frage kommt, weil die übrigen Lungenherde eine dauernde Kollapsbehandlung nicht zulassen. Man wird aber immer im Auge behalten müssen, daß man mit diesem Verfahren auf den Anfangserfolg einstellt und sich damit begnügen muß. Man kann tatsächlich von diesem Verfahren den Erfolg sehen, daß ein schwer hektischer Zustand gebrochen wird, und sich auch nach Wiederauflassen des Pneumothorax nicht wieder einstellt. Die ganz akut fortschreitenden Herde haben dann chronischeren Prozessen Platz gemacht, und sind durch das vielleicht entstandene Exsudat und Schrumpfungen manchmal auf lange Zeit hinaus im Zaum gehalten.

Niemals ist ein derartiges Verfahren bei ambulanter Behandlung erlaubt. Bei dauernd gesicherter ärztlicher Überwachung, also vor allem in guten Sanatorien bei gesicherter langdauernder Kur, können gelegentlich solche Versuche gewagt werden. Immer ist dabei im Auge zu behalten, daß die Gefahr der schwersten Schädigung durch den Durchbruch bei solchen Erkrankungen bei längerem Aufrechterhalten des Pneumothorax zu einer nahezu unvermeidlichen Gewißheit wird. Es ist schon darauf hingewiesen worden, daß gerade der partielle Pneumothorax unter diesen Umständen ganz besonders gefährdet ist. Bei zu weit gespannter Indikation wird der durch einige günstige zufällige Erfolge wachgerufene Optimismus zweifellos durch die bei Wiederholungen sich einstellenden Enttäuschungen und Nackenschläge wie bei BOAS in den dann berechtigteren Pessimismus umschlagen.

Bei guter Einseitigkeit sollten namentlich frisch pneumonische Erkrankungen nicht von der Behandlung ausgeschlossen werden. Sie sind eben gelegentlich doch zunächst nur zum geringen Teil nekrotisch oder käsig. Die rasche Ausbreitung der Verkäsung kann dann nicht selten noch gehemmt werden. Wo die Erkrankung einmal zu totaler Lappenverkäsung geführt hat, ist natürlich die Anlage des Pneumothorax ein Kunstfehler. Ich selbst habe aber einseitige Erkrankungen der Art bisher noch nicht zu Gesicht bekommen.

Voll zustimmen wird man dem Rat mit der Anlage des Pneumothorax nicht zu lange zuzuwarten. Am besten scheint mir die Spenglersche Fassung den Pneumothorax sofort einzuleiten, sowie man die Überzeugung gewonnen hat, daß konservative Behandlung allein aussichtslos ist. Das kann natürlich auch schon nach einer einmaligen Untersuchung der Fall sein. Die Entscheidung setzt aber eine genaue spezialistische Kenntnis des Befundes und der Ablaufsmöglichkeiten voraus. Wir werden also mit v. Muralt diese Entscheidung Ärzten mit ausreichender Spezialerfahrung reservieren müssen. Am besten wird es immer sein, die Erstanlage im Lungensanatorium vornehmen zu lassen. Die äußeren Umstände zwingen aber doch nicht ganz selten dazu, besonders bei den heutigen Notständen, die Behandlung sofort noch in der Heimat einzuleiten, damit die Wartezeit bis zur Aufnahme in das Sanatorium, die ja nicht selten sich auf Monate erstreckt, nicht verloren geht und die geeignete Zeit zur Anlage nicht verpaßt wird.

Über die Bedingung der Einseitigkeit können wir uns nach dem Gesagten kurz fassen. Hier trifft Harms Fassung zweifellos das Richtige. Es sei nur noch einmal darauf hingewiesen, daß v. Muralts Methode der Unterscheidung fortgeleiteter Geräusche von den autochthon entstehenden eine wesentliche Bereicherung unserer Untersuchungsmethoden darstellt und in der Praxis Eingang finden sollte. Die Tatsache, daß Geräusche übergeleitet werden, ist übrigens stets ein Zeichen, daß die Zuleitungsverhältnisse vom Thoraxinnern nach der Brustwand auch auf der gesunderen Seite nicht normal sind. Völlig normales alveolargebautes Lungengewebe löscht solche im Innern entstehende Geräusche erstaunlich vollständig aus. Die Lunge wirkt also als schalldämpfendes Kissen. Hat man die Überleitung von Geräuschen festgestellt, so hat man damit gleichzeitig eine Konsolidierung auch in den betreffenden Partien der gesunderen Lunge diagnostiziert und muß sich nun die Frage nach der Natur dieser Konsolidierung ganz besonders genau überlegen. Auch gilt es während der Pneumothoraxkur solche Stellen auf eventuelle Reaktivierung besonders sorgfältig und dauernd zu kontrollieren.

Über die Indikation des Pneumothorax bei schweren Blutungen sind Meinungsverschiedenheiten nicht zutage getreten. Der Ersatz tuberkulöser Pleuraexsudate durch den Pneumothorax gibt mir aber Veranlassung für einige Bemerkungen. Offrem hat bei daraufgerichteten Untersuchungen feststellen können, daß im allgemeinen das Pleuraexsudat bei Lungentuberkulose auf der aktiver erkrankten Seite auftritt. Es wäre das also eine gute Stütze dieser Indikation. Trotzdem muß darauf hingewiesen werden, daß eine Behandlung der Pleuritis durch den Pneumothorax im allgemeinen nicht indiziert ist, und zwar deswegen, weil ja die Pleura durch den Pneumothorax nicht günstig beeinflußt wird. Es wird also immer davon abhängen, ob die Lungenerkrankung der betreffenden Seite eine Indikation für die Pneumothoraxbehandlung abgibt oder nicht. Bei dieser Bemessung der Indikation wird man aber im Auge behalten dürfen, daß nach spontanem Ablauf des Exsudats gewöhnlich Verwachsungen auftreten, und ein deshalb therapeutisch wirksamer Pneumothorax dann wahrscheinlich nicht mehr angelegt werden kann. Man wird also diese Indikation wohl etwas weiterziger stellen dürfen als sonst. Ich halte es aber nicht für richtig nun jedes Pleuraexsudat mehr oder weniger wahllos in einen Pneumothorax umzuwandeln, wie man das gelegentlich tun sieht. Noch gefährlicher ist die Einblasung von Gas bei trockener Pleuritis; auch hier muß die zugrundeliegende Lungenerkrankung die Indikation abgeben.

Damit sind die Indikationen des Pneumothorax bei Lungentuberkulose besprochen, denn die Gelegenheit einen spontanen Pneumothorax in einen künstlichen umzuwandeln, ist so selten, daß sie kaum eigener Erwähnung bedarf. Über Erfolge mit ihr sind seit der v. Muraltschen Aufstellung dieser Indikation Mitteilungen nicht gemacht worden. Vor unvorsichtigen Störungen der Spontanheilung möchte ich mit Baer sogar dringend warnen.

2. Kontraindikationen.

Zu den von v. MURALT angeführten Kontraindikationen liegen eine große Anzahl neuerer Beobachtungen vor, die sie in allem wesentlichen bestätigen. Über die von v. MURALT an erster Stelle erwähnten ausgedehnteren und aktiveren Prozesse der anderen Lunge bedarf es nach dem Gesagten keiner weiteren Ausführung.

Zu den chronischen nicht tuberkulösen Veränderungen der anderen Lunge — chronische Bronchitis, Bronchiektasen, Emphysem, Asthma und Pleuritis — darf man noch die von v. MURALT an anderem Ort erwähnten atmungsbehindernden Thorax-Deformationen setzen und nach den Erfahrungen von RAUTENBERG die Altersstarre des Thorax. RAUTENBERG hat 2 Todesfälle bei Männern über 50 Jahren mit starrem Thorax wenige Tage nach der Anlage gesehen. In solchen Fällen wird die sofortige Gasentnahme, die ja schon in den nächsten Minuten nach der Erstanlage stattfinden kann, das Leben retten können. Die Mitteilung der Beobachtung ist aber sehr dankenswert und wird zur Vorsicht mahnen.

Alle Autoren sind sich darüber einig, daß Darmtuberkulose eine absolute Kontraindikation darstellt, — wo sie manifest wird, auch für die Weiterführung der Behandlung. v. MURALT nennt noch an tuberkulösen Komplikationen im Gebiet des großen Kreislaufs die Spondylitis dorsalis. GUTSTEIN nennt hier noch die ulzerierende Kehlkopftuberkulose. Da sie aber im Gegensatz zur Darmtuberkulose, die niemals günstig, aber fast stets ungünstig beeinflußt wird, sich nach der Einleitung eines sonst richtig indizierten Pneumothorax sehr häufig bessert, kann diese Kontraindikation nicht als zwingend angesehen werden.

v. MURALT nennt nun noch den schweren Diabetes mellitus, schwere Albuminurien und ausgesprochene Metritiden. STIVELMANN fügt noch die unkompensierten Herzfehler, AMEUILLE den launischen und uneinsichtigen Charakter des Kranken bei.

v. MURALT hat schon erwähnt, daß toxische Herzstörungen sich unter dem Pneumothorax bessern. SZEPAŃSKI und SABAT möchten auf Grund der wohl auch von allen anderen Beobachtern gemachten gleichen Erfahrungen im toxischen Herzen eher eine Anzeige als eine Gegenanzeige sehen. Das gleiche gilt nach der allgemeinen Erfahrung auch von der Diazoreaktion.

Daß die Schwangerschaft unter sonst geeigneten Verhältnissen eine direkte Indikation zum Pneumothorax darstellt, ist schon erwähnt worden (VOORNFELD, UNVERRICHT, BENARDO, CARPI und HANSEN). Was die Anlage des Pneumothorax bei nicht tuberkulösen Lungenerkrankungen angeht, so ist nur eine Empfehlung von DAVID bei kruppöser Pneumonie als Novum zu erwähnen. Er beobachtete rasches Kritisieren. Eigene Erfahrungen hierüber stehen mir nicht zur Verfügung; ich möchte es aber bei schweren Pneumonien nicht für gefahrlos halten.

Es ist selbstverständlich, daß die Überlegungen, die wir hier für die Indikationen und die Kontraindikationen der Erstanlage darzustellen versucht haben, auch während der Behandlung dauernd im Auge behalten werden müssen. Alles was als Indikation und Kontraindikation für die Erstanlage maßgebend ist, bleibt auch maßgebend für die Weiterführung. Jeder Eingriff, also auch jede Nachfüllung, muß sorgsam überlegt sein und auf einer genauen Kenntnis des Gesamtorganismus und aller vorhandenen Störungen basieren. Vor allem aber müssen die Folgen dauernd und genauestens beobachtet werden. Auch die gewissenhafteste Überlegung darf niemals allein für sich als vollkommen ausreichend angesehen und im Vertrauen auf sie die sorgfältigste Beobachtung des Kranken vernachlässigt werden.

3. Erfolge.

Da die Pneumothoraxbehandlung nur in wenigen Händen auf einen Zeitraum zurückblickt, der — die ersten tastenden Versuche mit einberechnet — mehr als zehn Jahre beträgt, so ergibt sich, daß eine wirklich endgültige Statistik der Dauererfolge auch heute noch unmöglich ist.

Besonders schwierig ist die Beschaffung von Vergleichsmaterial, das eine gewisse Wahrscheinlichkeit bietet für den Rückschluß, wie die behandelten Fälle etwa verlaufen wären, wenn der Pneumothorax nicht angelegt worden wäre. Da die Indikation zum Pneumothorax von vornherein eine ganz bestimmte Klasse von Kranken ausschließt, wäre ein Vergleich mit der Gesamtmasse der Nichtbehandelten ganz unzulässig. Gewöhnlich wird der Weg beschritten, unter den für die Pneumothoraxtherapie indizierten Fällen diejenigen, bei denen der Pneumothorax „gelang", mit der Masse derjenigen zu vergleichen, bei denen er wegen Pleuraverwachsungen nicht in Anwendung kommen konnte. Hier haben wir wenigstens die Gleichheit der Indikation. Die Annahme, daß Fälle einseitiger Tuberkulose mit ausgedehnten Pleuraverwachsungen auf dieser Seite im Durchschnitt die gleichen Heilaussichten besitzen, wie solche ohne ausgedehnte Pleuraverwachsungen, wird dabei stillschweigend gemacht. Inwieweit sie zutrifft, entzieht sich meiner Kenntnis. Die Tatsache, daß die für den Pneumothorax indizierten Fälle, bei denen die Anlage des Pneumothorax nicht gelingt, im allgemeinen recht ungünstig weiter verlaufen, kann nicht dagegen ins Feld geführt werden. Sie erklärt sich einfach aus der Auslese dieses Materials. Man wählt ja Fälle aus, die bei einseitiger oder vorwiegend einseitiger tuberkulöser Lungenerkrankung entweder schon durch den Versuch nachgewiesenermaßen mit der allgemeinen Sanatoriumsbehandlung in der Heilung nicht vorwärtskommen oder doch nach allgemeiner ärztlicher Voraussicht keine Aussicht bieten mit ihr allein geheilt zu werden. Die wie v. HAYEK sagt, durch Pleuritiden „weitgehend gesicherten" Fälle kommen also unter dieser Kategorie nicht oder doch nur irrtümlicherweise vor. Es handelt sich vielmehr um Träger ausgedehnter Pleurasynechien, die trotz derselben auf der gleichen Seite aktive Herde von schlechter Prognose tragen. Schließlich muß bei dem Vergleich der Resultate noch die mittlere Kurdauer in Betracht gezogen, das heißt also berechnet und mitgeteilt werden. Es wäre ja möglich, daß die durchschnittliche Sanatoriumskurdauer, die für die Prognose doch wesentlich ist, bei den beiden Gruppen Verschiedenheiten aufweist. Die allgemeine Wahrscheinlichkeit spricht dafür, daß diese Verschiedenheiten zugunsten der Pneumothoraxpatienten wenigstens für die Zeit nach Anlage und Anlageversuch ausfallen. Sicher ist das aber von vornherein nicht, denn dem das Verständnis für eine lange Kurdauer fördernden Bewußtsein einen Pneumothorax zu tragen, steht gerade bei den günstigsten Fällen das rasch eintretende Gefühl der Gesundung und Leistungsfähigkeit mit der entgegengesetzten Wirkung gegenüber.

Wir werden also derartigen Gegenüberstellungen ein gewisses Vertrauen entgegenbringen dürfen; sie vermeiden durch die Einheit der Behandlung und der Beurteiler jedenfalls eine der gefährlichsten Hauptquellen medizinisch-statistischer Irrtümer. Eine sehr verlässige Statistik der Art stammt von SAUGMAN. 257 zwischen 1907 und 1916 entlassene Kranke wurden im Januar 1919 nachkontrolliert; von der Gesamtsumme bringt SAUGMAN zunächst 37 Fälle in Abzug, die von vornherein schon zur Zeit der Anlage des Pneumothorax als ganz hoffnungslos beurteilt werden mußten. Unter den restierenden 220 Fällen — sämtlich offene Tuberkulosen III. Stadiums — gelang der Pneumothorax 143mal, bei 77 konnte er nicht angelegt werden. Von den ersteren waren im Januar 1911 55,9%, von den letzteren 81,8% gestorben. Die Bazillen waren in 39% der ersteren, aber nur in 12% der letzteren aus dem Sputum verschwunden. Ebenso sind die Zahlen der Arbeitsfähigkeit beurteilt worden. SAUGMAN faßt sein allgemeines Urteil, auf das wir besonderen Wert legen müssen, dahin zusammen, daß ihm keine andere Therapie bekannt ist, die dem bazillären Phthisiker III. Stadiums in einem Drittel aller Fälle eine durchschnittliche Aussicht auf Arbeitsfähigkeit noch nach 8 Jahren gibt.

Ganz ähnlich lauten die Berichte von SAXTORPH aus der Volksheilstätte Nakkebölle für weibliche Kranke: Unter 200 Fällen war bei 58 kein Pneumothorax erzielt worden. Von ihnen waren nur 5 nach 2 Jahren noch arbeitsfähig. 34mal gelang es nur einen „inkompletten" Pneumothorax herzustellen. Von ihnen waren sogar nur 2 nach 2 Jahren noch arbeitsfähig. 108mal entstand ein „kompletter" Pneumothorax. Von ihnen lebten zur Berichtszeit noch 34 2—6 Jahre nach der Entlassung, und zwar alle subjektiv gesund und arbeitsfähig. In diesem Material fällt der hohe Prozentsatz „kompletter" Gasblasen auf. Er beträgt selbst für das Ausgangsmaterial noch nahezu 50%! Demgegenüber fallen die schlechten Resultate beim „inkompletten" Pneumothorax auf, und verdienen allgemeine Berücksichtigung und Nachprüfung.

Von Niederhäusern (Bernische Heilstätte Heiligenschwendi) berichtet über 200 Fälle, die in der Heilstätte mit Pneumothorax behandelt wurden. 21,5% aller behandelten Fälle sind zur Berichtszeit noch voll arbeitsfähig. Er faßt sein Urteil dahin zusammen: Trotz vieler Enttäuschungen bietet die Pneumothoraxtherapie in Anbetracht der Schwere der behandelten Fälle für eine nicht allzu kleine Gruppe von Kranken lebensverlängernde und sogar heilende Aussichten, die bis jetzt durch keine andere Methode zu erreichen waren.

Daß man auch unter dem schwersten Arbeitermaterial und in einem städtischen Lungenspital ohne jede weitere klimatische Unterstützung sehr beachtenswerte Erfolge erzielen kann, ergibt sich aus dem neuesten Bericht von Harms, aus dem städtischen Lungenspital in Mannheim. Unter 193 behandelten Fällen, von denen 88% als bösartig bezeichnet werden, ist ein längerdauernder und noch anhaltender positiver Erfolg in 21% erzielt worden. Unter den 40 in Betracht kommenden Fällen unterscheidet Harms noch 7 klinisch Geheilte und 33 Arbeitsfähige. Diese Erfolge sind erzielt worden trotz der Hungerblockade und trotzdem 80% der erwerbsfähig Gewordenen noch vor Ablauf eines halben Jahres nach Anlage des Pneumothorax die Anstalt wieder haben verlassen müssen und ambulatorsich — notabene bei Arbeit in der Großstadt! — weiterbehandelt worden sind. Man darf diese Resultate also schon für die ambulante Therapie bei der arbeitenden städtischen Bevölkerung in Anspruch nehmen. Auch hier erzielt also der Pneumothorax noch Lebensrettung und wiedererlangte Arbeitsfähigkeit, die nach Jahren zählt. Das leistet keine andere Behandlung. Harms hat aus seinen bisherigen Erfahrungen „den Eindruck gewonnen, daß die Pneumothoraxtherapie zwar für die Bekämpfung der Tuberkulose als Volksseuche nur eine bescheidene, für die Behandlung des Tuberkulösen aber eine entscheidende Rolle spielen kann".

Selbst für die Gesichtspunkte der Landesversicherungs-Anstalten sind diese Erfolge als genügend bezeichnet worden. Dorn, Lungenheilstätte Wilhelmsheim, kommt bei der Untersuchung der Frage, ob die mit Anwendung der Pneumothoraxtherapie verbundenen Mehrausgaben vom Standpunkt der Landesversicherungs-Anstalt gerechtfertigt sind, auf Grund von 97 Fällen der Landesversicherungs-Anstalt Württemberg zu dem Schluß: „bei strenger Indikationsstellung ist der Erfolg im Sinne der Landesversicherungsanstalt günstig, zum mindesten wird die Arbeitsfähigkeit verlängert; es besteht daher vom ärztlichen Standpunkt aus für die Landesversicherungs-Anstalt die Berechtigung, die Pneumothoraxtherapie zu unterstützen".

Literaturverzeichnis.

Literatur zu v. Muralt, „Pneumothorx“, siehe Verzeichnis in Sauerbruch
„Chirurgie der Brustorgane“, I. Band.

Kritische Erörterung und weitere Erfahrungen.

(Zitierte Literatur.)

1. Alexander, Über Pneumothoraxbehandlung, Bemerkungen zu Neumayer. Münch. med. Wochenschr. 1921. Jahrg. 60. Polemik gegen Neumayer.
2. Ameuille, Der künstliche Pneumothorax als Behandlungsmittel. Journ. des practic. 1921. Jahrg. 35.
3. Arnsperger, H., Der künstliche Pneumothorax. Rev. med. de Hamburgo. 1921. Jahrg. 2.
4. Baumeister, Adolf, Zur Frage der Nomenklatur und Einteilung der Lungentuberkulose. Beitr. z. Klin. d. Tuberkul. 1920. Bd. 46.
4a. Baer, G., Beiträge zur Klinik des künstl. Pneumothorax bei der Lungentuberkulose. In memoriem Ludwig von Muralts Zeitschr. f. Tub. 1918. Bd. 29. Heft 3.
5. Boas, Ernst P., Die Bedeutung der Pneumothoraxbehandlung der Lungentuberkulose. New York med. Journ. 1921. Bd. 113.
6. Burnand, R., Deux cas de Pneumothorax thérapeutique „successivement bilatéral“. Bull. et mém. de la soc. méd. des höp. de Paris. 1920. Jahrg. 36.
7. — Wirkungen und Erfolg des künstlichen Pneumothorax bei Lungentuberkulose. Tuberculosi. 1921. Bd. 13.
8. — Lungenperforation als Komplikation des künstlichen Pneumothorax. Ann. de méd. 1921. Bd. 9.
9. Burnand, M. R., Die Häufigkeit der Pleuraverwachsung nach Resorption des Pneumothorax. Paris méd. 1921. Jahrg. 11.
10. Carling, Esther, The value of artificial Pneumothorax. Impressions after 8 years and fifty-four cases. Tubercle 1920. Bd. 1. Nr. 9.
11. Carpi, Schwangerschaftstuberkulose und künstlicher Pneumothorax. Tuberculosi 1919. Bd. 11. Heft 5.
12. Carpi, Umberto, Reazioni immunitarie nella cura della tuberculosi polmonare col pneumothorace artificilae. Rif. med. 1921. Jahrg. 37. Nr. 4.
13. Cassinis, Beobachtungen an einigen Fällen von künstlichem Pneumothorax mit besonderer Berücksichtigung der beiderseitigen Tuberkulosen. Policlinico, sez. prat. 1921. Jahrg. 28.
14. Catini e Arena, Über den therapeutischen Wert des Pneumothorax für die Behandlung der Lungentuberkulose. Rif. med. 1921. Jahrg. 37.
15. Comino, Edmondo, Die Behandlung der exsudativen Pleuritis mit künstlichem Pneumothorax. Policlinico, sez. prat. 1921. Jahrg. 28.
16. David, Oskar, Zur Pneumothoraxbehandlung der Lungenentzündung. Deutsche med. Wochenschr. 1921. Bd. 67. (Aus d. Univ.-Klin. Halle.)
17. Deist, H., Ergebnisse der Untersuchungen zur Feststellung pleuritischer Adhäsionen am Lebenden. Zentralbl. f. d. ges. Tuberkuloseforsch. Bd. 15. Heft 3.
18. — Beobachtungen an 102 Pneumothoraxfällen. Beitr. z. Klin. d. Tuberkul. 1921. Bd. 46.
19. Dorn, Erwin, Pneumothoraxtherapie und Landesversicherungsanstalt. Beitr. z. Klin. d. Tuberkul. 1920. Bd. 46.
20. Driessche, Albert van, Einige Bemerkungen zu radioskopischen Schemas des künstlichen Pneumothorax. Vlaamsch geneesk. tijdschr. 1921. Jahrg. 2. Nr. 21.
21. Dumarest, Die Anwendung des Pneumothorax. Masson & Cie., Paris 1920.
22. Dumarest und Parodi, Über die Pathogenese der Pleuraergüsse beim künstlichen Pneumothorax. 2. Mitteilung. Ann. de méd. 1921. Bd. 9.
23. — — Über die Entstehung der im Verlauf des künstlichen Pneumothorax auftretenden Ergüsse. 2. Abhandl. Die tuberkulösen Pleuritiden. Policlinico, sez. med. 1921. Bd. 28.

24. DUMAREST, PARODI und LELONG, Über die Pathogenese der Pleuraergüsse. Idiopathische Ergüsse durch Erkältungen ausgelöst. Ann. de méd. 1920. Bd. 8.

25. EIZAGUIRRE, Der künstliche Pneumothorax bei Lungentuberkulose. Rev. de higiena y tuberculosis. Valencia, August 1920.

26. FERNANDEZ, Z. P., Beobachtungen zur Pneumothoraxbehandlung. Brit. Journ. of tubercul. 1921. Bd. 15.

27. FISHBERG, MAURICE, Ein Fall von künstlichem Pneumothorax mit Erguß auf der unbehandelten Seite. Americ. Review of tubercul. 1920. Nr. 9.

28. FRAENKEL, E., Zur Behandlung des eitrigen Pneumothoraxergusses. Dtsch. med. Wochenschrift 1921. Jahrg. 47.

29. GRAVESEN, J., Über Lungenkollapstherapie bei Tuberkulose mit Pleuraadhäsion. Disputats. Kopenhagen 1920.

30. GWERDER, PEDOJA, Der unvollständige Pneumothorax und seine Anzeigen. Tuberculosi 1921. Bd. 13.

31. — Beitrag zum Entspannungspneumothorax. Beitr. z. Klin. d. Tuberkul. 1921. Bd. 47.

32. HANSEN, PAUL, Allgemeine Betrachtungen über ambulante Behandlung Tuberkulöser mit künstlicher Pneumothorax. Med. Klin. 1920. Nr. 48.

33. HANSEN, BEGTRUP, Behandlung der Lungenblutung durch den künstlichen Pneumothorax. Tubercle 1921. Bd. 2.

34. HARMS, C., Die Pneumothoraxtherapie. Zeitschr. f. ärztl. Fortbild. 1919.

35. HAJEK, VON, Das Tuberkuloseproblem. Berlin, Julius Springer.

36. HEDINGER, E., Zur Lehre des Wirkungsmechanismus des künstlichen Pneumothorax. (Aussparung von Lungenteilen bei allgemeiner Miliartuberkulose der Lunge durch cirkumskripte Pleuritis exsudativa. Zeitschr. f. angew. Anat. u. Konstitutionsl. 1920. Bd. 6.

37. JACOBÄUS, H. C., Das Abtrennen von Adhäsionen bei der Pneumothoraxbehandlung der Tuberkulose. Surg., gynaecol. a. obstetr. 1921. Bd. 32.

38. JAQUEROD, Wie lange soll man den künstlichen Pneumothorax unterhalten? Rev. méd. de la Suisse romande 1921. Bd. 41.

39. KULCKE, Heilung eines tuberkulösen Ventilpneumothorax durch intrapleurale Traubenzuckerinjektionen. Münch. med Wochenschr. 1920. Jahrg. 67.

40. KUSS, G., Die Bedeutung genauer Druckmessungen in der Pleurahöhle bei der Pneumothoraxbehandlung der Lungentuberkulose. Rev. de la tubercul. 1921. Bd. 2. Nr. 3.

41. KUTHY, DESIDER, Kleine N-Einblasungen als Diagnostikum. Gyogyaszat Jahrg. 1921. Nr. 26 (ungarisch).

42. — Doppelseitiger, künstlicher Pneumothorax. (Vortrag im Verein der Spitalärzte Budapest, 20. Oktober 1920.)

43. LANDGRAF, Beitrag zur Pathologie der Pleuratuberkulose. Heilstätte Heidehaus, Hannover. Zeitschr. f. Tuberkul. Bd. 35.

44. LESCHKE, Die Technik der Pneumothoraxbehandlung. Münch. med. Wochenschr. 1920. Jahrg. 67.

45. LUX, H., Perforation pleuro-pulmonaire et epanchement pleural consecutif au cours du pneumothorax artificiel. Le progr. méd. 1920. Nr. 21.

46. MASENTI, PIERO, Zwei mit dem Pneumothorax behandelte Fälle von Lungentuberkulose bei Schwangeren. Tuberculosi 1921. Bd. 13.

47. MEYER, ALFRED und BARNETT P. STIVELMAN, Intrapleuraler Überdruck zur Entleerung von Eiter durch die Bronchien bei spontan entstandenem Pneumothorax. Americ. Journ. of the med. assoc. 1920. Bd. 75.

48. MICHELS, Zur Pneumothoraxbehandlung (SCHÖMBERG). Beitr. z. Klin. d. Tuberkul. 1920. Bd. 46.

49. MORY, Kasuistischer Beitrag zur Pneumothoraxbehandlung. Med. Klin. Erlangen. Zeitschrift f. Tuberkul. 1921. Bd. 33.

50. NAVARRO, PLASKO, Ein Fall von spontanem totalem Hydropneumothorax tuberkulösen Ursprungs. Progr. de la clin. 1921. Jahrg. 9.

51. NEUMANN, WILHELM, Die Indikationsstellung zu chirurgischen Eingriffen bei Lungentuberkulose. Wien. med. Wochenschr. 1920. Nr. 16/17.

52. NEUMAYER, Über Pneumothoraxbehandlung. Münch. med. Wochenschr. 1921. Jahrg. 68.

53. — Bemerkungen zu ALEXANDER. Münch. med. Wochenschr. 1921. Jahrg. 68.

54. NIEDERHÄUSERN, VON, Neun Jahre Pneumothoraxtherapie. Statistik der 200 ersten Pneumothoraxfälle der Bernischen Heilstätte für Tuberkulose. Schweiz. med. Wochenschrift 1921. Jahrg. 51.

55. OFFREM, AUGUST, Über die Entstehung und das Wesen der Pleuritis exsudativa. Beitr. z. Klin. d. Tuberkul. 1921. Bd. 48.

56. PAGE, D. S., Über Pleuraergüsse, ihre Zellformen und die Erfolge der Punktion. The Lancet 198, 1920.

57. Peers, Rob. A., Persönliche Erfahrungen in der Anwendung des künstlichen Pneumothorax. California State Journ. of Med. 1921. Bd. 19.
58. Rautenberg, E., Eine Kontraindikation für Anlegung des künstlichen Pneumothorax. Zeitschr. f. Tuberkul. 1920. Bd. 32.
59. Renon, L., Une épreuve de guérison de la tuberculose pulmonaire. Rev. de la tubercul. 1920. Nr. 1.
60. — Der Wert des künstlichen Pneumothorax für die Behandlung der Tuberkulose. Paris méd. 1921. Bd. 11.
61. Reynier, de, Narkose und Pneumothorax. Schweiz. Rundschau f. Med. 1921. Bd. 21.
62. Reynier und Rossel, Pleurésie exsudative du „Cote sain" chez deux malades traités par le pneumothorax artificiel. Rev. méd. de la Suisse romande. 1921. Jahrg. 41.
63. Rickmann, L., Unsere Erfahrungen über künstlichen Pneumothorax bei Lungentuberkulose. (Sanat. St. Blasien.) Beitr. z. Klin. d. Tuberkul. 1920. Bd. 46.
64. Roch, Maurice und Chr. Saloz, Über Lungenperforationen im Verlauf des therapeutischen Pneumothorax. Schweiz. med. Wochenschr. 1921. Bd. 51.
65. Rössle, Über die Merkmale der Entzündung im allergischen Organismus. Verhandl. d. dtsch. pathol. Ges. 17. Tagung in München, März 1914.
66. Salomon, Fortgeleitete Geräusche in der gesunden Lunge bei einseitiger Lungentuberkulose. Bull. et mém. de la soc. méd. des hôp. de Paris. 1921. Jahrg. 37. Nr. 25.
67. Samson, I. W., Zehnjährige Erfahrung mit der Pneumothoraxbehandlung. Klin.-therapeut. Wochenschr. 1921. Jahrg. 28.
68. Sauerbruch, F., Die chirurgische Behandlung der Lungentuberkulose. Münch. med. Wochenschr. 1921. Jahrg. 68.
69. Saugman, Christ., Thorakoplastik bei der Behandlung. Tubcrclc 1020. Bd. 1.
70. — The results of pneumothorax treatment of pulmonary tuberculosis. Lancet 1920. Bd. 199.
71. — Dauererfolge der Pneumothoraxbehandlung der Lungentuberkulose. Paris méd. 1921. Jahrg. 11.
72. — Dauererfolge der Pneumothoraxbehandlung bei Lungentuberkulose. Zeitschr. f. Tuberkulose. Bd. 34. 1921.
73. — Streiflichter auf die Pneumothoraxbehandlung. Hospitalstidende Jahrg. 64. Nr. 2.
74. Saxtorph, S. M., Resultate der Pneumothoraxbehandlung bei Phthisikern in einem Volkssanatorium. (Sanat. d. Nationalver. a. Nakkebollfjord.) Ugeskrift f. Laeger. 1921. Jahrg. 83.
75. Scholler, V., Indikationen zur Anlegung des künstlichen Pneumothorax. Hopital Laennec, Paris. Lijecnicki vijesnik. 1920. Jahrg. 42.
76. Schwenkenbecher, H., Die Pneumothoraxtherapie der Lungentuberkulose. Med. Klin. 1920. Nr. 20.
77. Sedlmaier, Peter, Über einen Fall von Spontanpneumothorax nach vergeblichen künstlichen Pneumothoraxversuchen. Münch. med. Wochenschr. 1921. Jahrg. 68.
78. Stivelman, Künstlicher Pneumothorax in der Behandlung der Lungentuberkulose. New-York med. Journ. 1921. Bd. 113.
79. Stuhl, C., Weiterer Beitrag zur Tuberkulinbehandlung der Pleuritis exsudativa tuberculosa. Münch. med. Wochenschr. 1921. Jahrg. 68.
80. Thinius, Über Behandlung der Lungentuberkulose mit intrapleuraler Infusion.
81. Tideström, Beitrag zur Kenntnis von der Behandlung der Lungentuberkulose mit künstlichem Pneumothorax. Beitr. z. Klin. d. Tuberkul. Bd. 9, Suppl.-Bd. 1920.
82. Waters, Bertram, Komplizierende pleurale Infektion bei künstlichem Pneumothorax, mit Gentiana violett behandelt. Vorläufige Mitteilung. Americ. Rev. of tubercul. 1921. Bd. 4.
83. Wiedemann, G., Kohlensäureeinblasung beim künstlichen Pneumothorax. Münch. med. Wochenschr. 1919. Nr. 13.
84. Zemmin, Harry, Ein Fall von pleuritischem Exsudat auf der gesunden Lungenseite bei der Behandlung von Kranken mit künstlichem Pneumothorax. Beitr. z. Klin. d. Tuberkulose. 1921. Bd. 47.

Autorenverzeichnis.

Sachverzeichnis.

Die Chirurgie der Brustorgane.
Von **Ferdinand Sauerbruch**. Zugleich zweite Auflage der Technik der Thoraxchirurgie von F. Sauerbruch und E. D. Schumacher. Erster Band: **Die Erkrankungen der Lunge.** Unter Mitarbeit von **W. Felix, L. Spengler, L. v. Muralt †, E. Stierlin †, E. Chaoul.** Mit 637, darunter zahlreichen farbigen Abbildungen. 1920. Gebunden Preis M. 240. — Zweiter Band in Vorbereitung.

Kriegschirurgische Erfahrungen.
Vortrag, gehalten auf dem schweizerischen Chirurgentag am 4. März 1916. Von **F. Sauerbruch,** ord. Professor der Chirurgie, Direktor der chirurg. Universitätsklinik, Zürich 1916. Preis M. 1.20

Die willkürlich bewegbare künstliche Hand.
Eine Anleitung für Chirurgen und Techniker. Von **F. Sauerbruch,** Geh. Hofrat, ord. Professor der Chirurgie, Direktor der chirurgischen Universitätsklinik München.

Erster Band: Mit anatomischen Beiträgen von **G. Ruge** und **W. Felix,** Professoren am Anatomischen Universitätsinstitut Zürich, und unter Mitwirkung von **A. Stadler,** Oberarzt d. L., Chefarzt des Vereinslazarettes Singen. Mit 104 Textfiguren. 1916. Preis M. 7.—; gebunden M. 8.40

Zweiter Band: Bearbeitet von Dr. **C. ten Horn,** Universitätsprofessor in München und Dr. **R. Bestelmeyer,** Universitätsprofessor in München. Unter Mitwirkung von Geh. Med.-Rat Professor Dr. **A. Bethe,** Direktor des Institutes für animalische Physiologie in Frankfurt a. M. und Oberingenieur **L. Staufer** in Singen. Mit etwa 230 zum Teil farbigen Textfiguren. Erscheint Ende 1922

Kriegschirurgischer Röntgenatlas.
Von Dr. **N. Guleke,** a. o. Professor der Chirurgie und Dr. **Hans Dietlen,** Stabsarzt d. Res., Professor an der Universität Straßburg. Mit 70 photographischen Tafeln. 1917. In Leinwandmappe Preis M. 66.—

Der Gasbrand.
Von Professor Dr. **Hermann Coenen,** Oberarzt der chirurg. Universitätsklinik in Breslau. (Sonderabdruck aus „Ergebnisse der Chirurgie und Orthopädie", Band XI.) Mit 42 zum Teil farbigen Abbildungen. 1919. Preis M. 12.—

Die Erkrankungen der Milz.
Von Privatdozent Dr. med. **Hans Hirschfeld** in Berlin. Mit 16 zum größten Teil farbigen Textabbildungen. — **Die hepato-lienalen Erkrankungen.** (Pathologie der Wechselbeziehungen zwischen Milz, Leber und Knochenmark.) Von Professor Dr. **Hans Eppinger** in Wien. Mit einem Beitrag: **Die Operationen an der Milz bei den hepato-lienalen Erkrankungen.** Von Professor Dr. **Egon Ranzi** in Wien. Mit 90 zum größten Teil farbigen Textabbildungen. — **Die Erkrankungen der Milz, der Leber, der Gallenwege und des Pankreas.** Von **H. Eppinger, O. Groß, N. Guleke, H. Hirschfeld, E. Ranzi.** (Aus: Enzyklopädie der klinischen Medizin. Spezieller Teil.) 1920. Preis M. 80.—

Chirurgische Anatomie und Operationstechnik des Zentralnervensystems.
Von Dr. **J. Tandler,** o. ö. Professor der Anatomie an der Universität Wien und Dr. **E. Ranzi,** a. o. Professor der Chirurgie an der Universität Wien. Mit 94 zum großen Teil farbigen Figuren. 1920. Gebunden Preis M. 56.—

Grundriß der gesamten Chirurgie.
Ein Taschenbuch für Studierende und Ärzte. Allgemeine Chirurgie. Spezielle Chirurgie. Frakturen und Luxationen. Operationskurs. Verbandlehre. Von Professor Dr. **Erich Sonntag,** Oberarzt an der chirurgischen Universitätsklinik zu Leipzig. Zweite, vermehrte und verbesserte Auflage. Erscheint Ende Herbst 1922

Topographische Anatomie dringlicher Operationen. Von **Julius Tandler,** o. ö. Professor der Anatomie an der Universität Wien. Zweite, verbesserte Auflage. Mit 56 zum großen Teil farbigen Abbildungen.

Erscheint Ende Herbst 1922

Lehrbuch der Muskel- und Gelenkmechanik. Von Dr. **H. Strasser,** o. ö. Professor der Anatomie und Direktor des Anatom. Instituts der Universität Bern.

Erster Band: **Allgemeiner Teil.** Mit 100 Textfiguren. 1908.   Preis M. 7.—

Zweiter Band: Spezieller Teil I.: **Der Stamm.** Mit 231 zum Teil farbigen Textfiguren. 1913.   Preis M. 28.—

Dritter Band: Spezieller Teil: **Die untere Extremität.** Mit 165 zum Teil farbigen Textfiguren. 1917.   Preis M. 28.—

Vierter Band: Spezieller Teil: **Die obere Extremität.** Mit 139 zum Teil farbigen Textfiguren. 1917.   Preis M. 26.—

Treves-Keith, Chirurgische Anatomie. Nach der sechsten englischen Ausgabe übersetzt von Dr. **A. Mülberger.** Mit einem Vorwort von Geh. Med.-Rat Professor Dr. **E. Payr,** Direktor der chirurgischen Universitätsklinik zu Leipzig und mit 152 Textabbildungen von Dr. **O. Kleinschmidt** und Dr. **C. Hörhammer,** Assistenten an der chirurgischen Universitätsklinik zu Leipzig. 1914.   Gebunden Preis M. 12.—

Die Knochenbrüche und ihre Behandlung, Ein Lehrbuch für Studierende und Ärzte. Von Privatdozent Dr. med. **Hermann Matti,** a. o. Professor für Chirurgie an der Universität und Chirurg am Jenner-Spital in Bern.

Erster Band: **Die allgemeine Lehre von den Knochenbrüchen und ihrer Behandlung.** Mit 420 Textabbildungen. 1918. Preis M. 25.—; gebunden M. 29.60

Zweiter Band: **Die spezielle Lehre von den Knochenbrüchen und ihrer Behandlung** einschließlich der komplizierenden Verletzungen des Gehirns und Rückenmarks. Mit 1050 Abbildungen im Text und auf 4 Tafeln. 1922.   Preis etwa M. 1600; gebunden etwa M. 1700.—

Ersatzglieder und Arbeitshilfen für Kriegsbeschädigte und Unfallverletzte. Herausgegeben von der Ständigen Ausstellung für Arbeiterwohlfahrt (Reichs-Anstalt) in Berlin-Charlottenburg und der Prüfstelle für Ersatzglieder (Gutachterstelle für das preußische Kriegsministerium) in Berlin-Charlottenburg durch Geheimen Medizinalrat Professor Dr. **M. Borchardt**-Berlin, Senatspräsidenten Professor Dr.-Ing. **Konrad Hartmann**-Berlin, Geheimen Oberregierungsrat Dr. **Leymann**-Berlin, Orthopädischen Beirat des Gardekorps und III. Armeekorps San.-Rat Dr. **Radike**-Berlin, Professor Dr.-Ing. **Schlesinger**-Berlin, Oberstabsarzt Professor Dr. **Schwiening**-Berlin. Mit 1586 Textfiguren. 1919. Preis M. 28.—; geb. M. 40.—

Die Arthroplastik. Von Geh. Med.-Rat Professor Dr. **E. Payr,** Direktor der chirurgischen Universitätsklinik Leipzig. Mit zahlreichen mehrfarbigen Abbildungen.

In Vorbereitung

Die physiologische Sehnenverpflanzung. Von Professor Dr. **K. Biesalski,** Direktor und leitender Arzt, und Dr. **L. Mayer,** wissenschaftlicher Assistent, beide am Oscar-Helene-Heim für Heilung und Erziehung gebrechlicher Kinder in Berlin-Zehlendorf. Mit 270 zum großen Teil farbigen Abbildungeu. 1916.

Gebunden Preis M. 36.—

Hierzu Teuerungszuschläge.

Praktisches Lehrbuch der Tuberkulose. Von Professor Dr. **G. Deycke,**
Hauptarzt der inneren Abteilung und Direktor des allgemeinen Krankenhauses in
Lübeck. Zweite Auflage. Mit 2 Textabbildungen. (Fachbücher für Ärzte. Band V.)
1922. Gebunden Preis M. 144.—
Vorzugspreis für die Bezieher der Klinischen Wochenschrift: gebunden M. 132.—

Das Tuberkuloseproblem. Von Privatdozent Dr. med. et phil. **Hermann von
Hayek,** Innsbruck. Zweite, verbesserte und erweiterte Auflage. Mit 46 Textabbildungen. 1921. Preis M. 78.—; gebunden M. 94.—

Die Entstehung der menschlichen Lungenphthise. Von Privat-
dozent Dr. **A. Bacmeister,** Assistent der medizinischen Universitätsklinik zu Frei-
burg i. B. 1914. Preis M. 2.40; gebunden M. 3.—

Tuberkulose, ihre verschiedenen Erscheinungsformen und Stadien sowie ihre Bekämpfung. Von Dr. **G. Liebermeister,** leitender Arzt der inneren Abteilung des
städt. Krankenhauses Düren. Mit 16 zum Teil farbigen Textabbildungen. 1921.
Preis M. 96.—

Die pathologische Anatomie der Tuberkulose. Von Dr. **L. Huebsch-
mann,** a. o. Professor an der Universität Leipzig. Mit zahlreichen Textabbildungen.
In Vorbereitung

Lehrbuch der Lungenkrankheiten. Von Dr. **R. Geigel,** Professor an der
Universität Würzburg. (Verlag von J. F. Bergmann in München.) 1922.
Preis M. 336.—; gebunden M. 396.—

Das Sputum. Von Professor Dr. **H. v. Hoeßlin,** Berlin. Mit 66 größtenteils farbigen Textfiguren. 1921. Preis M. 148.—; gebunden M. 168.—

Infektionskrankheiten. Von Professor **Georg Jürgens,** Berlin. Mit 112 Kurven.
(Fachbücher für Ärzte. Band VI.) 1920. Gebunden Preis M. 26.—
Vorzugspreis für die Bezieher der Klinischen Wochenschrift: gebunden M. 23.40

Anatomie des Menschen. Ein Lehrbuch für Studierende und Ärzte. Von
Hermann Braus, o. ö. Professor an der Universität, Direktor der Anatomie Heidel-
berg. In drei Bänden.

Erster Band: **Bewegungsapparat.** Mit 400 zum großen Teil farbigen Abbildungen.
1921. Gebunden Preis M. 96.—

Zweiter Band: **Eingeweide.** Mit etwa 300 zum Teil farbigen Textabbildungen.
Erscheint Ende 1922
Der dritte Band erscheint Anfang 1923

Hierzu Teuerungszuschläge.

Lehrbuch der Differentialdiagnose innerer Krankheiten. Von Professor Dr. **M. Matthes,** Geh. Med.-Rat, Direktor der Medizinischen Universitätsklinik in Königsberg i. Pr. Dritte, durchgesehene und vermehrte Auflage. Mit 109 Textabbildungen. 1922. Preis M. 400.—; gebunden M. 495.—

Differentialdiagnose, an Hand von 385 genau besprochenen Krankheitsfällen lehrbuchmäßig dargestellt. Von Dr. **Richard C. Cabot,** Professor der klinischen Medizin an der medizinischen Klinik der Havard-Universität, Boston. Zweite, umgearbeitete und vermehrte Auflage nach der 12. Auflage des Originals von Dr. **H. Ziesché,** leitender Arzt der inneren Abteilung des Josef-Krankenhauses zu Breslau. Erster Band. Mit 199 Textabbildungen. 1922.

Preis M. 300.—; gebunden M. 480.—

Zentralorgan für die gesamte Chirurgie und ihre Grenzgebiete. Zugleich Fortsetzung des Hildebrandschen Jahresberichts über die Fortschritte auf dem Gebiete der Chirurgie und des Glaeßnerschen Jahrbuchs für orthopädische Chirurgie. Unter ständiger Aufsicht der Deutschen Gesellschaft für Chirurgie herausgegeben von **A. Bier**-Berlin, **A. Eiselsberg**-Wien, **O. Hildebrand**-Berlin, **A. Köhler**-Berlin, **E. Küster**-Berlin, **V. Schmieden**-Frankfurt a. M. Schriftleitung: **C. Franz**-Berlin. Erscheint wöchentlich. Jährlich erscheinen etwa 4 Bände.

Jeder Band Preis M. 480.—

Für Mitgl. d. Gesellschaft bei direktem Bezug vom Verlag: Preis M. 360.—

Archiv für orthopädische und Unfall-Chirurgie mit besonderer Berücksichtigung der Frakturenlehre und der orthopädisch-chirurgischen Technik (Fortsetzung von Riedingers Archiv). Zugleich offizielles Organ der Forschungsgesellschaft für Ersatzglieder und Arbeitshilfen zu Berlin-Charlottenburg und der Technik für die Kriegsinvaliden in Wien. Herausgegeben von **M. Borchardt**-Berlin, **K. Cramer**-Köln, **W. Exner**-Wien, **H. Gocht**-Berlin, **H. v. Haberer**-Innsbruck, **K. Hartmann**-Berlin, **M. Kirschner**-Königsberg i. Pr., **F. König**-Würzburg, **K. Ludloff**-Frankfurt a. M., **O. Martineck**-Berlin, **G. Schlesinger**-Charlottenburg, **H. Spitzy**-Wien. Redigiert unter Mitwirkung von **A. Blencke**-Magdeburg, **G. Magnus**-Jena, **R. Radike**-Berlin von **Hermann Gocht**-Berlin und **Fritz König**-Würzburg. Bis Sommer 1922 erschienen 20 Bände.

Jahresbericht über die gesamte Chirurgie und ihre Grenzgebiete. Zugleich bibliographisches Jahresregister des Zentralorgans für die gesamte Chirurgie und ihre Grenzgebiete und Fortsetzung des Hildebrandschen Jahresberichtes über die Fortschritte auf dem Gebiete der Chirurgie und des Glaeßnerschen Jahrbuchs für orthopädische Chirurgie. Herausgegeben von Generalarzt Professor Dr. **Carl Franz**-Berlin. 26. Jahrgang. Bericht über das Jahr 1920. 1922.

Preis M. 1320.—

Ergebnisse der Chirurgie und Orthopädie. Herausgegeben von Geh. Med.-Rat Professor Dr. **E. Payr,** Direktor der Chirurgischen Universitätsklinik in Leipzig, und Geh. Med.-Rat Professor Dr. **H. Küttner,** Direktor der Chirurgischen Universitätsklinik in Breslau. Zuletzt sind erschienen:

Band 15: Redigiert von **E. Payr.** Mit 445 zum Teil farbigen Textabbildungen. 1922. Preis M. 738.—; gebunden M. 894.—

Band 14: Redigiert von **H. Küttner.** Mit 137 Textabbildungen. 1921. Preis M. 255.—; gebunden M. 295.—

Band 13: Redigiert von **H. Küttner.** Mit 404 Textabbildungen. 1921. Preis M. 280.—; gebunden M. 318.—

Hierzu Teuerungszuschläge.